Anne-Kristina Frobel

Untersuchungen zur Pharmakokinetik von Bisoprolol bei Kindern

Anne-Kristina Frobel

Untersuchungen zur Pharmakokinetik von Bisoprolol bei Kindern

Klinische Studien und physiologiebasierte Simulationen als Beitrag zur Optimierung zukünftiger Studien

Südwestdeutscher Verlag für Hochschulschriften

Imprint
Any brand names and product names mentioned in this book are subject to trademark, brand or patent protection and are trademarks or registered trademarks of their respective holders. The use of brand names, product names, common names, trade names, product descriptions etc. even without a particular marking in this work is in no way to be construed to mean that such names may be regarded as unrestricted in respect of trademark and brand protection legislation and could thus be used by anyone.

Publisher:
Südwestdeutscher Verlag für Hochschulschriften
is a trademark of
Dodo Books Indian Ocean Ltd., member of the OmniScriptum S.R.L Publishing group
str. A.Russo 15, of. 61, Chisinau-2068, Republic of Moldova Europe
Printed at: see last page
ISBN: 978-3-8381-2238-0

Zugl. / Approved by: Düsseldorf, Heinrich-Heine-Universität, Diss., 2010

Copyright © Anne-Kristina Frobel
Copyright © 2011 Dodo Books Indian Ocean Ltd., member of the OmniScriptum S.R.L Publishing group

Inhaltsverzeichnis

1 EINLEITUNG — 1

1.1 Kurzeinführung — 1

1.2 Hintergrund der Arbeit — 2

- 1.2.1 Klinische Studien an Kindern — 2
- 1.2.2 Bewertung der Evidenz klinischer Studien an Kindern — 4
- 1.2.3 Besonderheiten der Pharmakotherapie bei Kindern — 7
- 1.2.4 Computersimulationen und klinische Studien für pharmakokinetische Untersuchungen — 10

1.3 Zielsetzung der Arbeit — 13

2 METHODEN — 14

2.1 Cochrane-Review — 14

- 2.1.1 Arbeitsablauf bei der Cochrane-Review-Erstellung — 14
- 2.1.2 Methoden des Cochrane-Reviews — 16

2.2 Bisoprolol- und Metoprolol-Plasmakonzentrationszeitprofile — 20

- 2.2.1 Probandenmedikation und Probengewinnung — 20
- 2.2.2 Quantifizierung von Metoprolol im Blutplasma — 21
- 2.2.3 Quantifizierung von Bisoprolol im Blutplasma — 23
- 2.2.4 Phäno- und Genotypisierung für CYP2D6 — 25

2.3 Physiologiebasierte pharmakokinetische Simulation (PBPK-Simulation) — 30

- 2.3.1 Prinzip und Aufbau des PBPK-Modells — 30
- 2.3.2 Erstellung und Evaluation des PBPK-Modells — 39

2.4 Simulationsgestütztes Drug-Monitoring zur Bisoprololtherapie-Optimierung bei Kindern (DuMBO-Studie) — 43

- 2.4.1 Zielsetzung und Studiendesign — 43
- 2.4.2 Durchführung der Studie — 45
- 2.4.3 Ethische und regulatorische Aspekte, mögliche Risiken — 48
- 2.4.4 Auswertung der Ergebnisse — 51

3 MATERIAL — 53

3.1 Materialien für Probanden- und Patientenprofile — 53

- 3.1.1 HPLC-Analytik — 53
- 3.1.2 Probandenmedikation und Blutentnahmen — 57

3.2 Software — 58

4 ERGEBNISSE — 59

4.1 Ergebnisse des Cochrane-Reviews — 59
- 4.1.1 Beschreibung der im Cochrane-Review erfassten Studien — 59
- 4.1.2 Risiko für systematische Fehler (Bias) in den eingeschlossenen Studien — 67
- 4.1.3 Ergebnisse der Interventionen — 70

4.2 Bisoprolol- und Metoprolol-Probandenprofile — 74
- 4.2.1 Validierung der Methode zur Bisoprololquantifizierung — 74
- 4.2.2 Charakteristika der Probanden — 80
- 4.2.3 Metoprolol-Probandenprofile — 81
- 4.2.4 Bisoprolol-Probandenprofile — 85

4.3 Ergebnisse der PBPK-Simulationen — 89
- 4.3.1 Erläuterung zur Darstellung der Simulationsergebnisse — 89
- 4.3.2 PBPK-Modell für Metoprolol — 90
- 4.3.3 PBPK-Modell für Bisoprolol — 96
- 4.3.4 Kinder-PBPK-Modell für Bisoprolol — 113

4.4 Ergebnisse der DuMBO-Studie — 130
- 4.4.1 Überblick: Patientencharakteristika und Profilbedingungen — 130
- 4.4.2 Gegenüberstellung der Patientenprofile und Vergleich der Pharmakokinetik — 134
- 4.4.3 Vorstellung der einzelnen Profile und Simulationen — 141

5 DISKUSSION — 171

5.1 Zusammenfassung der Ergebnisse — 171

5.2 Limitationen der Arbeit — 173

5.3 Studienlage zur Therapie der pädiatrischen chronischen Herzinsuffizienz mit Betarezeptorenblockern — 174
- 5.3.1 Inhomogenität der Studienkollektive — 174
- 5.3.2 Verfehlter Wirkungsnachweis in der Studie von Shaddy et al. — 175
- 5.3.3 Dosierungen in den eingeschlossenen Studien — 175

5.4 Geringe Eignung von Metoprolol für PBPK-Simulationen zur Vorhersage der Pharmakokinetik bei Kindern — 177

5.5 Basis der Vorhersagen des Bisoprololmodells für Kinder und Erwachsene — 179
- 5.5.1 Validität der Vorhersage des Modells für Erwachsene — 179
- 5.5.2 Basis der pharmakokinetischen Vorhersagen für Kinder — 180

5.6 Diskussion der experimentellen pädiatrischen Daten — 181
- 5.6.1 Darstellung und Auswertung der Patientenprofile — 181
- 5.6.2 Aussagekraft der einzelnen experimentell bestimmten Datensätze — 182
- 5.6.3 Neuheitswert der erhobenen experimentellen Daten — 184

5.7 Übereinstimmung der pädiatrischen Simulationen mit den experimentellen Plasmakonzentrationszeitprofilen — 186

5.8	**PBPK-Simulation für einen Informationsgewinn über die klinische Beobachtung hinaus**	**189**
5.8.1	Simulation verschiedener Szenarien zur konkreten Diskussion der experimentellen Daten	189
5.8.2	Einordnung in einen größeren Zusammenhang durch die Simulation	189
5.8.3	Verschiebung des Fokus von der reinen Beschreibung auf die Identifizierung zukünftiger Forschungsschwerpunkte	191
5.9	**Ausblick: Einsatzmöglichkeiten der Ergebnisse der vorliegenden Arbeit**	**193**

6 SCHLUSSFOLGERUNG UND ZUSAMMENFASSUNG 194

6.1	**Schlussfolgerung**	**194**
6.2	**Zusammenfassung (deutsch)**	**196**
6.3	**Zusammenfassung (englisch)**	**197**

7 ANHANG 198

7.1	**Literaturverzeichnis**	**198**
7.2	**Abbildungen und Tabellen**	**208**
7.2.1	Ergänzende Abbildungen und Tabellen	208
7.2.2	Verzeichnis der Abbildungen	212
7.2.3	Verzeichnis der Tabellen	214
7.3	**Verzeichnis der Abkürzungen**	**215**

1 EINLEITUNG

1.1 Kurzeinführung

Klinische Studien an Kindern[1] werden dringend benötigt, um Kinder so effektiv und sicher therapieren zu können wie Erwachsene. Denn obwohl bekannt ist, dass sich Pharmakokinetik wie Pharmakodynamik bei Kindern völlig anders darstellen können als bei Erwachsenen, fehlt es hier an Forschung. In der Folge ist die Datenlage oft unzureichend, und Kinder erhalten nicht-zugelassene Verschreibungen und werden durch diese möglicherweise gefährdet (EMA 2004). Nicht zugelassen für Kinder sind auch Betarezeptorenblocker, die bei Erwachsenen als potentiell lebensrettend zur Standardtherapie der chronischen Herzinsuffizienz gehören (Dickstein et al. 2008). Seit 2007 werden Kinderstudien durch neue europäische Gesetzgebung gezielt gefördert. Die Europäische Arzneimittelbehörde fordert dabei ausdrücklich pharmakokinetische Untersuchungen an Kindern und zugleich den besonderen Schutz dieser sensiblen Patientengruppe (EMA 2001).

Simulationen der Pharmakokinetik auf Basis physiologischer Informationen bilden einen modernen und hochethischen Ansatz, um dieser Forderung nachzukommen. Ohne experimentelle Bestätigung bieten sie jedoch keine ausreichende Grundlage, um klinische Entscheidungen absichern zu können. Die vorliegende Arbeit beschäftigt sich daher damit, ein physiologiebasiertes Modell der Pharmakokinetik von Bisoprolol bei Kindern zu erstellen und mit experimentellen Daten zu bewerten. Die Kombination von Simulation und klinischer Untersuchung soll es ermöglichen, rationale Vorhersagen für dieses bisher nicht ausreichend untersuchte Gebiet zu treffen und zugleich die Verlässlichkeit der getroffenen Vorhersagen einzuordnen.

Das übergeordnete Ziel dieser Arbeit ist es, durch Kombination von Simulation und klinischer Untersuchung ein Werkzeug zu entwickeln, mit dem Forschungsbedarf konkret aufgezeigt werden und mit dem so zur Optimierung zukünftiger klinischer Studien an Kindern beigetragen werden kann.

Die hier überblicksartig angesprochenen Aspekte werden im Folgenden ausführlicher dargelegt.

---

[1] Die Bezeichnung „Kinder" wird in dieser Arbeit der besseren Lesbarkeit halber allgemein für alle pädiatrischen Altersstufen verwendet. Sofern der Begriff im Sinne einer engeren Definition zu verstehen ist (z. B. gemäß ICH-Einteilung für die Zwei- bis Elfjährigen), ist dies explizit angegeben.

1.2 Hintergrund der Arbeit

1.2.1 Klinische Studien an Kindern

- **Mangel an pädiatrischen klinischen Studien**

Klinische Studien werden typischerweise nicht an Kindern durchgeführt. Zum einen bilden die oft sehr kleinen und speziellen Patientengruppen meist keinen rentablen Absatzmarkt, zum anderen haben schwerwiegende, teils tödliche Vorfälle wie beispielsweise die Phokomelien nach Exposition Ungeborener mit Thalidomid oder die Fälle von Grey-Syndrom nach Exposition Neugeborener mit Chloramphenicol verdeutlicht, dass es sich bei Kindern um ein besonders sensibles und schutzbedürftiges Patientenkollektiv handelt (Ing et al. 1962; Mulhall et al. 1983).

Paradoxerweise kann so die Sorge um die besonders Schutzbedürftigen zu deren systematischer Gefährdung führen, denn dem Mangel an wissenschaftlicher Erfassung und Untersuchung steht ein uneingeschränkter Bedarf gegenüber: Auch wenn die Datenlage nicht ausreichend ist, müssen erkrankte Kinder therapiert werden; in der klinischen Praxis geschieht dies dann mit Verschreibungen außerhalb der Zulassung. Solche Verschreibungen bergen wesentliche Risiken: Es ist möglich, dass die Therapie nicht wirksam oder nicht sicher ist, und es ist bekannt, dass Verschreibungen ohne Zulassung mit einem vermehrten Auftreten Unerwünschter Arzneimittelwirkungen assoziiert sind (EMA 2004).

- **Häufigkeit des Unlicensed und Off-Label-Use in der Pädiatrie**

Verschreibungen ohne Zulassung liegen dabei vor, wenn ein Arzneimittel entweder, wie beim sogenannten Unlicensed Use, überhaupt nicht für den Einsatz in der Pädiatrie lizenziert ist oder wenn die Verordnung, wie beim Off-Label-Use, im Hinblick auf Indikation, Alter, Dosierung oder Applikationsart nicht der Produktzulassung entspricht (Turner et al. 1998). Ein solcher Unlicensed oder Off-Label-Use wurde in einer Studie an fünf europäischen Kinderstationen bei etwa der Hälfte aller Verordnungen festgestellt; auf Neugeborenenstationen lag er sogar bei 65 % (Conroy et al. 2000; Conroy et al. 1999). Auf einer deutschen kinderkardiologischen Station beschrieben Hsien et al. 2008 mit 60 % für kardiovaskuläre Indikationen einen ähnlich hohen Anteil; hieraus wird deutlich, dass es sich um ein hochaktuelles Problem mit direkter Relevanz für die Arzneimitteltherapie von Kindern in Deutschland handelt (Hsien et al. 2008).

Gesetzesänderungen zur Förderung pädiatrischer Studien

Die Europäische Arzneimittelbehörde (EMA) hat offen die Besorgnis formuliert, dass Kinder durch nicht-zugelassene Verschreibungen zu Schaden kommen können (EMA 2004). Die im Januar 2007 in Kraft getretene Legislative der Europäischen Union ebnet den Boden für eine Zunahme der Anzahl an Kinderstudien, indem sie pädiatrische Studien für Neuzulassungen obligat macht und für bereits zugelassene Arzneimittel unter bestimmten Voraussetzungen Patentverlängerungen gewährt (European Union 2006). Vorreiter dieses Konzeptes war die amerikanische Arzneimittelbehörde (FDA), die mit einer Gesetzesänderung im Jahr 1997 einen sprunghaften Anstieg der Anzahl der Kinderstudien erzielte: In den zehn Jahren nach Inkrafttreten des Gesetzes wurden über 300 pädiatrische Studien durchgeführt (Li et al. 2007).

Mangel an Evidenz durch schlechte Studienqualität

Die Auswertung der amerikanischen Kinderstudien wiederum deutet darauf hin, dass nach der Quantität auch die Qualität der Studien gezielter Förderung bedarf: Gemäß einer Analyse von sechs Studien zur Blutdrucksenkung bei Kindern mit Standardsubstanzen aus der Erwachsenentherapie wurde in drei der Studien keine Dosis-Wirkungs-Beziehung gezeigt; dies führen die Autoren unter anderem auf ungeeignete Dosierungen, unzureichende pharmakokinetische Informationen und mangelnde Berücksichtigung spezieller Pharmakologie bei Kindern zurück (Benjamin et al. 2008). In einer aktuellen, noch unveröffentlichten randomisierten klinischen Studie an 230 Säuglingen mit univentrikulären Herzen verbesserte Enalapril im Vergleich mit Placebo weder das Körperwachstum noch die ventrikuläre Funktion (Hsu 2009). Vor dem Hintergrund der genannten Fälle ungeeigneten Studiendesigns wird dieses Ergebnis sehr genau analysiert werden müssen, damit unterschieden werden kann, ob es sich um ein Beispiel für mangelnde Studienqualität oder um die Beschreibung einer speziellen Pharmakologie von Enalapril in diesem Patientenkollektiv handelt.

Auch eine große Anzahl an Studien führt somit nicht zwangsläufig zu verwertbaren Aussagen. Beispielsweise existiert auch zur Betarezeptorenblockertherapie der chronischen Herzinsuffizienz eine Fülle von Beobachtungsstudien (Frobel et al. 2009); es ist jedoch bekannt, dass nicht-randomisierte Studien besonders anfällig für Ergebnisverzerrungen sind (Barton 2000; Hadorn et al. 1996; Harbour und Miller 2001). Die größte der randomisierten Studien (Shaddy et al. 2007) wiederum erbrachte keinen Wirkungsnachweis, möglicherweise aufgrund mangelhaften Studiendesigns (s. Abschnitt 5.3.2).

Hieraus ergeben sich zwei wesentliche Voraussetzungen für die erfolgreiche Durchführung jeder zukünftigen klinischen Studie an Kindern. Diese sind

- eine kritische Bewertung des Evidenzgrades aller bereits vorhandenen Untersuchungen, um beurteilen zu können, ob ihre Ergebnisse verlässlich oder lediglich ein Resultat methodischer Fehler sind (s. Abschnitt 1.2.2), sowie
- die Berücksichtigung möglicher altersabhängiger Unterschiede der Pharmakokinetik und Pharmakodynamik im Studiendesign (s. Abschnitt 1.2.4).

1.2.2 Bewertung der Evidenz klinischer Studien an Kindern

Cochrane-Reviews als Standardmethode der Evidenzbasierten Medizin

In der vorliegenden Arbeit wurde ein sogenanntes Cochrane-Review eingesetzt, um die vorhandene Evidenz zur Betarezeptorenblockertherapie der chronischen Herzinsuffizienz bei Kindern zu bewerten. Cochrane-Reviews, die systematischen Übersichtsarbeiten der unabhängigen, nicht-kommerziellen und internationalen Organisation „The Cochrane Collaboration", dienen der objektiven Bewertung von Evidenz mit dem Ziel, fundierte Grundlagen für klinische Entscheidungen zu liefern.

In einem Cochrane-Review werden nach systematischer, umfassender Literaturrecherche die vorhandenen Daten nach klar definierten Kriterien mit standardisierten Methoden analysiert, wobei insbesondere das Risiko für Ergebnisverfälschungen durch methodische Fehler, durch Schwächen bei der Umsetzung oder durch Interessenkonflikte bewertet wird. Alle Cochrane-Reviews werden zudem mehrfachem Peer-Review unterworfen. Durch ihre hohen methodischen Ansprüche heben sie sich so von vielen anderen Übersichtsarbeiten ab (Jadad et al. 1998; Jorgensen et al. 2006). Cochrane-Reviews sind daher als Standardmethode der evidenzbasierten Medizin international anerkannt und bilden vielfach die Basis für Therapieleitlinien (ÄZQ 2006; Cook et al. 1997; Sauerland und Seiler 2005).

1.2.2.1 Betarezeptorenblocker zur Behandlung der chronischen Herzinsuffizienz bei Kindern

Chronische Herzinsuffizienz bei Kindern und Erwachsenen

Bei einer chronischen Herzinsuffizienz reicht die Auswurfleistung des Herzens dauerhaft nicht aus, um eine adäquate Sauerstoffversorgung des Körpers zu gewährleisten; dies führt zu komplexen Kompensationsmechanismen, unter anderem zu einer Erhöhung des Sympathikustonus (McMurray 1996).

Die Ätiologie der chronischen Herzinsuffizienz ist bei Kindern und Erwachsenen meist grundverschieden. Bei Erwachsenen kommt es typischerweise zu einer Funktionseinschränkung der linken Herzkammer (Ventrikel), beispielsweise in Folge eines Myokardinfarktes oder einer koronaren Herzkrankheit (McMurray 1996). Bei Kindern bilden die Ursache oft angeborene Herzfehler; diese treten bei etwa acht von 1000 Lebendgeburten auf (Kay et al. 2001). Ventrikuläre Funktionseinschränkungen betreffen dabei deutlich häufiger als bei Erwachsenen den rechten Ventrikel. Bei der Mehrzahl der Kinder kommt es aufgrund von Defekten in der Herzscheidewand zu Shunts oder aufgrund von Fehlbildungen der Herzklappen zu einem Rückstrom des Blutes; diese vermehrte Volumenbelastung des Herzens führt dann sekundär zu einer Herzinsuffizienz (Kay et al. 2001; Picchio et al. 2008; Webster et al. 2006). Bei einer kleineren Gruppe von Patienten liegt eine direkte Schädigung des Herzmuskels ohne vermehrte Volumenbelastung vor, durch die eine pathologische Erweiterung des Herzmuskels mit eingeschränkter Kontraktionskraft entstehen kann (dilatative Kardiomyopathie). Die Prognose für diese Patienten ist bei einer Fünfjahressterblichkeit von bis zu 80 % besonders schlecht (Arola et al. 1997).

- **Therapie der chronischen Herzinsuffizienz bei Kindern**

Eine Pharmakotherapie kann bei Kindern mit chronischer Herzinsuffizienz entweder als alleinige Behandlungsmaßnahme indiziert sein, oder zur Überbrückung der Zeit bis zu einer operativen Korrektur des Herzfehlers. Bei den beschriebenen Fällen mit direkter Herzmuskelschädigung ist typischerweise keine operative Korrektur möglich; bei Versagen der Pharmakotherapie bleibt als letzte Option nur noch eine Herztransplantation (Arola et al. 1997). Transplantationen wiederum werden bei Kindern durch einen chronischen Mangel an geeigneten Spenderorganen erschwert; können sie dennoch erfolgreich durchgeführt werden, sind sie mit wesentlichen Risiken verknüpft: In der Untersuchung von Morales et al. wurde ein Risiko von 61 % für eine Abstoßungsreaktion im ersten Jahr nach der Transplantation beschrieben (Morales et al. 2007). Die nach Transplantation notwendige immunsuppressive Therapie birgt beträchtliche Langzeitrisiken (Kulikowska et al. 2008).

- **Nutzen einer Betarezeptorenblockertherapie bei Erwachsenen und Kindern**

Betarezeptorenblocker senken bei Erwachsenen mit chronischer Herzinsuffizienz erwiesenermaßen sowohl Morbidität als auch Mortalität und sind daher fester Bestandteil der leitliniengerechten Therapie (Dickstein et al. 2008). Dies legt nahe, dass auch Kinder von einer solchen Behandlung profitieren könnten. Mechanistische Überlegungen stützen diese Vermutung: Bei Kindern mit chronischer Herzinsuffizienz konnte wie bei Erwachsenen eine hohe neurohumorale Aktivierung nachgewiesen werden; die Höhe der Plasma-

Adrenalinspiegel wiederum korreliert bei einer Vielzahl verschiedener Krankheitsbilder mit der Schwere der Herzinsuffizienz (Ross et al. 1987). Im Einklang hiermit senkt Carvedilol die neurohumorale Aktivierung bei pädiatrischen Patienten (Giardini et al. 2003).

- **Eingeschränkte Übertragbarkeit der Ergebnisse bei Erwachsenen**

Dennoch ist es nicht möglich, ohne Weiteres von Erwachsenen auf Kinder zu schließen, da die Unterschiede in der Ätiologie der Herzinsuffizienz so grundsätzlich sind: Aus einer Wirksamkeit bei linksventrikulärer systolischer Funktionseinschränkung (typisch für Erwachsene) kann nicht auf die Wirksamkeit bei erhöhter Volumenbelastung infolge angeborener Herzfehler (typisch für Kinder) geschlossen werden. Auch Art und Häufigkeit von Komorbiditäten können sich deutlich unterschieden. So wurden in einer Untersuchung an herzinsuffizienten Patienten pulmonale Begleiterkrankungen – im Hinblick auf eine mögliche betarezeptorenblockervermittelte Bronchokonstriktion besonders relevant – bei Kindern mit 35 % häufiger als bei Erwachsenen (23 %) beobachtet (Webster et al. 2006). Weiterhin kann auch eine Altersabhängigkeit von Pharmakokinetik und -dynamik (s. Abschnitt 1.2.3) bewirken, dass sich Beobachtungen an Erwachsenen nicht auf Kinder übertragen lassen. In diesem Zusammenhang ist es auch denkbar, dass eine dauerhafte Betarezeptorenblockade Einfluss auf Wachstum und Entwicklung bei Kindern nimmt und so zu Unerwünschten Wirkungen führt, die bei Erwachsenen naturgemäß nicht beobachtet werden können.

1.2.2.2 Charakteristika der einzelnen Betarezeptorenblocker

Die für die Therapie der chronischen Herzinsuffizienz bei Erwachsenen zugelassenen Betarezeptorenblocker sind Bisoprolol, Carvedilol, Metoprolol und Nebivolol (Dickstein et al. 2008). Wie Tabelle 1 zeigt, unterscheiden sich die Substanzen unter anderem in ihrer Eliminationshalbwertszeit und der Beteiligung des Enzyms Cytochrom P450 (CYP) 2D6 an ihrem Abbau. Zudem sind sie unterschiedlich gut untersucht: Der Wirksamkeitsnachweis für Nebivolol erfolgte in dieser Indikation erst 2005 (Flather et al. 2005), während es für die anderen Betarezeptorenblocker langjährige Therapieerfahrung und auch Hinweise auf eine gute Verträglichkeit bei Kindern gibt (Belson et al. 2001; Bruns und Canter 2002). Zudem ist die Zulassung für Nebivolol im Gegensatz zu den anderen drei Substanzen auf leichte und mittelschwere Formen der Herzinsuffizienz beschränkt (Berlin-Chemie 2007). Für Carvedilol wiederum ist als einzige unter den Substanzen die Pharmakokinetik bei Kindern bereits beschrieben und populationspharmakokinetisch untersucht worden (Albers et al. 2008; Laer et al. 2002). Vor diesem Hintergrund konzentrieren sich die Untersuchungen dieser Arbeit auf Bisoprolol und Metoprolol.

Tabelle 1:   Bei Herzinsuffizienz eingesetzte Betarezeptorenblocker

	Bisoprolol	Carvedilol	Metoprolol	Nebivolol
Wirkweise	Beta1-selektiv	Unselektiv; alpha1-vermittelt vasodilatierend	Beta1-selektiv	Beta1-selektiv, NO-vermittelt vasodilatierend
Elimination	CYP3A4, glomeruläre Filtration	CYP2D6, CYP2C9, CYP1A2	CYP2D6	CYP2D6
Halbwertszeit	8 - 12 h	2 – 7 h	1 - 11 h	10 - 56 h
Einnahme	Einmal täglich	Zweimal täglich	Einmal täglich (retardiert)	Einmal täglich
Referenzen	(Dutta et al. 1994; Leopold et al. 1986)	(McTavish et al. 1993; Oldham und Clarke 1997)	(Kirchheiner et al. 2004; Lennard et al. 1983)	(Cheymol et al. 1997; Shaw et al. 2005)

Die Angaben entstammen Untersuchungen an gesunden Erwachsenen. „Wirkweise" steht für charakteristische pharmakodynamische Eigenschaften, „beta1-selektiv" bezeichnet eine relative Präferenz für Adrenozeptoren des Beta1-Subtyps im Vergleich mit dem Beta2-Subtyp; „alpha1" ist kurz für Adrenozeptoren des Alpha1-Subtyps; „NO" steht für Stickstoffmonoxid, „CYP" für Cytochrom P450. Unter „Elimination" sind die dominierenden Abbauenzyme und Ausscheidungswege genannt. „Halbwertszeit" ist kurz für Eliminationshalbwertszeit schnell freisetzender Arzneiformen, angegeben sind beispielhaft vergleichsweise niedrige und hohe Werte aus verschiedenen Untersuchungen. Die Einnahmeangaben beziehen sich für Metoprolol auf retardierte, in allen anderen Fällen auf schnell freisetzende Arzneiformen zur peroralen Gabe gemäß Leitlinie (Dickstein et al. 2008).

1.2.3 Besonderheiten der Pharmakotherapie bei Kindern

- **Wachstums- und Reifungsprozesse**

Die altersabhängige Entwicklung von Kindern wird durch die Schlüsselprozesse Wachstum und Reifung bestimmt. Diese Prozesse verlaufen typischerweise nicht linear und beeinflussen in einem komplexen Zusammenspiel sowohl Körperstruktur als auch -funktionen (Kearns et al. 2003). Abhängig vom Lebensalter ergeben sich auf diese Weise immense Veränderungen beispielsweise der relativen Organgrößen, der Gewebezusammensetzung oder der Funktionen von Leber, Niere und Gastrointestinaltrakt (Chen et al. 2006; Kearns et al. 2003). Die Folge dieser physiologischen Veränderungen können Besonderheiten in der Pharmakokinetik oder -dynamik sein, sodass beispielsweise Arzneistoffexposition und auch Wirksamkeit und Sicherheit im Vergleich zu Erwachsenen verändert sein können.

- **Altersabhängige Veränderungen der Pharmakokinetik**

Altersabhängige Veränderungen der Physiologie vermögen sowohl die Freisetzung (Liberation) als auch die Absorption, die Verteilung (Distribution), die Metabolisierung und die Exkretion von Arzneistoffen, zusammenfassend abgekürzt LADME, zu beeinflussen (Kearns et al. 2003; Rakhmanina und van den Anker 2006).

Bei der Absorption peroral applizierter Arzneistoffe aus dem Magen-Darm-Trakt handelt es sich um einen hochkomplexen Prozess, der durch eine Vielzahl von Faktoren, unter anderem durch Motilität, Sekretion sowie Beschaffenheit und Größe der Resorptionsfläche beeinflusst wird. Die Freisetzung aus der Arzneiform wird neben der Galenik durch das Milieu im Gastrointestinaltrakt bestimmt. Beide Vorgänge stehen daher unter dem direkten Einfluss der gastrointestinalen Physiologie. Diese wiederum entwickelt sich abhängig vom Lebensalter, jedoch auch abhängig von der Ernährung und unterscheidet sich somit insbesondere bei Säuglingen und Kleinkindern, die noch keine Erwachsenenkost erhalten, deutlich von der bei Erwachsenen (Grand et al. 1976; Heimann 1980; Sreedharan und Mehta 2004). Beispielsweise ist die Magensäureproduktion bei Neugeborenen und Säuglingen erniedrigt und erreicht erst im Alter von etwa drei Jahren Erwachsenenwerte (Heimann 1980). Für die Magenentleerungszeit wiederum wurde insbesondere für Neugeborene und Säuglinge eine erhöhte Variabilität beschrieben, wobei die Literaturangaben hier abhängig von den Untersuchungsbedingungen erheblich schwanken (Van Den Driessche und Veereman-Wauters 2003).

Die Verteilungsvorgänge von Arzneistoffen sind ebenfalls altersabhängig; zum einen verändert sich die Größe der Verteilungskompartimente, da Organe in verschiedenen Entwicklungsstufen einen unterschiedlichen Anteil des Gesamtkörpergewichtes einnehmen (Chen et al. 2006; ICRP 2002), zum anderen verändert sich auch die Struktur der Kompartimente, da sich die Körperzusammensetzung im Hinblick auf Fett- und Wasser-Anteil mit dem Alter (Friis-Hansen 1983; Rakhmanina und van den Anker 2006).

Auch die Aktivität verschiedener Enzyme verändert sich alters- und entwicklungsabhängig und kann so Einfluss auf die Arzneistoffmetabolisierung nehmen (Benedetti et al. 2007). Das für die vorliegende Arbeit hauptsächlich relevante Abbauenzym, Cytochrom P450 (CYP) 3A4, zeigt bei Neugeborenen in der ersten Lebenswoche etwa 8 % und in der vierten etwa 20 % der Aktivität bei Erwachsenen; ab etwa dem sechsten Lebensmonat erreicht das Enzym seine volle Aktivität (Allegaert et al. 2007; Edginton et al. 2006a). Im Gegensatz dazu stellt CYP1A2 ein Beispiel für ein vergleichsweise spät reifendes Enzym dar; seine Aktivität erreicht erst um das achte Lebensjahr Erwachsenenwerte (Edginton et al. 2006a).

Schließlich unterliegen auch Exkretionsvorgänge altersabhängigen Veränderungen, so auch die für diese Arbeit wichtige renale Elimination per glomerulärer Filtration. Die auf das Körpergewicht normierte glomeruläre Filtrationsrate ist dabei insbesondere bei Neugeborenen erniedrigt, bei älteren Säuglingen und Kleinkindern im Vergleich zu Erwachsenen erhöht und durchläuft im Alter von einem bis drei Jahren ein Maximum (Hayton 2000).

Jede dieser altersabhängigen Veränderungen der Pharmakokinetik kann es erforderlich machen, die Dosierung eines Arzneistoffes spezifisch für einzelne Altersstufen zu reduzieren oder zu erhöhen. So kann das eingangs erwähnte Grey-Syndrom, Folge einer altersbedingten Glucuronidierungsschwäche, durch Senkung der Chloramphenicoldosis bei Neugeborenen verhindert werden (Mulhall et al. 1983). Im Gegensatz dazu gibt es Hinweise darauf, dass insbesondere Säuglinge wesentlich höhere körpergewichtsnormierte Dosen von Carvedilol als Erwachsene benötigen, um eine vergleichbare Exposition zu erzielen (Albers et al. 2008; Laer et al. 2002).

- **Altersabhängige Veränderungen der Pharmakodynamik**

Altersabhängige physiologische Veränderungen können auch die Pharmakodynamik eines Arzneistoffes beeinflussen. Für die Pharmakodynamik von Betarezeptorenblockern ist insbesondere die Ontogenese des adrenergen Systems von Bedeutung. Diese ist in weiten Bereichen wenig erforscht; einzelne Untersuchungen zeigen jedoch stark altersabhängige Veränderungen auf Rezeptorebene wie auf Ebene der kardiovaskulären Regulation: Betarezeptoren sind bereits im Fötus vorhanden, doch verändern sich nach der Geburt ihre Eigenschaften. So können sie beispielsweise beim Neugeborenen zunächst noch nicht durch Stimulation desensibilisiert werden, sondern entwickeln diese Fähigkeit erst allmählich (Auman et al. 2002; Falkay et al. 1986). Weiterhin verändert sich ihre Expression altersabhängig und subtypspezifisch (Marcus et al. 1993). Auf funktioneller Ebene wurde gezeigt, dass sich kardiale Reaktionen des autonomen Nervensystems altersabhängig unterscheiden können; beispielsweise ist die Herzfrequenzvariabilität im Alter von 14 Monaten im Vergleich zu dem von vier Monaten erhöht (Bar-Haim et al. 2000; Oberlander et al. 1999).

- **Überlagerung pharmakodynamischer und -kinetischer Einflüsse**

Die genannten Beispiele weisen darauf hin, dass bei Erwachsenen beobachtete Arzneistoffwirkungen bei Kindern unter Umständen modifiziert auftreten oder völlig fehlen können. Ein Beispiel hierfür ist eine Studie aus dem Jahr 1996 zur Wirksamkeit des Betarezeptorenblockers Pindolol bei Kindern mit Aufmerksamkeitsdefizit-Hyperaktivitäts-Syndrom (ADHS): Die Kinder litten an schweren Halluzinationen und Albträumen, die sie so sehr belasteten und in der Bewältigung ihres Tagesablaufes einschränkten, dass der Studienarm vorzeitig abgebrochen wurde. Zwar sind Albträume als unerwünschte Wirkungen insbesondere lipophiler Betarezeptorenblocker wie Pindolol bekannt, gelten jedoch bei Erwachsenen als vergleichsweise milde (Buitelaar et al. 1996). Dieses Beispiel zeigt auch, wie Pharmakokinetik und -dynamik oftmals ineinandergreifen: So war das Therapieproblem insofern pharmakodynamischer Natur, als es Wirkungsqualität und -intensität betraf; es ist jedoch denkbar, dass dies durch altersabhängige Besonderheiten der Arzneistoffverteilung und damit der Pharmakokinetik verursacht wurde. In einem solchen Fall könnten pharmakokinetische Untersuchungen zu einem verbesserten Verständnis der Pharmakodynamik führen.

- **Implikationen des Datenmangels für die Forschung**

Die genannten Beispiele verdeutlichen, dass sich Pharmakokinetik wie -dynamik mit dem Alter verändern und sich zwischen Kindern und Erwachsenen unterscheiden können. Gleichzeitig zeigt sich, dass hier viele Vorgänge erst unzureichend erforscht sind. Dies führt zu der Frage, wie dennoch kindgerechtes Studiendesign realisiert werden kann: So ist es schwierig, eine rationale Dosiswahl zu treffen, wenn wie bei der Therapie der pädiatrischen Herzinsuffizienz mit Betarezeptorenblockern weder die Ontogenie sämtlicher relevanter physiologischer Strukturen, noch die anzustrebende Arzneistoffexposition bekannt sind. Die Europäische Arzneimittelbehörde empfiehlt bei Mangel an pädiatrischen Daten zur Pharmakodynamik, diese ausgehend von bereits untersuchten Altersgruppen zu extrapolieren und zunächst die Pharmakokinetik zu untersuchen (EMA 2006). Auf Basis dieser Ergebnisse können dann Dosierungen für Wirksamkeitsstudien an Kindern bestimmt werden (EMA 2001).

1.2.4 Computersimulationen und klinische Studien für pharmakokinetische Untersuchungen

- **Optimierung pharmakokinetischer Untersuchungen**

Die Europäische Arzneimittelagentur fordert die Durchführung pharmakokinetischer Studien für den gesamten Altersbereich, in dem ein Arzneimittel eingesetzt werden soll, um eine Basis für altersgerechte Dosierungen zu schaffen (EMA 2001). Aus ethischen Überlegungen heraus müssen dabei unnötige Untersuchungen an Kindern unbedingt vermieden und mögliche Risiken minimiert werden (European Commission 2008a; Gill 2004). Um pharmakokinetische Kinderstudien durch optimale Auswertung bereits vorhandener Daten zu unterstützen, sollen daher soweit möglich Informationen aus anderen Populationen berücksichtigt, Extrapolationen angestellt und zudem nichtklinische Daten, gegebenenfalls auch aus pharmakokinetischen Modellen, hinzugezogen werden (European Commission 2008a; 2008b). Eine moderne Möglichkeit, in diesem Sinne den Informationsgewinn aus einer pädiatrischen pharmakokinetischen Untersuchung zu maximieren, ist die physiologiebasierte pharmakokinetische Simulation.

- **Prinzip der physiologiebasierten pharmakokinetischen Simulation**

Physiologiebasierte pharmakokinetische Modelle, kurz PBPK-Modelle, dienen der Darstellung der für Absorption, Distribution, Metabolisierung und Exkretion (ADME) verantwortlichen Prozesse auf Grundlage physiologischer Informationen. Zusätzlich zu physiologischen Informationen (wie z. B. Magenentleerungszeit) berücksichtigen sie zudem anatomische Charakteristika (z. B. Wasser- und Fettanteil des Körpers) sowie physikochemische Eigenschaften von Wirkstoffen (z. B. Lipophilie). Hierdurch unterscheiden sich PBPK-Modelle wesentlich von den klassischen rein mathematischen Ansätzen, bei denen experimentelle Datensätze durch Funktionen beschrieben werden, um daraus pharmakokinetische Parameter abzuleiten und für nicht untersuchte Situationen zu extrapolieren. Im Gegensatz dazu sind PBPK-Modelle mechanistische Modelle und stark durch die klinische Sichtweise geprägt: Organe und Gewebe des Körpers sind mit ihren Funktionen und Beschaffenheiten von vornherein als mathematische Prozesse im Modell dargestellt. Aus physiologischen und physiko-chemischen Angaben werden dann Verteilungskoeffizienten und daraus Arzneistoffkonzentrationen in verschiedenen Strukturen des Körpers simuliert. Das Konzept von PBPK-Modellen ist also eine möglichst realistische Abbildung der Wechselwirkung von Arzneistoff und Organismus mit dem Ziel einer physiologisch und physikalischchemisch begründeten Vorhersage (Willmann et al. 2003a).

- **Einsatzmöglichkeiten der physiologiebasierten pharmakokinetischen Simulation**

Die PBPK-Simulation ermöglicht eine physiologisch begründete Abschätzung pharmakokinetischer Parameter bereits *vor* Durchführung der ersten experimentellen Studie. Dies macht das PBPK-Modell zum potenten Werkzeug zur Vermeidung von „Blindflügen" beim Übergang vom *In vitro*- oder Tierversuch zur „First-in-Man"-Studie (Übergang „Präklinik" zur klinischen „Phase I"), beim Übergang von der Probanden- zur Patientenstudie („Phase I" zu „Phase II") oder beim Übergang von der Studie an Erwachsenen zur ersten Untersuchung an Kindern (Edginton et al. 2008).

Es kann grundsätzlich jeder einzelne im Modell repräsentierte physiologische Parameter variiert werden – so können beispielsweise jederzeit Informationen über die Größe oder Gewebezusammensetzung von Organen, den Blutfluss oder die Aktivität spezieller Abbauenzyme ergänzt oder angepasst werden (Willmann et al. 2003a). Das PBPK-Modell ermöglicht so eine mechanistisch begründete Vorhersage der Pharmakokinetik bei Kindern.

- **Modellvalidierung mit experimentellen Daten**

Ihren eigentlichen Wert gewinnen Simulationen jedoch erst durch die Validierung, also die experimentelle Bewertung der Vorhersagekraft des Modells (FDA 1999). Ist es beispielsweise möglich, die Richtigkeit der Simulationen für eine definierte Population durch experimentelle Daten zu zeigen, so erhöht dies die Verlässlichkeit der Vorhersage und das Modell kann zur Extrapolation auf andere Populationen, für die noch keine Untersuchungen vorliegen, genutzt werden (Laer et al. 2009). Konkret liefert ein für die Vorhersage der Pharmakokinetik bei Erwachsenen validiertes Modell eine Basis, rational begründete Vorhersagen über die Pharmakokinetik bei Kindern zu treffen. Diese Vorab-Informationen aus dem Modell können beispielsweise zur Vorhersage der für eine angestrebte Arzneistoffexposition nötigen Dosierung, als Basis für die Wahl geeigneter Blutentnahmezeitpunkte für maximal informative pharmakokinetische Profile oder zur Identifizierung von Populationen eingesetzt werden, in denen besonders große Unterschiede zu den bekannten Populationen zu erwarten sind und die daher besonders ausführlicher Untersuchung bedürfen.

Ein mit experimentellen Daten validiertes Modell kann somit als Werkzeug eingesetzt werden, Aussagekraft und Effizienz zukünftiger Studien an Kindern auf rationaler Basis zu optimieren.

1.3 Zielsetzung der Arbeit

Das übergeordnete Ziel der vorliegenden Arbeit war es, einen Beitrag zur Optimierung zukünftiger Studien zur Pharmakokinetik von Bisoprolol bei Kindern zu leisten. Der Bedarf an solchen Studien sollte durch eine systematische Literaturanalyse mit wissenschaftlicher, international anerkannter Methodik gezeigt werden. Aus ethischen Überlegungen im Sinne einer Maximierung des Informationsgewinns bei gleichzeitiger Minimierung der Belastung pädiatrischer Studienteilnehmer war das Konzept der Arbeit die Kombination einer klinischen Studie mit pharmakokinetischen Computersimulationen. Für letztere sollten sogenannte physiologiebasierte pharmakokinetische (PBPK-)Modelle erstellt werden. Um die besondere Eignung von Bisoprolol für die Studie in Abgrenzung zu Metoprolol zu zeigen, sollte zunächst die Bedeutung des CYP2D6-Polymorphismus für Vorhersagen der Pharmakokinetik von Metoprolol untersucht werden. Im Anschluss sollten pharmakokinetische Profile von Bisoprolol zunächst bei Erwachsenen, dann bei Kindern erstellt werden, um die Vorhersagekraft der Simulationen zu überprüfen.

Es ergaben sich damit im Einzelnen folgende Ziele:

- Die Durchführung einer systematischen Analyse der Literatur zum Einsatz von Betarezeptorenblockern bei Kindern mit chronischer Herzinsuffizienz, um den Bedarf an Studien zu Wirksamkeit und Pharmakokinetik zu objektivieren

- Die Entwicklung und Validierung einer Methode zur Bisoprololquantifizierung in einem Blutplasmavolumen von 500 µl

- Die Erstellung von PBPK-Modellen für Bisoprolol und Metoprolol und der Vergleich dieser Modelle im Hinblick auf ihre Eignung für die Vorhersage der Pharmakokinetik bei Kindern. Zu diesem Zweck

  o Die Durchführung einer Probandenuntersuchung mit Metoprolol, um Plasmakonzentrationszeitprofile von Probanden mit bekanntem CYP2D6-Geno- und Phänotyp für die Anpassung des Metoprololmodells zu erhalten

  o Die Durchführung einer Probandenuntersuchung mit Bisoprolol, um Plasmakonzentrationszeitprofile zur externen Validierung des Bisoprololmodells zu erhalten

- Die Durchführung einer klinischen Studie, um die Pharmakokinetik von Bisoprolol bei pädiatrischen Patienten zu untersuchen und um die Vorhersagekraft des PBPK-Modells für Kinder zu überprüfen.

2 METHODEN

2.1 Cochrane-Review

2.1.1 Arbeitsablauf bei der Cochrane-Review-Erstellung

Wie in Abschnitt 1.2.2 dargelegt, sind die systematischen Übersichtsarbeiten der Cochrane Collaboration, die Cochrane-Reviews, als potente und etablierte Methode der Evidenzbasierten Medizin anerkannt und dienen den verschiedenen Fachgesellschaften oft als Grundlage für Therapieleitlinien (ÄZQ 2006; Cook et al. 1997; Sauerland und Seiler 2005).

Um sicherzustellen, dass jedes Cochrane-Review den Standards der Evidenzbasierten Medizin entspricht, ist durch die Cochrane Collaboration eine Reihe verbindlicher Bedingungen und Regeln aufgestellt worden. Wie in Abbildung 1 dargestellt, ist der Ablauf der Erstellung einer systematischen Übersichtsarbeit detailliert vorgegeben und durch wiederholte Korrektur- und Kontrollschleifen inklusive Peer-Review charakterisiert.

Im Einklang mit diesen Vorgaben wurde bei der in diesem Fall zuständigen Cochrane-Review Group, der Heart Group, die Genehmigung zur Erstellung der Arbeit beantragt. Hierfür wurde der Vorschlag für die geplante Arbeit unter Darlegung der klinischen Relevanz des Themas sowie der für die Durchführung zur Verfügung stehenden Ressourcen eingereicht. Nach positivem Votum der Heart Group wurde als erster Schritt der gemäß dem Cochrane-Standardschema „Intervention for Condition in Population" festgelegte Titel der Arbeit „Beta-Blockers for Congestive Heart Failure in Children" offiziell bei der Cochrane Collaboration registriert. Dieses Vorgehen ermöglicht die zentrale Koordination aller Cochrane-Reviews einschließlich der geplanten oder im Entstehen begriffenen durch die Cochrane Collaboration und dient so dazu, thematische Überschneidungen zu verhindern.

Im Anschluss wurde nun ein ausführlicher Arbeitsplan für die systematische Erstellung des Cochrane-Reviews, das sogenannte Protokoll, ausgearbeitet. Dieses richtete sich in Form und Inhalt streng nach den offiziellen Vorgaben der Cochrane Collaboration (Higgins und Green 2008). Der Zweck dieser Vorarbeit besteht zum einen darin, ein einheitlich systematisches und strukturiertes Vorgehen aller Autoren gleichermaßen und von Arbeitsbeginn an zu gewährleisten, zum anderen dient das Protokoll der Sicherstellung einer möglichst objektiven Analyse: Durch Festlegung aller Auswahlkriterien für Studien, aller

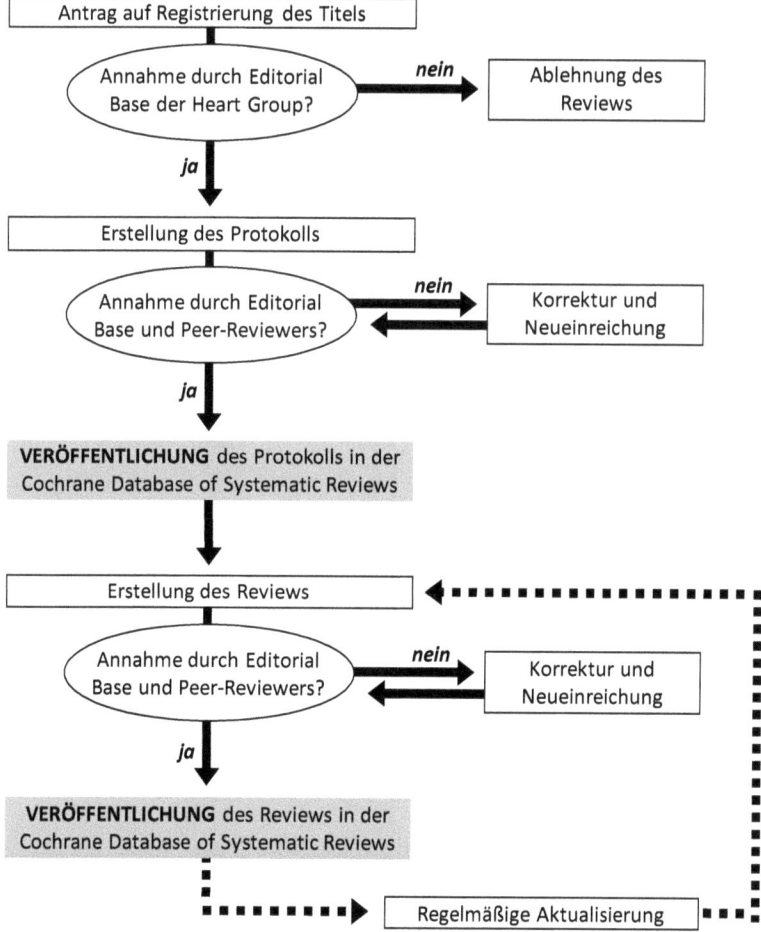

Abbildung 1: Arbeitsablauf bei der Cochrane-Review-Erstellung
Das Flussdiagramm zeigt schematisch die vorgeschriebenen Stationen, die vor der Veröffentlichung zunächst des Protokolls und dann des Reviews durchlaufen werden müssen. Die Zustimmung der Editorial Base und der Peer-Reviewers ist hierfür in jedem Fall obligat.

relevanten zu untersuchenden Aspekte und aller anzuwendenden Auswertungsmethoden im Vorfeld soll verhindert werden, dass Entscheidungen über den Einschluss von Studien, über dargestellte Ergebnisse oder über die Art der Ergebnisanalyse nachträglich angepasst werden, die angestrebte Objektivität der Analyse also durch Vorwissen über Art und Qualität der verfügbaren Daten beeinträchtigt wird. Um die Umsetzung dieser Anforderungen sicherzustellen, ist die Teilnahme an einem Workshop der Cochrane Collaboration zur korrekten Protokollerstellung obligat. Auf einem solchen Workshop wurde im Mai 2007 in Glasgow, Großbritannien, der Entwurf des Protokolls vor Mitgliedern der Heart Group präsentiert und diskutiert. Das daraufhin unter Berücksichtigung aller Maßgaben erstellte Protokoll wurde dann mehrfachen Bewertungen und Korrekturen unterworfen; zuerst intern durch Mitglieder der Heart Group (Editorial Base), danach extern durch weitere Gutachter (Peer-Reviewers). Nach Einarbeitung aller Anmerkungen der Gutachter wurde das Protokoll im April 2008 in der Cochrane Database of Systematic Reviews veröffentlicht (Frobel et al. 2008).

Im Anschluss an die Veröffentlichung des Protokolls wurde nun die systematische Literaturrecherche entsprechend den im Protokoll festgesetzten Vorgaben durchgeführt, ausgewertet, analysiert und in Form eines Cochrane-Reviews zusammengefasst (s. Abschnitte 2.1.2.2. bis 2.1.2.4). Analog zum Vorgehen bei der Protokollerstellung schlossen sich nun wiederholte Bewertungs- und Korrekturschritte sowohl intern durch die Editorial Base als auch extern durch die Peer-Reviewers an. Das fertiggestellte Cochrane-Review wurde im Januar 2009 in der Cochrane Database of Systematic Reviews veröffentlicht. Gemäß den Standards der Cochrane Collaboration ist geplant, ab diesem Zeitpunkt jeweils im Abstand von etwa zwei Jahren Aktualisierungen durchzuführen, um das Cochrane-Review um potentielle neue Daten zu erweitern und so auf dem aktuellen Stand der Forschung zu halten.

2.1.2 Methoden des Cochrane-Reviews

2.1.2.1 Definition des Zieles des Cochrane-Reviews

Ziel der systematischen Übersichtsarbeit war es, alle verfügbaren Informationen über Wirksamkeit und Sicherheit der Therapie der chronischen Herzinsuffizienz bei Kindern mit Betarezeptorenblockern zusammenzufassen.

2.1.2.2 Kriterien für den Einschluss von Studien

In das Cochrane-Review eingeschlossen wurden alle randomisierten, kontrollierten klinischen Studien, in denen die Wirkung einer Therapie mit Betarezeptorenblockern bei pädiatrischer chronischer Herzinsuffizienz untersucht wurde.

Die Teilnehmer der eingeschlossenen Studien waren Säuglinge und Kleinkinder (Alter 28 Tage bis 23 Monate gemäß dem Einteilungssystem der Europäischen Arzneimittelagentur (European Medicines Agency, EMA)) sowie Kinder (zwei bis elf Jahre) und Heranwachsende (ab zwölf Jahren) bis zum Alter von 18 Jahren mit diagnostizierter chronischer Herzinsuffizienz. Studien, deren Fokus auf der Untersuchung von Neu- und Frühgeborenen lag (gemäß EMA alle Kinder jünger als 28 Tage) wurden nicht eingeschlossen (EMA 2001).

Eingeschlossen wurden Untersuchungen jeder Art von Betarezeptorenblocker, verabreicht entweder als Monotherapie oder als Teil einer Kombinationstherapie. Die jeweiligen Kontrollgruppen erhielten entweder Placebo oder Herzinsuffizienz-Standardmedikation (Diuretika, Digoxin, ACE-Inhibitoren). Weder für die Dosierung noch für die Applikationsart wurden Einschränkungen festgelegt.

Der Hauptendpunkt, der im Rahmen des Cochrane-Reviews untersucht wurde, war die Verbesserung der chronischen Herzinsuffizienz, ausgedrückt entweder durch eine Senkung von Sterblichkeit, Hospitalisierung und der Häufigkeit schwerwiegender klinischer Ereignisse, durch eine Verbesserung auf einer Bewertungsskala wie der NYHA-Klassifizierung (NYHA 1994) oder dem Ross-Score (Ross et al. 1992), oder durch standardisierte Bewertung durch Patienten, Eltern und Ärzte.

Sekundäre Endpunkte umfassten den Vergleich spezifischer hämodynamischer kardialer Parameter wie zum Beispiel die echokardiographische Beurteilung der linksventrikulären Ejektionsfraktion oder der Verkürzungsfraktion. Einen weiteren sekundären Endpunkt bildete die Verträglichkeit, also die Gesamtheit aller unerwünschten Wirkungen, die von Leitern und Teilnehmern der Studien berichtet wurden. Weiterhin wurde untersucht, ob die eingeschlossenen Studien Angaben zu körperlicher Belastbarkeit, Zumutbarkeit der Behandlung, Lebensqualität aus Patientensicht und kostenökonomischen Bewertungen enthielten. Sofern verfügbar wurden zusätzliche basale kardiovaskuläre Parameter wie Herzfrequenz und Blutdruck sowie Spiegel der in der Diagnostik der Herzinsuffizienz eingesetzten Biomarker wie z. B. Spiegel des Brain-Type Natriuretischen Peptids (BNP) aufgezeichnet.

2.1.2.3 Suchmethoden für die Literaturrecherche

Die Literaturrecherche umfasste systematische Suchen in den elektronischen Datenbanken The Cochrane Central Register of Controlled Trial (CENTRAL) der Cochrane Library (Issue 4 2007), MEDLINE (1966 bis Januar 2008), EMBASE (1980 bis Januar 2008) und LILACS (1980 bis Januar 2008). Die detaillierten Suchstrategien sind in Tabelle 30 im Anhang aufgelistet. Es erfolgte ausdrücklich kein Ausschluss aufgrund der Sprachen, in denen die Publikationen verfasst waren. Weiterhin wurden die Zitationslisten thematisch relevanter Publikationen auf weiteres potentiell relevantes Material untersucht; diese Suche ergab jedoch keine Publikation, die nicht auch schon im Ergebnis der Datenbankrecherchen enthalten war.

2.1.2.4 Auswahl und Analyse der Daten

Autor und Koautor (A.-K. Frobel, S. Läer) untersuchten unabhängig voneinander die Titel und Abstracts der Ergebnisse der Literaturrecherche daraufhin, inwiefern sie den oben genannten Kriterien für den Einschluss in das Cochrane-Review entsprachen. Auf dieser Grundlage konnten alle Publikationen ausgeschlossen werden, die reine Übersichtsarbeiten waren oder bei denen es sich um Untersuchungen handelte, die ausschließlich beobachtend (nicht-interventiv), retrospektiv oder nicht randomisiert waren oder deren Schwerpunkt nicht auf der Betarezeptorenblockertherapie, Pädiatrie oder der Therapie der chronischen Herzinsuffizienz lag.

Aus den verbliebenen Publikationen extrahierten die beiden Autoren im nächsten Schritt wiederum unabhängig voneinander Informationen und stellten sie zusammen. Aufgezeichnet wurden die folgenden, vorab im Protokoll festgelegten Charakteristika der Studien:

- Referenz (vollständige Zitation)
- Studientyp (Randomisierung etc.)
- Studienkollektiv (Alter, zugrunde liegende Diagnose, Patientenanzahl etc.)
- Medikamentöse Interaktion (Art des verabreichten Betarezeptorenblockers etc.)
- Behandlungsdauer
- Weitere charakteristische und relevante Informationen

Nun wurde die methodische Qualität der eingeschlossenen Studien im Hinblick auf verschiedene Quellen für systematische Fehler, die das Studienergebnis verzerren können (Bias), untersucht. Dies geschah mit den in Abschnitt sechs des Cochrane-Referenzwerkes „The Cochrane Handbook for Systematic Reviews on Interventions" (Higgins und Green 2008) vorgegebenen Methoden. Für die Einschätzung des Risikos für Selektionsbias ("selection bias", Bias bei Teilnehmerauswahl) wurde die Umsetzung von Randomisierung und verdeckter Zuordnung bewertet. Aus der Bewertung von Verblindung der Behandlung, Verblindung der Untersuchung bzw. Auswertung und aus dem Anteil an frühzeitig ausgeschiedenen Patienten ("losses to follow up") ergaben sich die Risiken für Messungsbias ("detection bias", Bias bei Erhebung der Endpunkte) und Verschleißbias ("attrition bias", Bias durch Ausscheiden von Studienteilnehmern).

Wie vorab im Protokoll festgelegt, sollte die Datenanalyse mithilfe der Cochrane-Review Manager Software RevMan 5.0 durchgeführt werden. Wann immer möglich wurden daher alle für eine Intention-to-treat-Analyse geeigneten Daten zusammengestellt. Die Planung gemäß Protokoll sah vor, für kontinuierliche Ergebnisdaten mittlere Abweichungen und für dichotome Ergebnisdaten Odds-Ratios jeweils mit 95 %-Konfidenzintervallen zu berechnen. Da jedoch die verfügbaren Daten für eine gemeinsame statistische Auswertung zu heterogen waren, wurden sie lediglich in narrativer Form zusammengefasst und gegenübergestellt. Die Festlegung der Auswertungsmethoden bleibt an dieser Stelle jedoch bestehen, da die Möglichkeit besteht, dass zum Zeitpunkt einer zukünftigen Aktualisierung des Cochrane-Reviews eine größere Datenmenge vorliegt, die die beabsichtigte Auswertung ermöglicht.

Um eine Grundlage für die Entscheidung zu liefern, inwiefern Subgruppenanalysen möglich und adäquat wären, wurden die eingeschlossenen Publikationen auch explizit nach Informationen zu folgenden Aspekten durchsucht:

- Patientenalter
- Verabreichte Dosis
- Verabreichte Substanz (Typ des Betarezeptorenblockers)
- Ätiologie der Herzinsuffizienz
- Schwere der Herzinsuffizienz
- Erkrankungen weiterer Organe

2.2 Bisoprolol- und Metoprolol-Plasmakonzentrationszeitprofile

2.2.1 Probandenmedikation und Probengewinnung

2.2.1.1 Probandenprofile Metoprolol

Für die Erstellung von Plasmakonzentrationszeitprofilen mit Metoprolol wurden am Institut für Klinische Pharmazie und Pharmakotherapie der Heinrich-Heine-Universität Düsseldorf elf gesunde Freiwillige rekrutiert (s. Tabelle 13 in Abschnitt 4.2.2). Nach entsprechender Aufklärung gaben die Probanden ihr schriftliches Einverständnis zur Durchführung der Untersuchung. Die Einnahme von Metoprolol erfolgte auf nüchternen Magen; das heißt, die Probanden nahmen in der Zeit vom Vorabend des Versuchs bis vier Stunden nach der Einnahme ausschließlich Wasser zu sich. Am Morgen des Versuchstages wurde den Probanden dann eine Verweilkanüle in eine Armvene gelegt. Über diese wurde vor Einnahme jeweils eine sogenannte Nullprobe entnommen. Das Volumen der Blutentnahmen betrug jeweils 1 bis 2 ml Vollblut. Im Anschluss nahm jeder Proband eine Einzeldosis von 100 mg Metoprololtartrat (entsprechend 78 mg freier Base Metoprolol) in Form einer schnell freisetzenden Tablette zusammen mit mindestens 250 ml Wasser ein (zum Fertigpräparat s. Abschnitt 3.1.2.1). Weitere Blutproben wurden etwa 0,5 / 1 / 1,5 / 2 / 3 / 4 / 5 / 6 / 8 / 10 und 24 Stunden nach Metoprololeinnahme entnommen. Die genauen Zeitpunkte der tatsächlich erfolgten Entnahmen wurden dabei minutengenau dokumentiert.

Die Blutproben wurden unmittelbar nach ihrer Entnahme durch Zentrifugation mit 4000 rpm bei 4 °C für 20 min in Blutplasma (Überstand) und zelluläre Bestandteile (Sediment) aufgetrennt. Dann wurde das Blutplasma abpipettiert und bis zur weiteren Aufbereitung tiefgefroren bei -20 °C gelagert.

2.2.1.2 Probandenprofile Bisoprolol

Für die Erstellung von Plasmakonzentrationszeitprofilen mit Bisoprolol wurden ebenfalls am Institut für Klinische Pharmazie und Pharmakotherapie der Heinrich-Heine-Universität Düsseldorf fünf gesunde Freiwillige rekrutiert (s. Tabelle 13 in Abschnitt 4.2.2). Nach entsprechender Aufklärung gaben die Probanden ihr schriftliches Einverständnis zur Durchführung der Untersuchung. Die Bisoprololeinnahme erfolgte wie bereits für Metoprolol beschrieben auf nüchternen Magen mit Nahrungskarenz vom Vorabend des Versuchs bis vier Stunden nach der Einnahme mit Ausnahme von Wasser. Am Morgen des Versuchstages wurde den Probanden dann eine Verweilkanüle in eine Armvene gelegt. Über diese wurde vor Einnahme jeweils die Nullprobe entnommen. Das Volumen der Blutentnahmen betrug jeweils 1 bis 2 ml Vollblut. Im Anschluss nahm jeder Proband eine Einzeldosis von 10 mg Bisoprololfumarat (entsprechend 8,5 mg freier Base Bisoprolol) in Form einer schnell freisetzenden Tablette zusammen mit mindestens 250 ml Wasser ein (zum Fertigpräparat s. Abschnitt 3.1.2.1). Es folgten Blutabnahmen im zeitlichen Abstand von etwa 0,5 / 1 / 2 / 3 / 4 / 6 / 8 / 10 / 12 / 24 / 28 und 32 Stunden zur Bisoprololeinnahme. Die genauen Zeitpunkte der tatsächlich erfolgten Entnahmen wurden dabei minutengenau festgehalten.

Die Blutproben wurden unmittelbar nach ihrer Entnahme durch Zentrifugation mit 4000 rpm bei 4 °C für 20 min in Blutplasma (Überstand) und zelluläre Bestandteile (Sediment) aufgetrennt. Dann wurde das Blutplasma abpipettiert und bis zur weiteren Aufbereitung tiefgefroren bei -20 °C gelagert.

2.2.1.3 Patientenprofile Bisoprolol

Die Probengewinnung für die Patientenprofile von Bisoprolol im Rahmen der DuMBO-Studie ist in Abschnitt 2.4.2.4 beschrieben.

2.2.2 Quantifizierung von Metoprolol im Blutplasma

Die Bestimmung der Metoprololkonzentration aus dem Blutplasma erfolgte mittels Hochleistungsflüssigkeitschromatographie mit Fluoreszenzdetektion und Bisoprolol als Internem Standard (Albers et al. 2005). Die Quantifizierung erfolgte dabei analog zu dem in Abschnitt 2.2.3.2 erläuterten Prinzip. Diese Methode ist für einen Einsatz von 500 µl Plasma für den Konzentrationsbereich von 2,4 bis 195,2 µg/l freier Base Metoprolol im Blutplasma validiert; die Richtigkeit liegt dabei zwischen 90,2 und 98,9 %, die Präzision (der Variationskoeffizient des arithmetischen Mittelwertes der Konzentrationen) zwischen 0,6 und 15,5 % (Albers et al. 2005).

500 µl Blutplasma wurden mit 500 µl Boratpuffer (s. Abschnitt 3.1.1.3) versetzt (In einem Fall (s. Ergebnisteil) lagen die bestimmten Konzentrationen oberhalb der oberen Bestimmungsgrenze von 195,2 µg/l; hier wurde die Aufbereitung mit einem geringeren Plasmavolumen wiederholt). Zu allen Mess- und Vergleichs-, nicht jedoch zu den Leerwerten wurde 100 µl Bisoprolol-Standardlösung (s. Abschnitt 3.1.1.3) gegeben. Die Vergleichswerte wurden zusätzlich mit 100 µl Metoprolol-Standardlösung (s. Abschnitt 3.1.1.3) versetzt. Im Anschluss wurden die Proben durch Vibration auf dem Vortex-Schüttler gründlich durchmischt und mit 4000 rpm bei 4 °C für 20 min zentrifugiert.

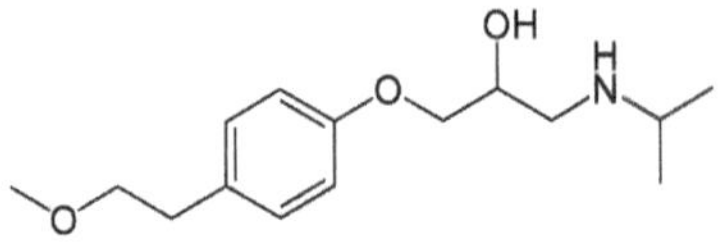

Abbildung 2: Strukturformel von Metoprolol
(RS)-1-(Isopropylamino)-3-[4-(2-methoxyethyl)phenoxy]-2-propanol

Im nächsten Schritt erfolgte die Aufreinigung der Proben per Festphasenextraktion. Das Extraktionssystem bestand aus CN-Kartuschen („Säulen") (s. Abschnitt 3.1.1.5), die mit einer Steckvorrichtung auf einer Vakuumkammer befestigt wurden. Zur Reinigung und Aktivierung wurden die Säulen zweimal mit je 1 ml Methanol und anschließend zweimal mit je 1 ml Wasser (s. Abschnitt 3.1.1.2) gespült. Dann wurden die Überstände der zentrifugierten Proben auf die Extraktionssäulen überführt und mithilfe eines angelegten Unterdruckes tropfenweise durch die Säulen gezogen. Analyt und Interner Standard verblieben dabei aufgrund ihrer Affinität zum Säulenmaterial in der Säule. Um ungebundene und hydrophile Probenbestandteile zu entfernen, folgten nun zwei weitere Spülschritte mit je 1 ml Wasser. Die auf den Säulen gebundenen Substanzen wurden dann mit zweimal je 400 µl Methanol eluiert und in Zentrifugengläsern aufgefangen. Anschließend wurden die Proben durch Erwärmen auf 40 °C auf dem Heizblock und Einleiten von Stickstoff zur Trockene eingeengt. Die Rückstände wurden mit je 200 µl Metoprolol-Fließmittel (s. Abschnitt 3.1.1.3) aufgenommen, auf dem Vortex-Schüttler gründlich durchmischt und mit 4000 rpm bei 4 °C für 20 min zentrifugiert, um Partikel aus der Säulenmatrix abzutrennen. Je 100 µl des Überstandes wurden dann in ein Gefäß für die HPLC-Vermessung überführt und analysiert.

Für die Vermessung der Proben wurde eine HPLC-Anlage der Firma Shimadzu mit der dazugehörigen Software verwendet (s. Abschnitt 3.1.1.4). Vor Beginn der Messungen wurde das HPLC-System mit CN-RP-Vor- und Trennsäule (s. Abschnitt 3.1.1.4) mindestens eine Stunde lang mit Metoprolol-Fließmittel äquilibriert. Die Fließgeschwindigkeit betrug 1 ml/min. Die Leitungen des automatischen Probengebers und des Injektionssystems wurden vor und nach jeder Probeninjektion mit einer Mischung aus 70 Volumenteilen Wasser und 30 Volumenteilen Acetonitril gespült. Es wurde ein Probenvolumen von 50 µl injiziert. Die Detektion erfolgte per Fluoreszenzdetektor mit Wellenlängen von 225 nm für die Exzitation und 310 nm für die Emission. Die Analysezeit betrug 20 min; die Retentionszeit für den Analyten Metoprolol lag bei etwa 12 min, die für den Internen Standard Bisoprolol bei etwa 14,5 min. Die Berechnung der Plasmakonzentrationen erfolgte basierend auf den Peakhöhen in den nach Fluoreszenzdetektion resultierenden Chromatogrammen.

2.2.3 Quantifizierung von Bisoprolol im Blutplasma

2.2.3.1 Methodenentwicklung

Bei Erwachsenen ist es in der Regel unproblematisch, wiederholt Blutproben von mehreren Millilitern Volumen zu entnehmen; so entspräche bei einem typischen Gesamtblutvolumen von 5 l die Entnahme von beispielsweise 10 ml Blut lediglich einem Anteil von 0,2 %. Im Gegensatz hierzu ist bei Kindern aufgrund geringerer Gesamtblutvolumina und kleinerer anatomischer Strukturen oftmals nur wenig Material für eine Blutanalyse verfügbar. Im Rahmen der DuMBO-Studie war daher geplant, pro Messpunkt je 1 ml Vollblut zu entnehmen; dieser Blutverlust gilt auch bei den jüngsten respektive leichtesten Studienteilnehmern als ethisch vertretbar, wie in Abschnitt 2.4.3.3 erläutert wird.

Daher wurde eine Methode zur Bestimmung der Bisoprololkonzentration aus 500 µl Blutplasma entwickelt und validiert. Diese Methode umfasst Festphasenextraktion und Hochleistungsflüssigkeitschromatographie (HPLC) mit Fluoreszenzdetektion; als Interner Standard fungiert Metoprolol. Sie ermöglicht eine Quantifizierung von Bisoprolol in einem Konzentrationsbereich von 3,125 bis 100 µg/l. Die Validierung der Methode erfolgte gemäß den Vorgaben der amerikanischen Arzneimittelzulassungsbehörde (U. S. Food and Drug Administration, FDA) (FDA 2001).

2.2.3.2 Probenaufbereitung und Messprotokoll

- **Prinzip der Quantifizierung**

Die Methode beinhaltet die Verwendung von Metoprolol als Internem Standard. Dieser wurde allen Proben, aus denen Bisoprolol bestimmt werden sollte, in identischer definierter Menge zugesetzt. Durch Normierung des Peaks des Analyten im resultierenden Chromatogramm auf den Peak des Internen Standards können potentielle Substanzverluste und Störeffekte während der Aufbereitung ausgeglichen werden, wenn diese Analyt und Internen Standard gleichermaßen betreffen.

Zur Quantifizierung des Bisoprololgehaltes der Proben wurden Vergleichsproben bekannten Gehaltes vermessen. Hierfür wurde Plasma gesunder Probanden ohne jegliche Medikation („Leerplasma") mit einer definierten Menge Bisoprolol versetzt. Aus dem Ergebnis der Vermessung der Vergleichsproben konnte dann über eine Dreisatzrechnung der Gehalt der zu analysierenden Proben bestimmt werden. Mit jeder Messreihe erfolgte auch die Aufbereitung eines sogenannten „Leerwertes", d. h. einer Probe des für die Vergleichsproben verwendeten Leerplasmas, dem weder Analyt noch Interner Standard zugesetzt worden waren, sodass Interferenzen, also Überlagerungen der auszuwertenden Peaks mit anderen Peaks, ausgeschlossen werden konnten. Im Rahmen der Methodenvalidierung wurde weiterhin mit jeder Messreihe pro Konzentration ein sogenannter „100 %-Wert" vermessen. Dieser enthielt Analyt und Internen Standard in den gleichen Mengen wie die jeweils entsprechenden aufzubereitenden Proben, wurde jedoch nicht mit Plasma versetzt, sondern direkt mit Fließmittel auf das endgültige Probenvolumen aufgefüllt und ohne jegliche Aufbereitung vermessen. Durch Quotientenbildung mit dem jeweils entsprechenden „100 %-Wert" konnte so für jede vermessene Konzentration die Wiederfindung (Recovery) bestimmt werden.

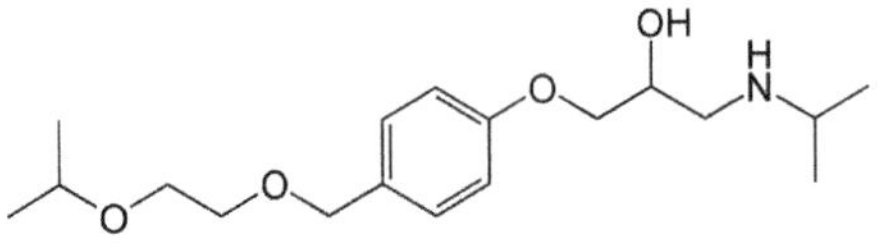

Abbildung 3:   Strukturformel von Bisoprolol
(RS)-1-[4-(2-Isopropoxyethoxymethyl)phenoxy]-3-(isopropylamino)-2-propanol

- **Aufbereitung und Vermessung der Proben**

500 µl Blutplasma wurden mit 500 µl Boratpuffer (s. Abschnitt 3.1.1.3) versetzt. Zu allen Mess- und Vergleichswerten, nicht jedoch zu den Leerwerten wurden dann 100 µl Metoprolol-Standardlösung (s. Abschnitt 3.1.1.3) gegeben. Die Vergleichswerte wurden zusätzlich mit 100 µl, die Proben für die Methodenvalidierung mit dem die jeweilige Zielkonzentration ergebenden Volumen Bisoprolol-Standardlösung (s. Abschnitt 3.1.1.3) versetzt. Im Anschluss wurden die Proben durch Vibration auf dem Vortex-Schüttler gründlich durchmischt und mit 4000 rpm bei 4 °C für 20 min zentrifugiert.

Im nächsten Schritt erfolgte die Aufreinigung der Proben per Festphasenextraktion. Das Extraktionssystem bestand aus CN-Kartuschen („Säulen") (s. Abschnitt 3.1.1.5), die mit einer Steckvorrichtung auf einer Vakuumkammer befestigt wurden. Zur Reinigung und Aktivierung wurden die Säulen zweimal mit je 1 ml Methanol und anschließend zweimal mit je 1 ml Wasser (s. Abschnitt 3.1.1.2) gespült. Dann wurden die Überstände der zentrifugierten Proben auf die Extraktionssäulen überführt und mithilfe eines angelegten Unterdrucks tropfenweise durch die Säulen gezogen. Analyt und Interner Standard verblieben dabei aufgrund ihrer Affinität zum Säulenmaterial in der Säule. Um ungebundene und hydrophile Probenbestandteile zu entfernen, folgten nun zwei weitere Spülschritte mit je 1 ml Wasser. Die auf den Säulen gebundenen Substanzen wurden dann mit zweimal je 400 µl Methanol eluiert und in Zentrifugengläsern aufgefangen. Anschließend wurden die Proben durch Erwärmen auf 40 °C auf dem Heizblock und Einleiten von Stickstoff zur Trockene eingeengt. Die Rückstände wurden mit je 200 µl „Bisoprolol-Fließmittel" (s. Abschnitt 3.1.1.3) aufgenommen, auf dem Vortex-Schüttler gründlich durchmischt und mit 4000 rpm bei 4 °C für 20 min zentrifugiert, um Partikel aus der Säulenmatrix abzutrennen. Je 100 µl des Überstandes wurden dann in ein Gefäß für die HPLC-Vermessung überführt und analysiert.

Für die Vermessung der Proben wurde eine HPLC-Anlage der Firma Shimadzu mit der dazugehörigen Software verwendet (s. Abschnitt 3.1.1.4). Vor Beginn der Messungen wurde das HPLC-System mit CN-RP-Vor- und Trennsäule (s. Abschnitt 3.1.1.4) mindestens eine Stunde lang mit Bisoprolol-Fließmittel äquilibriert. Die Fließgeschwindigkeit betrug 1 ml/min. Die Leitungen des automatischen Probengebers und des Injektionssystems wurden vor und nach jeder Probeninjektion mit einer Mischung aus 70 Volumenteilen Wasser und 30 Volumenteilen Acetonitril gespült. Es wurde ein Probenvolumen von 50 µl injiziert. Die Detektion erfolgte per Fluoreszenzdetektor mit Wellenlängen von 225 nm für die Exzitation und 300 nm für die Emission. Die Analysezeit betrug 20 min; die Retentionszeit für den Analyten Bisoprolol lag bei etwa 14,5 min, die für den Internen Standard Metoprolol bei etwa 12 min. Die Berechnung der Plasmakonzentrationen erfolgte basierend auf den Flächen der Peaks in den nach Fluoreszenzdetektion resultierenden Chromatogrammen. Repräsentative Chromatogramme sind in Abschnitt 4.2.1.1 gezeigt.

Die Methode wurde im Einklang mit den Vorgaben der amerikanischen Arzneimittelzulassungsbehörde Food and Drug Administration (FDA) validiert (FDA 2001). Das Ergebnis der Validierung ist in Abschnitt 4.2.1 beschrieben.

2.2.4 Phäno- und Genotypisierung für CYP2D6

2.2.4.1 Konzept der Charakterisierung des CYP2D6-Polymorphismus

Das Enzym Cytochrom P450 2D6, kurz CYP2D6, ist wesentlich an der Metabolisierung einer Reihe verschiedenster Arzneistoffe beteiligt, darunter Metoprolol aber auch beispielsweise Fluoxetin, Propafenon, Tamoxifen und Tramadol (Allegaert et al. 2005; Kirchheiner et al. 2001; Zanger et al. 2004). Das Gen für CYP2D6 wird polymorph exprimiert; die Aktivität des Enzyms im einzelnen Individuum, der Phänotyp, ist also abhängig von der individuellen genetischen Veranlagung, dem Genotyp.

In Populationen unterschiedlicher genetischer Abstammung sind die einzelnen Geno- und Phänotypen mit unterschiedlichen Häufigkeiten vertreten. Die kaukasische Bevölkerung besteht mit etwa 65 bis 85 % zur Mehrzahl aus sogenannten Normalen Metabolisierern für CYP2D6 (Extensive Metabolizers, EMs) und zu 5 bis 10 % aus sogenannten Langsamen Metabolisierern (Poor Metabolizers, PMs) (Sachse et al. 1997; Sistonen et al. 2007; Zanger et al. 2004). Zu den genauen Prozentsätzen und einer möglichen Einteilung weiterer, kleinerer Untergruppen (Ultraschnelle und Intermediäre Metabolisierer) finden sich in der Literatur stark unterschiedliche Angaben, je nachdem, ob die Einteilung auf Basis des Genotyps oder des Phänotyps vorgenommen und welches CYP2D6-Testsubstrat für die Phänotypisierung eingesetzt wurde.

Die Bestimmung des CYP2D6-Genotyps erfolgt per Nachweis der Basensequenz entweder des sogenannten Wildtyps oder verschiedener Mutationen des Gens. Die Phänotypisierung für CYP2D6 zeigt die Fähigkeit des Organismus zur Umsetzung eines typischen CYP2D6-Substrates wie zum Beispiel Dextromethorphan und stellt somit die tatsächlich resultierende Enzymaktivität dar. Aus dem Genotyp kann nun in vielen Fällen auf den Phänotyp geschlossen werden; so fanden Sachse et al. heraus, dass es sich in ihrer Untersuchung in allen Fällen, in denen ausschließlich zu CYP2D6-Inaktivität führende Allele detektiert wurden, auch phänotypisch um Langsame Metabolisierer handelte (Sachse et al. 1997). Der Phänotyp kann jedoch außer durch den Genotyp noch durch andere Faktoren beeinflusst werden: Beispielsweise können Leberfunktionsstörungen oder die Einnahme von CYP2D6-Inhibitoren die Enzymaktivität beeinflussen.

Die Kenntnis des Phänotyps allein genügt also nicht, um daraus den Genotyp abzuleiten und umgekehrt. Aus diesem Grund wurden für die Probanden der vorliegenden Untersuchung mit dem CYP2D6-Substrat Metoprolol sowohl eine Genotypisierung als auch eine Phänotypisierung vorgenommen.

2.2.4.2 Phänotypisierung für CYP2D6

- **Prinzip der Phänotypisierung**

Die Phänotypisierung für das polymorph exprimierte Enzym CYP2D6 erfolgte unter Verwendung der Testsubstanz Dextromethorphan. CYP2D6 katalysiert die O-Demethylierung von Dextromethorphan zu seinem Metaboliten Dextrorphan, der im Anschluss glucuronidiert wird. Die Aktivität des Enzyms spiegelt sich daher in dem Verhältnis der Konzentrationen von Muttersubstanz und Metabolit im Urin wider (Lutz et al. 2004). Als Maß für die Aktivität von CYP2D6 wird der Logarithmus des Quotienten aus Muttersubstanz- und Metaboliten-Konzentration verwendet („logarithmic metabolic ratio", logMR). Je schneller die Metabolisierung erfolgt, desto kleiner ist der logMR-Wert. Gemäß der Einteilung von

Funck-Brentano et al. liegt der logMR-Wert bei Normalen Metabolisierern unter -0,08 und bei Langsamen Metabolisierern über -0,08 (Funck-Brentano et al. 2005).

- **Probandenmedikation und Probengewinnung**

Als Testpräparat wurden Kapseln mit 30 mg Dextromethorphanhydrobromid-Monohydrat entsprechend 22 mg Dextromethorphan freier Base verwendet (zum Fertigpräparat s. Abschnitt 3.1.2.1). Die Probanden gaben zunächst eine Urinprobe vor der Einnahme ab („Nullwert"); dann nahmen sie zur Nacht eine Dosis (30 mg) des Testpräparates ein. Vom Zeitpunkt der Einnahme an wurde über acht Stunden der Urin quantitativ gesammelt; ein aliquoter Teil dieses Sammelurins („Achtstundenwert") wurde ebenfalls abgegeben. Sowohl im „Nullwert" als auch im „Achtstundenwert" wurden nun Dextromethorphan und Dextrorphan per Hochleistungsflüssigkeitschromatographie (HPLC) mit Fluoreszenzdetektion quantifiziert.

- **Quantifizierung von Dextromethorphan und Dextrorphan im Urin**

Zur Quantifizierung von Dextromethorphan und Dextrorphan in den Urinproben wurde die von Jurima-Romet et al. beschriebene Methode verwendet (Jurima-Romet et al. 1997). Analog zu dem in Abschnitt 2.2.3.2 beschriebenen Prinzip wurde ein Interner Standard, in diesem Fall Verapamil, eingesetzt und die Quantifizierung erfolgte durch Normierung auf einen „Vergleichswert" bekannter Dextromethorphan- und Dextrorphankonzentration. Der Ausschluss von Interferenzen erfolgte durch Aufbereitung und Vermessung der jeweiligen „Nullwerte" sowie einer Probe des arzneistofffreien Urins, der als Matrix für die „Vergleichswerte" eingesetzt wurde („Leerwert").

Für die „Vergleichswerte" wurde 1 ml arzneistofffreier Urin eines gesunden Probanden mit 50 µl Dextromethorphan- und 50 µl Dextrorphan-Standardlösung (s. Abschnitt 3.1.1.3) versetzt. Diese Proben sowie aliquote Volumina von 1 ml aller übrigen zu vermessenden Proben wurden dann über Nacht bei 37 °C mit je 2000 Einheiten Betaglucuronidase in je 1 ml Kaliumacetatpuffer (0,1 M, pH 5,0; s. Abschnitt 3.1.1.3) inkubiert, um Glucuronide in den Urinproben der Untersuchungsteilnehmer zu hydrolysieren. Im Anschluss wurde allen Proben mit Ausnahme der „Nullwerte" und des „Leerwertes" 10 ng Verapamil als Interner Standard zugesetzt (10 µl Verapamil-Standardlösung, s. Abschnitt 3.1.1.3). Nach gründlicher Durchmischung mit dem Vortex-Schüttler und Abzentrifugieren der Proben bei 4000 rpm und 4 °C für 20 min folgte im nächsten Schritt die Aufreinigung der Proben per Festphasen-extraktion. Das Extraktionssystem bestand aus CN-Kartuschen („Säulen") (s. Abschnitt 3.1.1.5), die mit einer Steckvorrichtung auf einer Vakuumkammer befestigt wurden. Zur Reinigung und Aktivierung wurden die Säulen zweimal mit je 2,5 ml Methanol und anschließend zweimal mit je 2,5 ml Wasser (s. Abschnitt 3.1.1.2) gespült. Dann wurden die Überstände der abzentrifugierten Proben auf die Extraktionssäulen überführt und mithilfe eines angelegten Unterdruckes tropfenweise durch die Säulen gezogen. Analyt und Interner Standard verblieben dabei aufgrund ihrer Affinität zum Säulenmaterial in der Säule. Um ungebundene und hydrophile Probenbestandteile zu entfernen, folgten nun zwei weitere Spülschritte mit je 1 ml Wasser. Die auf den Säulen gebundenen Substanzen wurden dann mit zweimal 250 µl „Phänotypisierungs-Extraktionspuffer" (s. Abschnitt 3.1.1.3) eluiert und aufgefangen. Anschließend wurden die Proben mit 4000 rpm bei 4 °C für 20 min zentrifugiert, um Partikel aus der Säulenmatrix abzutrennen. Je 80 µl des Überstandes wurden dann in ein Gefäß für die HPLC-Vermessung überführt und analysiert.

Für die Vermessung der Proben wurde eine HPLC-Anlage der Firma Shimadzu mit der dazugehörigen Software verwendet (s. Abschnitt 3.1.1.4). Vor Beginn der Messungen wurde das HPLC-System mit CN-RP-Vor- und Trennsäule (s. Abschnitt 3.1.1.4) mindestens eine Stunde lang mit „Phänotypisierungs-Fließmittel" (s. Abschnitt 3.1.1.3) äquilibriert. Das Injektionsvolumen betrug 25 µl; die Fließgeschwindigkeit 1,2 ml bei einer Analysenzeit von 9 min. Die Anregung zur Fluoreszenz erfolgte bei einer Wellenlänge von 270 nm und die Messung der Emission bei 300 nm. Die Auswertung erfolgte basierend auf den Höhen der Peaks in den nach Fluoreszenzdetektion resultierenden Chromatogrammen.

2.2.4.3 Genotypisierung für CYP2D6

Die Genotypisierung für CYP2D6 wurde durch das Labor für Genetik am Institut für Klinische Pharmazie und Pharmakotherapie der Heinrich-Heine-Universität Düsseldorf per Echtzeit-Polymerasekettenreaktion (real-time polymerase chain reaction, real-time PCR) mit dem TaqMan®-System durchgeführt. Zusätzlich zur Untersuchung auf das Vorliegen verschiedener Punktmutationen erfolgte eine sogenannte Relative Quantifizierung (s. u.). Dies trägt der Tatsache Rechnung, dass sich der Polymorphismus des CYP2D6-Gens sowohl in Punktmutationen mit partiellem oder totalem Verlust der Enzymaktivität als auch in unterschiedlichen Anzahlen an Genkopien bis hin zu völligem Fehlen des Gens äußern kann (Sachse et al. 1997).

Die jeweiligen Mutationen des CYP2D6-Gens werden durch Sternchen (*) gekennzeichnet und durch darauf folgende Zahlen unterschieden. Die Genotypisierung wurde für die Allele CYP2D6*1, *2, *3, *4, *5, *6, *10 und *41 durchgeführt. Das Allel CYP2D6*1, das in der kaukasischen Bevölkerung mit einer Häufigkeit von 36 % vertreten ist (Sachse et al. 1997), entspricht dem sogenannten Wildtyp. Da das Allel CYP2D6*2 ebenfalls zu voller Enzymaktivität führt und mit 32 % auch ähnlich häufig auftritt (Sachse et al. 1997), werden in der

Ergebnisdarstellung (s. Abschnitt 4.2.2) beide Allele unter dem Begriff Wildtyp zusammengefasst. Die Allele CYP2D6*10 und *41 codieren für Enzyme mit eingeschränkter Aktivität, CYP2D6*3, *4 und *6 für Enzyme mit völliger Inaktivität, CYP2D6*5 für Inaktivität infolge kompletter Deletion des Gens (Sachse et al. 1997).

Die Durchführung der Genotypisierung einschließlich der Relativen Quantifizierung in der Arbeit von Röhm beschrieben und validiert (Röhm 2010): Für die Aufbereitung der Proben wurde ein Volumen von 200 µl Vollblut eingesetzt; die Isolierung der DNS aus Leukozyten erfolgte mit Materialien der Firma Qiagen (QIAamp Blood Mini Kit; Qiagen, Düsseldorf). Die Genotypisierung wurde für die Allele CYP2D6*1, *2, *3, *4, *6, *10 und *41 mit kommerziell erhältlichen Assays der Firma Applied Biosystems Inc (Foster City, CA, USA) durchgeführt. Die Relative Quantifizierung erfolgte gemäß publizierter Methoden (Livak und Schmittgen 2001; Schaeffeler et al. 2003); sie dient der Bestimmung der Anzahl an CYP2D6-Genkopien. Dies schließt auch die Detektion der vollständigen Deletion des Gens, Mutation CYP2D6*5, ein.

Durch die Detektion der Mutationen CYP2D6*3, *4, *5 und *6, wie sie im Rahmen dieser Arbeit stattfand, werden unter Annahme der von Sachse et al. (Sachse et al. 1997) bestimmten Häufigkeiten in der kaukasischen Bevölkerung 99 % aller Mutationen mit Folge einer vollständigen CYP2D6-Inaktivität, also 99 % aller genotypisch begründeten Langsamen Metabolisierer (Poor Metabolizers, PMs), identifiziert.

2.3 Physiologiebasierte pharmakokinetische Simulation (PBPK-Simulation)

2.3.1 Prinzip und Aufbau des PBPK-Modells

2.3.1.1 Modellstruktur und -funktionen

Wie in Abschnitt 1.2.4 dargelegt, dienen physiologiebasierte pharmakokinetische Modelle (PBPK-Modelle) der Darstellung der für Absorption, Distribution, Metabolisierung und Exkretion (ADME) verantwortlichen Prozesse auf Grundlage physiologischer und anatomischer Informationen sowie physiko-chemischer Eigenschaften von Wirkstoffen.

Die PBPK-Simulationen wurden mit der kommerziell erhältlichen Software PK-Sim® (Bayer Technology Services) durchgeführt. In dem der Software zugrunde liegenden komplexen Ganzkörper-PBPK-Modell wird der menschliche Körper, wie in Abbildung 4 dargestellt, durch miteinander verknüpfte Kompartimente repräsentiert. Jedes Kompartiment wird in die Subkompartimente vaskulärer, interstitieller sowie zellulärer Raum unterteilt, wobei der vaskuläre Raum wiederum aus Blutplasma und Blutzellen besteht. Der Massetransport zwischen den Kompartimenten geschieht in Abhängigkeit von organ- und gewebespezifischen Blutflussraten und wird durch Massenerhaltungsgleichungen beschrieben, die in Form gekoppelter Differentialgleichungen miteinander kombiniert sind. Für die Durchführung von Simulationen wird dieses System zeitabhängiger Differentialgleichungen numerisch gelöst. Es ergeben sich für alle in den Gleichungen berücksichtigten Kompartimente Konzentrationszeitverläufe, aus denen dann pharmakokinetische Parameter berechnet werden können (Edginton et al. 2008; Willmann et al. 2003a).

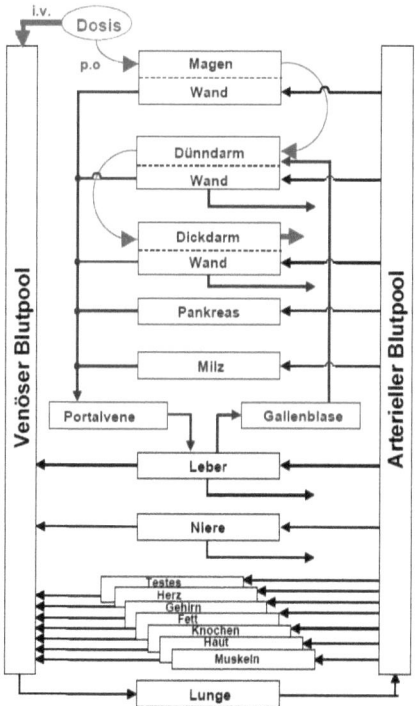

Abbildung 4: Kompartimente im PBPK-Modell der PK-Sim®-Software
Das Schema zeigt die Struktur der Verschaltung der einzelnen Kompartimente im verwendeten PBPK-Modell. Ausgehend vom arteriellen Blutpool werden die einzelnen Organe durchblutet, wobei der Blutstrom aus Magen, Dünn- und Dickdarm, Bauchspeicheldrüse und Milz in die Portalvene mündet und über die Leber in den venösen Blutpool gelangt. Das Blut aus den übrigen Kompartimenten mündet direkt in den venösen Blutpool (Abbildung modifiziert nach (Willmann et al. 2003a)).

Die Absorption eines peroral applizierten Arzneistoffs über den Gastrointestinaltrakt wird im Modell auf der einen Seite durch seine physiko-chemischen Eigenschaften wie Lipophilie und pK_s-Wert, auf der anderen Seite durch physiologische Parameter wie Magenentleerungszeit, intestinale Transitzeit sowie Durchmesser, Länge, Oberfläche und pH-Wert des Intestinums bestimmt. Die hierfür verwendeten Werte sind verschiedenen Publikationen entnommen und publiziert worden (Willmann et al. 2004). Die Magenentleerungszeit ist im Modell als die Zeit definiert, in der der $(1-1/e)$-te Teil (etwa 63 %) einer auf nüchternen Magen oder 100 % einer auf gefüllten Magen verabreichten Dosis den Magen verlässt (Willmann et al. 2004). Die intestinale Transitzeit bezeichnet die Dauer der Dünndarmpassage einer Dosis. Aus dem Gastrointestinaltrakt erfolgt nun Absorption, wobei dem Dünndarm hier aufgrund seiner großen Oberfläche eine besonders wichtige Rolle zukommt. Der Dünndarm wird im Modell als einzelnes Kompartiment betrachtet, dessen Oberfläche und pH-Wert sich abschnittsweise verändern (Willmann et al. 2003b). Bei dem Absorptionsvorgang selbst handelt es sich um einen Verteilungsvorgang vom Organlumen durch die biologische Membran in das Organ hinein. Mechanistisch wird dies im Modell genauso beschrieben wie die im Anschluss stattfindende Verteilung zwischen verschiedenen Kompartimenten innerhalb des Körpers:

Zur Darstellung von Verteilungsvorgängen wird auf Grundlage der physiko-chemischen Eigenschaften des Arzneistoffes berechnet, wie sich der Arzneistoff im Steady State jeweils zwischen Organ und Plasma sowie Blutzellen und Plasma aufteilt. Dieses Verhalten wird durch Verteilungskoeffizienten charakterisiert. Von den verschiedenen Modellen für die Berechnung von Verteilungskoeffizienten, die in die Software integriert sind, wurde für die sekundären Amine Bisoprolol und Metoprolol das Verteilungskoeffizientenmodell nach Rodgers und Rowland verwendet, da dieses Modell spezifisch das Verhalten von Substanzen beschreibt, die bei physiologischem pH-Wert ionisiert vorliegen (Rodgers et al. 2005a; 2005b). Während das Ausmaß der Verteilung in ein bestimmtes Kompartiment mithilfe des Verteilungskoeffizientenmodells vorhergesagt wird, ergibt sich die Rate der Verteilung, der „Permeationsparameter", aus dem jeweiligen Produkt von Permeabilität und Oberfläche (s. Abbildung 5) (Willmann et al. 2003a). Ein spezifischer Arzneistoff verteilt sich nun in die verschiedenen Kompartimente des Körpers in stark unterschiedlichem Ausmaß, abhängig von der Größe eines Organs oder Gewebes sowie seinem Gehalt an Wasser, Protein und Lipiden. In der Software sind daher Daten über Organgrößen und Gewebebeschaffenheit verschiedener Spezies, und, hier vor allem relevant, für Menschen verschiedener Rasse, verschiedenen Geschlechts und verschiedenen Alters hinterlegt. Diese Datensätze stammen dabei aus umfangreichen Studien zur Erhebung typischer bzw. mittlerer anatomischer und physiologischer Parameter großer Bevölkerungsgruppen; so sind beispielsweise die durchschnittlichen Charakteristika von Europäern der Referenzwertsammlung der International Commission on Radiological Protection entnommen (ICRP 2002).

Metabolisierung und Elimination werden im Modell durch Eingabe von Clearances bestimmt. Art und Größe der Clearances werden im Rahmen der Modellerstellung der Literatur entnommen und entstammen somit pharmakokinetischen Studien mit dem betreffenden Arzneistoff. Für Kinder werden die Clearances zudem speziell an das Alter angepasst; dies wird in Abschnitt 2.3.1.2 detailliert beschrieben.

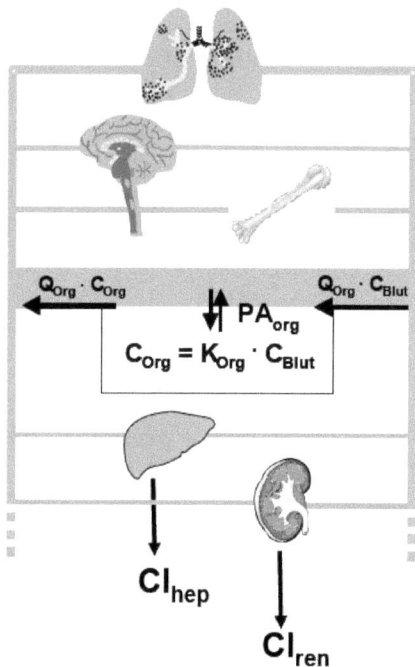

Abbildung 5: Verteilung und Elimination im verwendeten PBPK-Modell
Die Darstellung zeigt schematisch, durch welche Parameter im verwendeten PBPK-Modell Verteilungs- und Eliminationsprozesse repräsentiert werden. Dabei bezeichnen „C_{Blut}" und „C_{Org}" die Arzneistoffkonzentration im Blut bzw. im betreffenden Organ; „Q_{Org}" steht für die Blutflussrate im Organ, „PA_{Org}" bezeichnet die Permeabilität, „K_{Org}" den Organ-Blutplasma-Verteilungskoeffizienten unter Gleichgewichtsbedingungen und „Cl_{hep}" und „Cl_{ren}" stehen für die hepatische bzw. renale Clearance (Abbildung modifiziert nach (Willmann et al. 2003a)).

- **Populationspharmakokinetische Simulationen (Pop-PK-Simulation)**

Mit den beschriebenen Angaben und Einstellungen sowie Informationen über Geschlecht, Rasse, Alter, Größe und Gewicht eines Individuums kann nun die Pharmakokinetik des Arzneistoffes für dieses Individuum simuliert werden. Dabei werden für Clearances und gastrointestinale Parametern jedoch mittlere Werte aus der Literatur eingesetzt; diese Parameter variieren zwischen den Individuen und sind für den konkreten Einzelfall in der Praxis oft nicht bekannt. Auch die im Modell hinterlegten physiologischen Parameter wie Organgrößen und Gewebezusammensetzungen, für die ebenfalls mittlere Werte angenommen werden, zeigen naturgemäß interindividuelle Variabilität. Dem Vorhandensein solcher Schwankungsbereiche kann durch die Simulation von Populationen anstelle einzelner Individuen Rechnung getragen werden. Hierbei werden Simulationen der

Pharmakokinetik für eine Population von bis zu 1000 Individuen durchgeführt, wobei die Software definierte Parameter entsprechend vorgegebener Bereiche und Verteilungen variiert. So können der männliche oder weibliche Anteil der Population sowie Minimal- und Maximalwerte für Alter, Körpergröße, Körpergewicht oder Body-Mass-Index vorgegeben oder als zufällig auswählbar offengelassen werden. Hiervon ausgehend werden nun nach dem im Folgenden beschriebenen Algorithmus virtuelle Individuen generiert, wobei jedoch ausschließlich anatomisch und physiologisch realistische Parameterkombinationen zugelassen werden (Willmann et al. 2007).

Um ein einzelnes virtuelles Individuum zu erzeugen, müssen als Ausgangspunkt Alter, Rasse und Geschlecht vorgegeben werden. Weiterhin sind Zielwerte für zwei der drei Parameter Größe, Gewicht und Body-Mass-Index erforderlich; diese können entweder eingegeben oder durch das Programm zufällig ausgewählt werden. Zunächst wird ein „mittleres Individuum" generiert, d. h. der vorgegebenen Kombination aus Alter, Rasse und Geschlecht werden entsprechend den hinterlegten Datensätzen mittlere Werte für Größe, Gewicht und Body-Mass-Index zugeordnet. Das „mittlere Individuum" wird nun durch Anpassung der Körpergröße an den Zielwert in ein „Übergangs-Individuum" umgewandelt; das Gewicht wird dabei übergangsweise aus dem der Ziel-Körpergröße entsprechenden mittleren Body-Mass-Index berechnet. Das endgültige Körpergewicht berechnet sich als Summe der einzelnen Organgewichte. Das jeweilige Ziel-Organgewicht wird mit einer allometrischen Formel aus mittlerem Organgewicht, Ziel-Körpergröße und mittlerer Körpergröße berechnet (Willmann et al. 2007). Hiervon ausgenommen sind die Organe Haut, Gehirn und Fettgewebe: Für die Gewichtsanpassung der Haut wird eine abweichende allometrische Formel in Abhängigkeit vom Körpergewicht verwendet (Willmann et al. 2007). Das Gewicht des Gehirns ist für ein gegebenes Alter und Geschlecht unabhängig von der Körpergröße und weitgehend konstant (Willmann et al. 2007). Die Masse des Fettgewebes schließlich ergibt sich aus der Differenz des Zielkörpergewichts und der Summe aller einzelnen angepassten Organgewichte. Die zugrunde liegende Annahme ist hier, dass Abweichungen des Body-Mass-Index vom Durchschnittswert meist durch Veränderungen des Fett-, nicht des Muskelanteils des Körpers verursacht sind (Willmann et al. 2007). Das Cardiac Output wird ausgehend von dem jeweiligen mittleren Cardiac Output allometrisch auf Basis der Körpergröße angepasst und anschließend zu fixen relativen Anteilen, die der Literatur entnommen sind (ICRP 2002), in die einzelnen Organblutflüsse unterteilt (Willmann et al. 2007).

Die Generierung einer Population virtueller Individuen folgt prinzipiell in Wiederholung dem gleichen Prinzip wie die eines einzelnen Individuums; zusätzlich wird jedoch die interindividuelle Variabilität anthropometrischer Parameter berücksichtigt. Zunächst werden jedem Individuum der Population entsprechend den eingegebenen Bereichen ein Alter und ein Geschlecht zugeordnet. Dann wird gemäß dem oben beschriebenen Algorithmus aus diesen Vorgaben je ein „mittleres Individuum" gebildet. Diesem wiederum wird zufällig eine Körpergröße aus einem Bereich zugeordnet, der sich aus einer Normalverteilung um den mit der Vorgaben korrespondierenden Mittelwert für die Körpergröße ergibt (Willmann et al. 2007). Jedem der so erzeugten „Übergangs-Individuen" werden nun wie zuvor beschrieben Organgewichte und Organblutflüsse zugeordnet, wobei diese Werte zufällig aus Bereichen gewählt werden, die wiederum durch verschiedene der Literatur entnommene Verteilungsfunktionen bestimmt sind (Details s. (Willmann et al. 2007)). Abweichend von der Generierung eines einzelnen virtuellen Individuums, bei dem bis zum Erreichen des Zielgewichtes immer Fettgewebe ergänzt wird, wird gemäß den genannten hinterlegten Verteilungen bei einem Teil der Population auch Muskelmasse ergänzt (Willmann et al. 2007). Das aus den so bestimmten einzelnen Organgewichten resultierende „Ziel-Individuum" wird nun daraufhin überprüft, ob Körpergewicht und Body-Mass-Index innerhalb des zu Beginn vorgegebenen Bereichs liegen und wird entsprechend entweder akzeptiert, oder verworfen; im letzteren Fall wiederholt sich der beschriebene Ablauf so lange, bis ein Individuum entsteht, das den Vorgaben entspricht (Willmann et al. 2007).

Für die so generierten anatomisch wie physiologisch realistischen virtuellen Populationen können nun noch weitere Schwankungsbereiche eingegeben werden. Für die vorliegenden PBPK-Modelle wurden die Magenentleerungszeit, die intestinale Transitzeit des Arzneistoffes, die hepatische Clearance über CYP2D6 respektive CYP3A4 sowie die renale Clearance auf Grundlage von der Literatur entnommenen Verteilungen variiert. Dabei gelten für Kinder teilweise andere Werte oder Schwankungsbreiten als für Erwachsene. Alle für die Populationssimulationen verwendeten Parameter und Annahmen zu Verteilungen sind zusammen mit den entsprechenden Referenzen in Tabelle 17 in Abschnitt 4.3.2.1 zusammengestellt.

2.3.1.2 Darstellung von Kindern im PBPK-Modell

- **In das Modell integrierte Anpassungen von Anatomie und Physiologie**

Wie im vorangegangenen Abschnitt beschrieben werden Kinder im PBPK-Modell durch altersentsprechende Organgrößen und Körperzusammensetzung repräsentiert, die hinterlegten Populations-Datensätzen entstammen. Diskrete Werte für verschiedene Altersstufen werden dabei zur Darstellung einer kontinuierlichen altersabhängigen Entwicklung aller Parameter interpoliert (Edginton et al. 2006b). Die Werte zu Körpergewicht, Körpergröße, Organgewichten und -volumina für Kinder stammen aus demselben Datensatz wie die entsprechenden Angaben für Erwachsene (ICRP 2002). Bei unmittelbarer Übernahme dieser

Daten ergäbe die Summe der Massen aller Organe, die im PBPK-Modell repräsentiert sind, jedoch nur jeweils 91 bis 93 % des alterstypischen Körpergewichtes, da einige sich altersabhängig verändernde Organe wie beispielsweise die Schilddrüse im Modell nicht berücksichtigt sind. Um dies zu kompensieren, werden im Modell die Massen der repräsentierten Organe ihrem Anteil entsprechend proportional erhöht, so dass sie sich zu 100 % des Körpergewichtes summieren (Edginton et al. 2006b). Die altersabhängigen Blutflüsse für Gehirn, Niere, Muskulatur und Haut sind verschiedenen Literaturquellen entnommen; die Anpassung aller übrigen Blutflüsse geschieht proportional unter der Annahme, dass sie denselben prozentualen Anteil des Cardiac Output bilden wie bei Erwachsenen (Edginton et al. 2006b). Analog wird der vaskuläre Raum von Organen bei Kindern so angepasst, dass er relativ dem Anteil bei Erwachsenen entspricht.

Im Gegensatz dazu gibt es Hinweise auf eine Altersabhängigkeit der Größe des interstitiellen Raums; so wurde ein im Vergleich zu Erwachsenen relativ vergrößertes Interstitium in Fettgewebe und Muskulatur bei Neugeborenen und jüngeren Säuglingen beschrieben (Edginton et al. 2006b). Dies ist im Modell berücksichtigt, ebenso die daraus resultierenden veränderten Wasser- und Lipid-Anteile im Fettgewebe und die veränderten Wasser- und Protein-Anteile im Muskelgewebe. In Ermangelung entsprechender Daten wird für alle übrigen Kompartimente des Modells die gleiche relative Gewebezusammensetzung angenommen wie für Erwachsene (Edginton et al. 2006b). Hierdurch unmittelbar beeinflusst wird die Berechnung der altersspezifischen Verteilungskoeffizienten. Diese werden als Produkt aus dem Verteilungskoeffizienten und der ungebundenen Arzneistofffraktion im Blutplasma gebildet. Die ungebundene Arzneistofffraktion wird im Modell im Rahmen der altersgerechten Clearance-Anpassung vorhergesagt (s. u.). Da wie beschrieben lediglich für Fett- und Muskelgewebe Angaben zu altersabhängigen Veränderung in der Zusammensetzung verfügbar sind, erfolgt auch nur für diese beiden Organe eine Anpassung des Verteilungskoeffizienten. Für alle übrigen Kompartimente werden altersspezifische Änderungen in den Verteilungskoeffizienten ausschließlich auf Grundlage veränderter Eiweißbindung berechnet (Edginton et al. 2006b).

- **Altersentsprechende Skalierung der Clearance**

Wie im vorangegangenen Abschnitt dargelegt werden die mit der kindlichen Entwicklung einhergehenden Veränderungen von Organgrößen und Körperzusammensetzung im PK-Sim®-PBPK-Modell durch Verwendung von Referenzdatensätzen pädiatrischer Populationen berücksichtigt. Mit dem Heranwachsen können jedoch Reifungsprozesse nicht nur die Größe und Struktur von Organen verändern, sondern auch ihre Funktion bzw. Leistung. Dies geschieht vielfach unter Beteiligung von Enzymen, deren Aktivität sich abhängig vom Lebensalter stark verändern kann (s. Einleitung Abschnitt 1.2.3)

Insbesondere zeigt die jeweilige Leistungsfähigkeit von Niere und Leber, den Hauptorganen der Arzneistoffelimination, eine ausgeprägte Altersabhängigkeit. Diesem Umstand wird in der PK-Sim®-Software mit dem sogenannten Clearance-Scaling-Modul Rechnung getragen, das eine Anpassung der Clearance gemäß dem Modell von Edginton et al. für jede pädiatrische Altersstufe ermöglicht (Edginton et al. 2006a). Das Clearance-Scaling-Modul umfasst verschiedene Metabolisierungs- und Eliminationssysteme, namentlich die Metabolisierung über die Cytochrom P450-Isoenzyme (CYP) 1A2, 2B6, 2C8, 2C9, 2C19, 2D6, 2E1 und 3A4 (Phase-I-Reaktionen) und die Sulfatierung sowie die Glucuronidierung durch die Uridin-Diphosphat-Glucuronyl-Transferasen (UGT) 1A1, 1A6 und 2B7 (Phase-II-Reaktionen) und weiterhin die biliäre Ausscheidung. Bei den renalen Eliminationsprozessen wird zwischen glomerulärer Filtration und tubulärer Sekretion unterschieden.

Die Ausgangspunkte für die altersgerechte Anpassung (Skalierung) der Clearance nach dieser Methode bilden Angaben über folgende Parameter bei Erwachsenen:

- der Wert der Gesamtclearance des betreffenden Arzneistoffes,
- die verschiedenen Eliminationswege und die jeweiligen Anteile, zu denen sie zur Gesamtclearance beitragen sowie
- die Größe der ungebundenen Fraktion des Arzneistoffes im Blut.

Auf Grundlage dieser Angaben erfolgt die altersgerechte Anpassung der Clearance nun getrennt für jeden einzelnen Eliminationsweg (Edginton et al. 2006a). Für die beiden Haupteliminationswege von Bisoprolol, die glomeruläre Filtration und die hepatische Metabolisierung über CYP3A4, geschieht dies in den folgenden Arbeitsschritten:

Die Anpassung der renalen Funktion erfolgt auf Basis von Lebensalter und Körpergewicht mithilfe einer allometrischen Formel nach Hayton (Formel 1) zur Berechnung der glomerulären Filtrationsrate (renaler Funktionsparameter, RFP) (Hayton 2000):

$$RFP_{(Alter, Gewicht)} = a \cdot Gewicht^{b} e^{-k_{mat} \cdot Alter} + c \cdot Gewicht^{b} \cdot (1 - e^{-k_{mat} \cdot Alter}) \qquad \text{(Formel 1)}$$

Zusätzlich zu den Patientencharakteristika Alter und Gewicht gehen in die Formel empirisch ermittelte Konstanten ein: die Reifungskonstante k_{mat} (k_{mat} = 0,0822*1/Monat), der Körpergewichtsexponent b (b = 0,662) und die Körpergewichts-Kofaktoren a und c (a =2,60 ; c = 8,14). Die sich aus dieser Formel ergebende körpergewichtsnormierte Filtrationsleistung steigt nach der Geburt mit dem Lebensalter an, erreicht zwischen dem zweiten und dem vierten Lebensjahr ein Maximum und nimmt im weiteren Verlauf wieder ab, bis schließlich Alter und Filtrationsleistung von Erwachsenen erreicht sind (Hayton 2000). In dieser Formel nach Hayton ist dabei nicht berücksichtigt, dass nur der frei im Plasma vorliegende Arzneistoffteil durch glomeruläre Filtration entfernt werden kann. Die Anpassung der ungebundenen Arzneistofffraktion für Kinder erfolgt im Clearance-Scaling-Modul mit einem prädiktiven Modell (McNamara und Alcorn 2002). Das Produkt aus der ungebundenen Arzneistofffraktion im Plasma und der glomerulären Filtrationsrate ergibt dann die renale Clearance per glomerulärer Filtration. Mit diesem Zusammenhang wird nun aus der ungebundenen Arzneistofffraktion (f_u) bei Kindern, der allometrisch angepassten glomerulären Filtrationsrate (GFR) bei Kindern sowie den entsprechenden durchschnittlichen Erwachsenenparametern die renale Clearance per glomerulärer Filtration (Cl_{GFR}) für Kinder bestimmt:

$$Cl_{GFR\,(Kind)} = \frac{GFR_{(Kind)}}{GFR_{(Erw)}} \cdot \frac{f_{u(Kind)}}{f_{u(Erw)}} \cdot Cl_{GFR\,(Erw)} \qquad \text{(Formel 2)}$$

Für die altersgerechte Anpassung der hepatischen Clearance wird die Erwachsenen-Plasmaclearance (Cl_{hep}) zunächst unter Berücksichtigung der ungebundenen Arzneistofffraktion im Blutplasma (f_u) und der hepatischen Perfusion (Q_{hep}) in eine intrinsische Clearance ($Cl_{hep(Int)}$) umgewandelt:

$$Cl_{hep\,(int)} = Cl_{hep} \cdot \frac{Q_{hep}}{Q_{hep} - Cl_{hep}} \cdot \frac{1}{f_u} \qquad \text{(Formel 3)}$$

Die so erhaltene intrinsische Clearance wird nun auf das Körpergewicht normiert und anschließend, sofern mehrere Eliminationsprozesse beteiligt sind, entsprechend den jeweiligen Anteilen der verschiedenen Prozesse aufgeteilt. Dann wird für jeden einzelnen Eliminationsweg die intrinsische Clearance altersentsprechend angepasst. Die Grundlage für diese Anpassung bilden dabei die Ergebnisse verschiedener In-vivo- und In-vitro-Studien zur Ontogenese der Leberenzyme (Edginton et al. 2006a). Im Anschluss an die Skalierung werden die einzelnen intrinsischen Clearances für jeden Eliminationsweg wieder zu einer hepatischen intrinsischen Gesamtclearance addiert. Diese Angabe wird nun mit altersentsprechenden Werten für Leberblutfluss, Körper- und Lebergewicht gemäß den hinterlegten Referenzdatensätzen in eine absolute intrinsische Clearance umgerechnet (Edginton et al. 2006a; ICRP 2002). Die Rückverwandlung in die hepatische Plasmaclearance geschieht dann wieder mit der eingangs verwendeten Formel (Formel 3).

Die an das Alter angepasste Gesamtclearance ergibt sich durch Addition aller einzelnen skalierten Clearances, für Bisoprolol also aus der Summe der altersentsprechenden renalen

Clearance per glomerulärer Filtration und der altersentsprechenden hepatischen Clearance per Metabolisierung über CYP3A4. Das Resultat der Clearance-Skalierung für Bisoprolol wird in Abschnitt 4.3.4.1 vorgestellt und besprochen.

2.3.2 Erstellung und Evaluation des PBPK-Modells

2.3.2.1 Allgemeiner Ablauf der Modellerstellung

Die Erstellung eines pädiatrischen PBPK-Modells steht am Ende einer Reihe von Arbeitsschritten (s. Abbildung 6). Im Vorfeld der Simulationen erfolgt eine umfassende Literaturrecherche nach charakteristischen physiko-chemischen und pharmakokinetischen Parametern der zu simulierenden Stoffe sowie nach pharmakokinetischen Datensätzen, idealerweise einzelnen Konzentrationszeitprofilen, mit denen die Simulationen abgeglichen werden können.

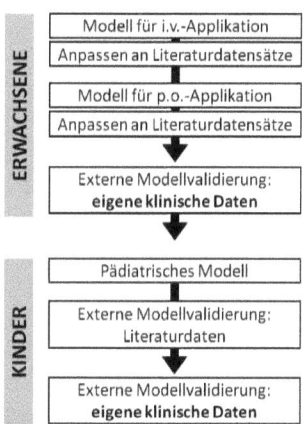

Abbildung 6: Arbeitsschritte bei der Erstellung eines pädiatrischen PBPK-Modells
Die Abbildung stellt schematisch dar, in welcher zeitlichen Abfolge die einzelnen Arbeitsschritte durchgeführt werden; dabei ist „i. v." kurz für intravenös, „p. o." für peroral.

Im Anschluss an die Literaturrecherche wird ein PBPK-Modell für Erwachsene erstellt. Hierfür wird der Arzneistoff physiko-chemisch durch Eingabe der Parameter Molekulargewicht, Säurestärke (pK_s-Wert(e)) und Lipophilie (logP-Wert) charakterisiert, pharmakokinetisch durch Eingabe der Werte für die ungebundene Arzneistofffraktion im Blutplasma sowie für hepatische und renale Clearance. Die für Bisoprolol und Metoprolol verwendeten Werte werden in Tabelle 16 (Abschnitt 4.3.2.1) und in Tabelle 18 (Abschnitt 4.3.3.1) angegeben. Mit dem so entstandenen Ausgangsmodell werden nun Simulationen durchgeführt und mit

Plasmakonzentrationszeitprofilen aus der Literatur verglichen. Dies geschieht zunächst mit Profilen nach intravenöser Arzneistoffapplikation, da hier der komplexe Einfluss der Absorption aus dem Magen-Darm-Trakt entfällt und der Kurvenverlauf so nur durch Verteilungs-, Metabolisierungs- und Eliminationsvorgänge bestimmt wird.

Der logP-Wert wird nun zur Anpassung des Modells verwendet, d. h. er wird leicht variiert, um die Simulation den experimentellen Daten bestmöglich anzunähern. Dies geschieht vor dem Hintergrund, dass der logP-Wert als reiner In-vitro-Parameter lediglich einen groben Orientierungswert besitzt: Der logP-Wert bezeichnet den logarithmierten Koeffizienten der Verteilung zwischen n-Octanol und Wasser. Er wird in Ermangelung spezifischerer Information zur Abschätzung des Verteilungsverhaltens des Arzneistoffes im Körper, also zwischen Blutplasma und biologischer Membran verwendet. Trotz Anpassung bewegt sich der im Modell verwendete logP-Wert (1,80 für Bisoprolol, 1,75 für Metoprolol) jedoch in der durch die Literatur vorgegebene Größenordnung (1,9 für beide Substanzen (NCBI 2010; Regardh et al. 1974)). Nach dieser modellspezifischen Anpassung zu Beginn wird der logP-Wert im weiteren Verlauf der Arbeit konstant gehalten und bildet so für alle nachfolgenden Simulationen einen fixen Ausgangsparameter.

Das Modell für die intravenöse Applikation bei Erwachsenen (i. v.-Modell) wird nun auf ein Modell für die perorale Applikation ausgeweitet (p. o.-Modell). Dafür werden alle für das i. v.-Modell verwendeten Werte als fix betrachtet und in keinem der folgenden Schritte mehr verändert, das Modell wird jedoch um die Absorption aus dem Gastrointestinaltrakt erweitert. Während für die Eingabeparameter Magenentleerungszeit und intestinale Transitzeit mittlere Werte angenommen wurden (s. Tabelle 18), besteht für den Eingabeparameter der Rate der intestinalen Permeabilität ähnlich wie beim logP-Wert ein gewisser Spielraum: Er ist ein Hybridparameter aus der substanzspezifischen Permeabilität und der Resorptionsoberfläche des Intestinums und wird im Modell auf Basis der physiko-chemischen Eigenschaften abgeschätzt, ist also nicht direkt aus experimentellen Daten abgeleitet. Daher wird dieser Parameter bei der Erstellung des oralen Modells als variabler Parameter verwendet, d. h. während alle übrigen Parameter nicht verändert werden, wird die intestinale Permeabilität so angepasst, dass die simulierten Kurven die Literaturwerte bestmöglich wiedergeben.

Das auf diese Weise entstandenen PBPK-Modell für Erwachsene wird nun nicht mehr verändert; die in den ersten Schritten zur Anpassung verwendeten Eingabeparameter werden in den folgenden Schritten als fix betrachtet. Zur Überprüfung werden mit diesem Modell nun Vorhersagen mit eigenen experimentellen Daten verglichen (s. Abschnitt 4.3.3).

Im Anschluss wird das Erwachsenenmodell nun für Kinder erweitert. Dies geschieht wie in Abschnitt 2.3.1.2 beschrieben zum einen durch die in die Software integrierten Datensätze zur altersentsprechenden Größe und Zusammensetzung der einzelnen Kompartimente, zum anderen durch Einsatz des Moduls zur altersgerechten Skalierung der Clearance. Weiterhin werden im Rahmen populationspharmakokinetischer Simulationen (s. Abschnitt 2.3.1.1) altersabhängige Unterschiede in der Variabilität einzelner freier Eingabeparameter (s. Abschnitt 4.3.3.1) berücksichtigt. Das Kindermodell wird nun überprüft, indem es mit experimentellen Daten verglichen wird. Hierfür werden – sofern vorhanden – Daten aus der Literatur verwendet (s. Abschnitt 4.3.4.2), in erster Linie jedoch wiederum eigene experimentelle Daten. Die Ergebnisse der zu diesem Zweck durchgeführten klinischen pharmakokinetischen Untersuchung (DuMBO-Studie) folgen in Abschnitt 4.4.

2.3.2.2 Auswertung und Modell-Evaluation

Alle Auswertungen wurden mit der Software Microsoft Excel durchgeführt (Abschnitt 3.2). Die Berechnung pharmakokinetischer Parameter aus den Simulationsergebnissen erfolgte mit den in Abschnitt 2.4.4 beschriebenen Methoden.

Die Vorhersagekraft des Modells („Predictive Performance") wurde im Einklang mit den Vorschlägen von Holford et al und Sheiner und Beal mit den folgenden Methoden bewertet (Holford et al. 1999; Sheiner und Beal 1981):

- Visual predictive Checks
- Goodness-of-Fit-Plots
- Numerische Evaluation

Für die Visual predictive Checks erfolgte eine visuelle Beurteilung der Übereinstimmung von simulierten und beobachteten Plasmakonzentrationszeitverläufen. Die simulierten Werte wurden dabei jeweils durch ihre 5., 50. (Median) und 95. Perzentile sowie durch Minimal- und Maximalwerte repräsentiert.

Die Goodness-of-Fit-Plots umfassten die folgenden Darstellungsformen:

- Simulierte versus beobachtete Werte („predicted versus observed")
- Gewichtete Residuen versus simulierte Werte
- Gewichtete Residuen versus Zeit nach Einnahme

Dabei wurden die gewichteten Residuen (WRES) gemäß Formel 4 aus den simulierten (C_{pred}) und den beobachteten Plasmakonzentrationen (C_{obs}) berechnet:

$$WRES = \frac{C_{pred} - C_{obs}}{C_{obs}} \qquad \text{(Formel 4)}$$

Zur numerischen Evaluation der Vorhersagekraft des Modells wurden die folgenden Parameter bestimmt:

Der Vorhersagefehler (Prediction Error, PE) wurde analog zur Berechnung der gewichteten Residuen relativ zum beobachteten Wert (C_{obs}) angegeben (Formel 5). Als Maß für Betrag und Richtung der systematischen Abweichung der Simulationen („Bias") von den beobachteten Werten wurde der Median des Vorhersagefehlers bestimmt.

$$PE = \frac{C_{pred} - C_{obs}}{C_{obs}} \qquad \text{(Formel 5)}$$

Als Maß für die Präzision der Vorhersage wurde der Absolute Vorhersagefehler (Absolute Prediction Error, APE) berechnet, wiederum relativ zum beobachteten Wert (C_{obs}) (Formel 6). Auch er wurde für alle einzelnen Werte bestimmt und dann als Median aller Werte angegeben.

$$APE = \frac{|C_{pred} - C_{obs}|}{C_{obs}} \qquad \text{(Formel 6)}$$

Die Mittlere relative Abweichung (Mean relative Deviation, MRD) wurde wie in Formel 7 angegeben berechnet. Ein MRD kleiner als 2 wurde dabei entsprechend der Handhabung in der Literatur als akzeptabel bewertet; ein solcher Wert bedeutet, dass die mittlere Vorhersage um weniger als einen Faktor 2 von den beobachteten Werten abweicht (Edginton et al. 2006b).

$$MRD = 10^x ; x = \sqrt{\frac{\sum_{i=1} (\log C_{obs,i} - \log C_{pred,i})^2}{n}} \qquad \text{(Formel 7)}$$

2.4 Simulationsgestütztes Drug-Monitoring zur Bisoprololtherapie-Optimierung bei Kindern (DuMBO-Studie)

2.4.1 Zielsetzung und Studiendesign

Die Untersuchung Simulationsgestütztes **D**rug-**M**onitoring zur **B**isoprololtherapie-**O**ptimierung bei Kindern, kurz DuMBO-Studie, wurde zwischen Januar und Juli 2010 durchgeführt. Das Hauptstudienzentrum war die Station für Kardiologie und Pneumologie der Kinderklinik des Universitätsklinikums Düsseldorf, als zweites Zentrum angeschlossen war die Klinik und Poliklinik für Kinderkardiologie des Universitätsklinikums Hamburg-Eppendorf.

Ziel der DuMBO-Studie war die Analyse der Pharmakokinetik von Bisoprolol bei pädiatrischen Patienten zur Überprüfung der Validität des in Abschnitt 2.3 vorgestellten physiologiebasierten pharmakokinetischen Modells (PBPK-Modell).

Die Patienten erhielten die Therapie mit Bisoprolol im Rahmen ihrer individuellen ärztlichen Behandlung, also unabhängig von der Studie. Somit beinhaltete die Studie keine Intervention, sondern stellte eine Therapiebegleitung dar und galt daher als medizinische Forschung in Verbindung mit ärztlicher Versorgung.

KEINE Intervention
sondern
„Medizinische Forschung in Verbindung mit ärztlicher Versorgung"

Hochethisches Konzept	**Schneller Informationsgewinn**
• Potentielle Gefährdung der Kinder durch Intervention ausgeschlossen	• Keine langwierigen Genehmigungsprozesse; Votum der jeweiligen örtlichen Ethikkommission ausreichend
→ Entspricht der Forderung nach Risikominimierung bei Untersuchungen an Kindern (European Commission 2008a)	• Kurze Studiendauer, da Beschränkung auf maximal zehn Patienten

Abbildung 7: Besonderheiten des Designs der DuMBO-Studie
Die DuMBO-Studie ist eine reine Begleitung einer ohnehin stattfindenden Therapie und gilt somit als medizinische Forschung in Verbindung mit ärztlicher Versorgung.

2 METHODEN — 2.4 Simulationsgestütztes Drug-Monitoring zur Bisoprololtherapie-Optimierung bei Kindern (DuMBO-Studie)

Die DuMBO-Studie unterschied sich daher im Hinblick auf die Durchführung grundlegend von Studien im Sinne des Arzneimittelgesetzes („AMG-Studien") mit den in Abbildung 7 dargestellten Vorteilen.

Ebenso unterschied sich auch die Zielsetzung der DuMBO-Studie von der einer typischen AMG-Studie, denn die Untersuchung war nicht dafür ausgelegt, einen Wirksamkeitsnachweis zu erbringen; vielmehr sollte die DuMBO-Studie im Sinne von „Pionierarbeit" Vorabinformationen für die Optimierung des Designs künftiger AMG-Studien leisten. Die beiden zentralen Bestandteile der Studie waren hier:

- **Das Generieren bisher nicht beschriebener Daten zur Pharmakokinetik von Bisoprolol bei Kindern:** Anhand verschiedener Plasmakonzentrationszeitprofile sollte die Altersabhängigkeit der Pharmakokinetik von Bisoprolol dargestellt werden.
- **Die Überprüfung eines neuen Werkzeugs zur Vorhersage dieser Pharmakokinetik:** Durch Vergleich der simulierten mit den gemessenen Profilen sollte stichprobenartig überprüft werden, inwieweit sich das vorab erstellte PBPK-Modell hier zur Vorhersage eignet. Dabei stärkt jede Übereinstimmung von Messung und Simulation die Annahme, dass auch die Vorhersage für die Zwischenräume der Stichproben gute Arbeitshypothesen sind und die Richtung für zukünftige Untersuchungen vorgeben können.

Für die stichprobenartige Überprüfung des Modells sollten idealerweise Patienten aus unterschiedlichen Altersgruppen rekrutiert werden, um Aussagen für einen möglichst weiten Altersbereich treffen zu können; die in AMG-Studien typischerweise geforderte Homogenität des Studienkollektivs war in der DuMBO-Studie also ausdrücklich *nicht* erwünscht.

Das Alter der einzuschließenden Patienten vorab festzulegen war wiederum aus Gründen der Durchführbarkeit nicht möglich: Wie zuvor beschrieben erfolgte die Bisoprololtherapie nicht eigens für die Studie, sondern ausschließlich im Rahmen der regulären Behandlung, wenn der zuständige Arzt den Einsatz dieses für Kinder nicht zugelassenen Arzneistoffes im individuellen Fall für indiziert erachtete. Somit kam insgesamt nur eine sehr kleine Anzahl von Patienten überhaupt für den Einschluss infrage.

2.4.2 Durchführung der Studie

2.4.2.1 Allgemeiner Ablauf

Für die Durchführung der DuMBO-Studie wurde pädiatrischen Patienten, die mit Bisoprolol behandelt wurden, bis zu acht Blutproben zu jeweils unterschiedlichen Zeitpunkten abgenommen. In den Blutproben der Patienten wurde dann der Bisoprololgehalt per HPLC-Analyse (s. Abschnitt 2.2.3) bestimmt. Zu jedem Patienten wurden genaue Informationen zu den individuellen Parametern (Alter, Gewicht etc.) und zu den genauen Modalitäten der Bisoprololeinnahme (Arzneiform, Mahlzeiten etc.) dokumentiert (s. Abschnitt 2.4.2.3). Mit diesen konkreten Angaben wurden für jeden einzelnen Patienten PBPK-Simulationen durchgeführt und Vorhersagen über die Pharmakokinetik von Bisoprolol im individuellen Fall getroffen.

Die simulierten Plasmakonzentrationszeitprofile wurden im Anschluss mit den real gemessenen Profilen verglichen. Die behandelnden Ärzte erhielten die Ergebnisse der Bestimmungen umgehend in Form eines Befundes. Durch Diskussion der Mess- und Simulationsergebnisse und die Einordnung der gemessenen Bisoprololspiegel durch Vergleich mit der typischen Werten bei Erwachsenen konnte auf diese Weise die Dosiseinstellung bei den Kindern mit rational begründeten Empfehlungen unterstützt werden. Über die Ergebnisse wird in Abschnitt 4.4 berichtet.

2.4.2.2 Kriterien für Ein- und Ausschluss in die Studie

- **Einschlusskriterien**

Männliche und weibliche Patienten konnten in die Studie eingeschlossen werden,

- wenn eine Therapie mit Bisoprolol im Rahmen der ärztlichen Behandlung bestand oder geplant war,
- wenn das Lebensalter des Patienten im Bereich von einem Tag bis 18 Jahren lag,
- wenn das Körpergewicht des Patienten mindestens 3 kg betrug und
- wenn nach entsprechender mündlicher und schriftlicher Aufklärung das freiwillige schriftliche Einverständnis zur Teilnahme an der Untersuchung und zum Datenschutz durch den gesetzlichen Vertreter des Patienten erteilt wurde; darüber hinaus sollte, falls möglich, auch der Patient selbst über die Untersuchung informiert und sein Einverständnis eingeholt werden.

- **Ausschlusskriterien**

Männliche und weibliche Patienten wurden von der Studie ausgeschlossen,

- wenn das Einverständnis zur Teilnahme an der Untersuchung nicht erteilt oder wenn es widerrufen wurde oder
- wenn medizinische Gründe gegen die Entnahme von insgesamt 8 ml Vollblut sprachen.

Darüber hinaus oblag es dem Leiter der Untersuchung, einen Patienten von der Untersuchung auszuschließen, wenn dies im Interesse des Patienten lag; beispielsweise bei Auftreten unerwünschter Ereignisse oder Neuauftreten einer Erkrankung.

2.4.2.3 Aufzeichnung von Daten über Patient und Medikation

Folgende Daten wurden für jeden in die Studie eingeschlossenen Patienten erhoben:

- Geburtsdatum
- Geschlecht
- Körpergewicht
- Körpergröße
- Haupt- und Nebendiagnosen
- Ergebnisse routinemäßig durchgeführter Blutuntersuchungen (nach Verfügbarkeit je eine Woche vor und eine Woche nach Durchführung der DuMBO-Studie)
- Die vollständige aktuelle Medikation (Arzneimittel und Dosierungsregimes)

Weiterhin wurden für jeden Studienteilnehmer folgende Informationen zur Bisoprololeinnahme aufgezeichnet:

- Gegebenenfalls der Verlauf einer bestehenden Medikation mit Bisoprolol über die der Untersuchung vorangegangene Woche (verabreichte Dosen und Einnahmeuhrzeiten)
- Die Art der Applikation der Medikation (Einnahme als unzerteilte Arzneiform, Zerkleinerung, Suspendieren in Flüssigkeit oder Vermischen mit Nahrungsmitteln etc.)
- Die genaue Uhrzeit der Bisoprololeinnahme am Tag der Untersuchung
- Sämtliche Mahlzeiten im Zeitraum von je vier Stunden vor und nach Bisoprololeinnahme am Tag der Untersuchung

2.4.2.4 Durchführung der Blutentnahmen

Da die in die Studie eingeschlossenen Patienten teils schwer krank, teils sehr jung waren, mussten während der Durchführung vielfach Konzessionen an die klinischen Gegebenheiten gemacht werden. Im Folgenden ist die angestrebte Durchführung der Blutentnahmen beschrieben; sämtliche Abweichungen hiervon werden im Ergebnisteil in Abschnitt 4.4 für die einzelnen Patienten dokumentiert und erläutert.

Die Patienten erhielten Bisoprololfumarat in der durch ihren behandelnden Arzt verordneten Dosierung entweder in Form einer schnell freisetzenden Tablette oder in Form einer Kapsel, die als Individualrezeptur in der jeweiligen Krankenhausapotheke aus den entsprechenden Tabletten hergestellt worden war. Wenn die Patienten in der Lage waren, die Arzneiform als Ganzes einzunehmen, sollte dies wenn möglich mit etwa 250 ml Wasser geschehen; die genaue Flüssigkeitsmenge wurde dokumentiert. Alternativ wurde die Kapsel geöffnet, der Inhalt in etwa 2 ml Wasser suspendiert und mit einer Spritze direkt in den Mund gegeben, gefolgt von weiterer Flüssigkeit.

Sofern es für die Patienten möglich und zumutbar war, erfolgte die Bisoprololeinnahme nach nächtlicher Nahrungskarenz auf nüchternen Magen; das heißt, die Probanden nahmen in der Zeit vom Vorabend des Versuchs bis etwa zwei Stunden nach der Einnahme ausschließlich Wasser zu sich. In allen übrigen Fällen wurden Art und Menge sämtlicher Mahlzeiten im Zeitraum von zwei Stunden vor und vier Stunden nach Bisoprololeinnahme dokumentiert.

Die Blutproben wurden über eine periphere Verweilkanüle entnommen, die entweder bereits bestand oder die gelegt wurde, wenn eine Punktion für eine von der DuMBO-Studie unabhängige Blutentnahme ohnehin nötig war. Das entnommene Volumen betrug jeweils 1 ml Vollblut. Die Blutabnahmen erfolgten unmittelbar vor der Einnahme („null Stunden") sowie etwa 1,5 / 3 / 4,5 / 6 / 9 / 12 und 24 Stunden danach. Dabei ergaben sich aufgrund klinischer Gegebenheiten oftmals Verschiebungen. Wenn möglich wurden die Zeitpunkte auf Grundlage der vorab durchgeführten Simulationen auch bewusst verschoben, um für den individuellen Fall möglichst informative Datenpunkte zu erhalten. In jedem Fall wurden die genauen Zeitpunkte der tatsächlich erfolgten Entnahmen minutengenau festgehalten.

Die Blutproben wurden wenn möglich unmittelbar nach Entnahme, ansonsten nach Zwischenlagerung bei 5 bis 8 °C für maximal zwei Stunden weiterverarbeitet, das heißt, sie wurden durch Zentrifugation mit 4000 rpm bei 4 °C für 20 min in Blutplasma (Überstand) und zelluläre Bestandteile (Sediment) aufgetrennt. Dann wurde das Blutplasma abpipettiert und bis zur weiteren Aufbereitung (s. Abschnitt 2.2.3) bei -20 °C gelagert.

2.4.3 Ethische und regulatorische Aspekte, mögliche Risiken

2.4.3.1 Genehmigung durch die Etikkommissionen

Vor Beginn der Untersuchung wurde die Genehmigung der für die Studienzentren Düsseldorf und Hamburg zuständigen Ethikkommissionen eingeholt und damit die rechtliche Grundlage für die Durchführung geschaffen. Die federführende Kommission, die Ethikkommission der medizinischen Fakultät der Heinrich-Heine-Universität Düsseldorf, erteilte am 14.12.2009 ein positives Votum für die Durchführung der DuMBO-Studie (Studiennummer 3308). Die für das zweite Studienzentrum Hamburg zuständige Ethikkommission der Ärztekammer Hamburg schloss sich dem positiven Votum mit Bescheid vom 09.02.2010 an (Studiennummer MC-004/10).

2.4.3.2 Berücksichtigte Leitlinien und gesetzliche Bestimmungen

Die Untersuchungen im Rahmen der DuMBO-Studie standen im Einklang mit der Deklaration von Helsinki, welche die ethischen Grundsätze für die Durchführung medizinischer Forschung an Menschen festlegt (World Medical Association Inc. 2009).

Die Richtlinie für Gute Klinische Praxis (Good Clinical Practice, GCP) ist eine Veröffentlichung der International Conference on Harmonisation of Technical Requirements for Registration of Pharmaceuticals for Human Use (ICH) (ICH 1996). Sie enthält Vorgaben zum ordnungsgemäßen Ablauf von Arzneimittelstudien am Menschen. Zwar handelt es sich bei der DuMBO-Studie nicht um eine Studie gemäß dem Arzneimittelgesetz (AMG), sondern um medizinische Forschung in Verbindung mit ärztlicher Versorgung, doch wurden die Forderungen der Richtlinie für Gute Klinische Praxis in allen Bereichen erfüllt, auf die sie anwendbar waren; dies umfasste insbesondere die Punkte Studienplanung, Protokoll, Patientenaufklärung, Durchführung, Berichterstattung, Auswertung und Dokumentation.

Um die Wahrung der Persönlichkeitsrechte der Studienteilnehmer zu gewährleisten, wurden gemäß den Bestimmungen des Bundesdatenschutzgesetzes (Bundesministerium der Justiz 2003) alle im Verlauf der Untersuchung erhobenen personenbezogenen Daten vertraulich behandelt. Die Untersuchung wurde daher erst durchgeführt, wenn ein gesetzlicher Vertreter des jeweiligen Patienten nach entsprechender Aufklärung auch die separat ausgehändigte Einverständniserklärung zum Datenschutz unterzeichnet hatte. Es wurden ausschließlich Daten erhoben, die für die Therapieoptimierung der Patienten gemäß dem Studienprotokoll notwendig waren. Diese Daten wurden dann vor dem Zugriff Dritter geschützt im Institut für klinische Pharmazie und Pharmakotherapie der Heinrich-Heine-Universität Düsseldorf aufbewahrt.

2.4.3.3 Mögliche Risiken und unerwünschte Ereignisse

- **Mögliche Risiken und Komplikationen der Untersuchung**

Das für die DuMBO-Studie entnommene Blutvolumen war mit 1 ml pro Blutentnahme und insgesamt 8 ml in den acht über 24 Stunden verteilten Blutentnahmen so gering, dass es auch für die jüngsten respektive leichtesten Studienteilnehmer jederzeit ethisch vertretbar war: Das Blutvolumen von Kindern beträgt etwa 80 bis 90 ml pro Kilogramm Körpergewicht (European Commission 2008a; Linderkamp et al. 1977). Da in die DuMBO-Studie keine Patienten mit einem Körpergewicht von weniger als 3 kg eingeschlossen wurden, konnte vorausgesetzt werden, dass das Gesamtblutvolumen bei jedem Studienteilnehmer mindestens 240 ml betrug. Für diesen „unteren Grenzfall" entspräche ein Blutverlust von 8 ml 3 % des Gesamtblutvolumens; bereits bei einem Körpergewicht von 5 kg würde sich der relative Verlust auf 2 % verringern. Dieser Anteil, der sich zudem über einen Zeitraum von bis zu 24 Stunden verteilt, ist als gering einzuordnen und entspricht den Vorgaben, die von der zuständigen Arbeitsgruppe der Europäischen Union als ethisch vertretbar festgelegt worden ist: Hiernach beträgt die Obergrenze für Blutentnahmen in einer pädiatrischen Studie 3 % des Gesamtblutvolumens für die gesamte Studie und 1 % für jede einzelne Blutentnahme (European Commission 2008a).

Die Blutentnahmen im Rahmen der DuMBO-Studie erfolgten über eine venöse Verweilkanüle, die entweder bereits vorhanden war, oder gelegt wurde, wenn für eine medizinisch indizierte Blutentnahme eine Punktion ohnehin nötig war. Aus diesem Grund bedeuteten die Blutentnahmen für die Patienten praktisch kein zusätzliches Risiko. In die Patientenaufklärung wurde dennoch der Standardhinweis für Blutentnahmen aufgenommen, in dem auf mögliche Hämatome im Bereich der Einstichstelle, das sehr geringe Risiko einer lokalen oder allgemeinen Infektion und den extrem seltenen Fall der Verletzung eines Hautnervs, eventuell mit chronischem Verlauf, hingewiesen wurde.

Die Ethics Working Group der Confederation of European Specialists in Paediatrics bezeichnet in ihrer Leitlinie zur Umsetzung ethischer Grundsätze und der Guten Klinischen Praxis venöse Blutentnahmen ausdrücklich als minimales Risiko für pädiatrische Patienten (Gill 2004).

- **Definitionen unerwünschter Ereignisse und Arzneimittelwirkungen**

Etwaige im Rahmen der DuMBO-Studie beobachtete Unerwünschte Ereignisse und Arzneimittelwirkungen wurden mithilfe eines detaillierten Fragebogens erfasst. Für den Fall des Auftretens Unerwünschter Ereignisse sollten bei ihrer Beschreibung die folgenden Begriffe gemäß den Definitionen der Europäischen Arzneimittelagentur EMA verwendet werden (EMA 1995):

- **Unerwünschtes Ereignis (Adverse Event):** Der Begriff Unerwünschtes Ereignis beschreibt jedes medizinisch nachteilige Ereignis bei einem Patienten, der den betreffenden Arzneistoff erhalten hat; dabei muss nicht notwendigerweise ein Kausalzusammenhang zwischen Behandlung und Ereignis bestehen. Unerwünschte Ereignisse können damit beispielsweise Symptome, auffällige Laborwerte oder während der Behandlung aufgetretene Erkrankungen sein, unabhängig davon, ob die Gabe des betreffenden Arzneistoffes eine wahrscheinliche Ursache darstellt.
- **Unerwünschte Arzneimittelwirkung (Adverse Drug Reaction):** Bei einem zugelassenen Arzneimittel beschreibt die Unerwünschte Arzneimittelwirkung eine schädliche und unbeabsichtigte Reaktion auf einen Arzneistoff, der in einer Dosierung verabreicht wurde, die üblicherweise für die Prophylaxe, Diagnose oder Therapie von Erkrankungen oder für die Veränderung einer physiologischen Funktion eingesetzt wird.
- **Unerwartete Unerwünschte Arzneimittelwirkung (Unexpected Adverse Drug Reaction):** Bei einer Unerwarteten Unerwünschten Arzneimittelwirkung handelt es sich bei zugelassenen Arzneimitteln um eine Unerwünschte Arzneimittelwirkung, deren Art oder Schwere nicht den Angaben der Fachinformation entspricht.
- **Schwerwiegendes Unerwünschtes Ereignis oder Schwerwiegende Unerwünschte Arzneimittelwirkung (Serious Adverse Event oder Serious Adverse Drug Reaction):** Ein Unerwünschtes Ereignis oder eine Unerwünschte Arzneimittelwirkung gilt als schwerwiegend, wenn es bzw. sie zum Tode führt, lebensbedrohlich ist, zur stationären Krankenhausaufnahme oder zur Verlängerung eines Krankenhausaufenthaltes führt, zu bleibender oder wesentlicher Behinderung oder Beeinträchtigung führt oder in einer angeborenen Behinderung oder einem Geburtsschaden resultiert.

- **Kontrolle und Dokumentation unerwünschter Ereignisse**

Im Rahmen der Durchführung der DuMBO-Studie wurden keine Unerwünschten Ereignisse beobachtet (s. Abschnitt 4.4.3.9). Im Studienprotokoll war jedoch das Vorgehen für den Fall des Auftretens Unerwünschter Ereignisse folgendermaßen festgelegt worden:

Für jeden Patienten wurde ein Fragebogen ausgefüllt, der sowohl freie Eingabefelder als auch spezifische Fragen nach Unerwünschten Arzneimittelwirkungen enthielt; dabei waren alle potentiellen Unerwünschten Arzneimittelwirkungen aufgeführt, die laut Fachinformation bei Erwachsenen gelegentlich oder häufiger, also mindestens mit einer Häufigkeit von 0,1 % auftreten (Merck Darmstadt 2008). Darüber hinaus wurde der Punkt „Albträume" mit in die Liste aufgenommen, da diese bei Kindern unter Behandlung mit dem Betarezeptorenblocker Pindolol beobachtet worden waren (Buitelaar et al. 1996).

Diese und jegliche weitere etwaige Auffälligkeiten im zeitlichen Zusammenhang mit der Bisoprololgabe und den einzelnen Blutentnahmen sollten auf dem Fragebogen dokumentiert werden. Beginn und Ende des Auftretens jedes Ereignisses sollten jeweils mit Datum und Uhrzeit festgehalten werden, dann sollte das Ereignis als schwerwiegend oder nicht schwerwiegend, erwartet oder unerwartet eingestuft werden. Sofern dies im Einzelfall angezeigt war, sollte die Untersuchung abgebrochen und der Patient bis zum Abklingen aller Symptome beobachtet werden. Gemäß dem Studienprotokoll war der Leiter der Untersuchung verpflichtet, jedwedes schwerwiegende unerwünschte Ereignis ausführlich zu dokumentieren und binnen 24 Stunden der zuständigen Ethikkommission zu melden.

2.4.4 Auswertung der Ergebnisse

Die Bisoprololkonzentration in den im Rahmen der Studie entnommenen Blutproben wurde wie in Abschnitt 2.2.3 beschrieben per HPLC-Bestimmung quantifiziert. Die resultierenden Konzentrationen wurden als Plasmakonzentrationszeitprofile graphisch dargestellt und weiter durch Eliminationshalbwertszeit, Exposition und orale Clearance charakterisiert, die nicht-kompartimentell bestimmt wurden.

Die Eliminationshalbwertszeit (kurz Halbwertszeit, $t_{1/2}$) berechnet sich aus der Eliminationskonstanten k_e (Formel 8).

$$t_{\frac{1}{2}} = \frac{\ln 2}{k_e} \qquad \text{(Formel 8)}$$

Die Eliminationskonstante wiederum beschreibt die Steigung der logarithmierten Plasmakonzentrationszeitkurve im sogenannten Eliminationsteil, also nach Abschluss aller Absorptionsprozesse. Für ihre Berechnung wurde der natürliche Logarithmus der jeweils letzten drei Konzentrationen eines Profils gegen die Zeit aufgetragen. Durch lineare Regression wurde eine Ausgleichsgerade durch diese Punkte gelegt; die Steigung dieser Geraden wurde als Eliminationskonstante eingesetzt.

Die Exposition wird durch die Fläche unter der Plasmakonzentrationszeitkurve beschrieben (area under the curve, AUC). Zur Berechnung der AUC wurde die lineare Trapezregel verwendet. Die AUC zwischen dem Zeitpunkt „0" (Zeitpunkt der Arzneistoffgabe) und dem Zeitpunkt t_{last} (Zeitpunkt der letzten in die Bestimmung eingehenden Konzentration) berechnet sich gemäß Formel 9:

$$AUC_{0...t_{last}} = \frac{1}{2} \sum_{i=0}^{last-1} (t_{i+1} - t_i) \cdot (c_{i+1} + c_i) \qquad \text{(Formel 9)}$$

Für die Extrapolation der AUC im terminalen Kurvenverlauf nach dem letzten Messpunkt c_{last} wurde dieser Messpunkt durch die wie beschrieben berechnete Eliminationskonstante dividiert. Durch Addition der resultierenden Fläche und der zuvor berechneten $AUC_{0...t_{last}}$ (Formel 9) ergibt sich die $AUC_{0...\infty}$:

$$AUC_{0...\infty} = AUC_{0...t_{last}} + \frac{c_{last}}{k_e} \qquad \text{(Formel 10)}$$

Auf Grundlage der so bestimmten Exposition sowie der eingenommenen Arzneistoffdosis lässt sich nun die orale Gesamtclearance (Cl/F) berechnen:

$$Cl/F = \frac{Dosis}{AUC_{0...\infty}} \qquad \text{(Formel 11)}$$

3 MATERIAL

3.1 Materialien für Probanden- und Patientenprofile

3.1.1 HPLC-Analytik

3.1.1.1 Arzneistoffe (Reinsubstanzen)

- **Bisoprolol**
  (RS)-1-[4-(2-Isopropoxyethoxymethyl)phenoxy]-3-(isopropylamino)-2-propanol
  Bezogen als Bisoprololfumarat über Salutas Pharma GmbH, Barleben, Deutschland
- **Dextromethorphan**
  (+)-3-Methoxy-17-methylmorphinan
  Bezogen als Dextromethorphanhydrobromid-Monohydrat über SIGMA-ALDRICH CHEMIE GmbH, Steinheim, Deutschland
- **Dextrorphan**
  (+)-17-Methylmorphinan-3-ol
  Bezogen als Dextrorphan über SIGMA-ALDRICH CHEMIE GmbH, Steinheim, Deutschland
- **Metoprolol**
  (RS)-1-(Isopropylamino)-3-[4-(2-methoxyethyl)phenoxy]-2-propanol
  Bezogen als Metoprololtartrat über SIGMA-ALDRICH CHEMIE GmbH, Steinheim, Deutschland
- **Verapamil**
  (RS)-2-Isopropyl-2,8-bis(3,4-dimethoxyphenyl)-6-methyl-6-azaoctannitril
  Bezogen als Verapamilhydrochlorid über SIGMA-ALDRICH CHEMIE GmbH, Steinheim, Deutschland

3.1.1.2 Lösungsmittel und Reagenzien

Sofern Gefahrenhinweise („R-Sätze") und Sicherheitsratschläge („S-Sätze") zu beachten sind, sind die entsprechenden Nummern der Hinweise und Ratschläge angegeben.

- **Lösungsmittel**

  - **Acetonitril**
    Qualität „HPLC Gradient Grade"
    BDH Prolabo, VWR International GmbH, Darmstadt, Deutschland
    R-Sätze 11-20/21/22-36; S-Sätze 16-36/37
  - **Methanol**
    Qualität „HPLC Isocratic Grade"
    BDH Prolabo, VWR International GmbH, Darmstadt, Deutschland
    R-Sätze 11-23/24/25-39/23/24/25; S-Sätze 07-16-36/37-45
  - **Wasser**
    Qualität „Super Gradient Grade"
    BDH Prolabo, VWR International GmbH, Darmstadt, Deutschland

- **Reagenzien**

  - **Betaglucuronidase**
    SIGMA-ALDRICH CHEMIE GmbH, Steinheim, Deutschland
  - **Borsäure**
    Analysenqualität
    Carl Roth GmbH + Co. KG, Karlsruhe, Deutschland
    R-Sätze 60/61; S-Sätze 45-53
  - **Essigsäure 99%**
    Analysenqualität
    Merck KGaA, Darmstadt, Deutschland
    R-Sätze 10-35; S-Sätze 23-26-45
  - **Kaliumhydroxid**
    Analysenqualität
    Mallinckrodt Baker B. V., Deventer, Niederlande
    R-Sätze 22-35; S-Sätze 26-36/37/39-45
  - **Kaliumdihydrogenphosphat**
    Analysenqualität
    Carl Roth GmbH + Co. KG, Karlsruhe, Deutschland
  - **Natriumhydroxid**
    Analysenqualität
    BDH Prolabo, VWR International GmbH, Darmstadt, Deutschland
    R-Satz 35; S-Sätze 26-37/39-45

3.1.1.3 Lösungen

- **Lösungsmittelgemische**

  - **Injektorspüllösung mit 30 % Acetonitril**
    70 Volumenteile Wasser, 30 Volumenteile Acetonitril
  - **Injektorspüllösung mit 50 % Acetonitril**
    50 Volumenteile Wasser, 50 Volumenteile Acetonitril
  - **Methanol 50%**
    50 Volumenteile Methanol, 50 Volumenteile Wasser

- **Standardlösungen**

  - **Bisoprolol-Standardlösung**
    0,1 µg/ml Bisoprolol freie Base in Methanol 50%
  - **Dextromethorphan-Standardlösung**
    10 µg/ml Dextromethorphan freie Base in Methanol 50%
  - **Dextrorphan-Standardlösung**
    10 µg/ml Dextrorphan freie Base in Methanol 50%
  - **Metoprolol-Standardlösung**
    0,1 µg/ml Metoprolol freie Base in Methanol 50%
  - **Verapamil-Standardlösung**
    1 µg/ml Verapamil in Methanol 50%

- **Puffer, Puffergemische und Fließmittel**

  - **Bisoprolol-Fließmittel**
    70 Volumenteile Phosphatpuffer (20 mM, pH 6,7), 30 Volumenteile Acetonitril
  - **Phänotypisierungs-Extraktionspuffer**
    20 Volumenteile Kaliumacetatpuffer (0,1 M, pH 5,0), 80 Volumenteile Acetonitril
  - **Phosphatpuffer (20 mM, pH 6,7)**
    Kaliumdihydrogenphosphat/Natriumhydroxid, wässrig
  - **Boratpuffer (0,05 M, pH 9,0)**
    Borsäure/Kaliumhydroxid, wässrig
  - **Kaliumacetatpuffer (0,1 M, pH 5,0)**
    Essigsäure/Kaliumhydroxid, wässrig
  - **Kaliumacetatpuffer (0,25 M, pH 4,0)**
    Essigsäure/Kaliumhydroxid, wässrig
  - **Metoprolol-Fließmittel**
    70 Volumenteile Phosphatpuffer (20 mM, pH 6,7), 30 Volumenteile Acetonitril
  - **Phänotypisierungs-Fließmittel**
    50 Volumenteile Kaliumacetatpuffer (0,25 M, pH 4,0), 50 Volumenteile Acetonitril

3.1.1.4 HPLC-Apparatur mit Trennsäulen

- **Shimadzu Controller SCL10Avp**
  Shimadzu Deutschland GmbH, Duisburg, Deutschland
- **Vier-Wege online Degasser Knauer K-5004**
  Knauer GmbH, Berlin, Deutschland
- **Shimadzu Pumpe LC10Avp**
  Shimadzu Deutschland GmbH, Duisburg, Deutschland
- **Shimadzu Autoinjektor SIL-10A**
  Shimadzu Deutschland GmbH, Duisburg, Deutschland
- **Shimadzu Fluoreszenzdetektor RF-10A**
  Shimadzu Deutschland GmbH, Duisburg, Deutschland
- **HPLC-Software**
  LC-Solutions
  Shimadzu Deutschland GmbH, Duisburg, Deutschland
- **CN-RP-Trennsäule**
  CC 250/4.6 Nucleodur 100-5 CN-RP
  Macherey-Nagel, Düren, Deutschland
- **CN-RP-Vorsäule**
  CC 8/4 Nucleodur 100-5 CN-RP
  Macherey-Nagel, Düren, Deutschland

3.1.1.5 Verbrauchsmaterialien

- **CN-Kartuschen**
  BOND ELUT®-CN-U, 100 mg Säulenmaterial, 1 ml Säulenvolumen
  Varian Inc, Harbor City, USA
- **Mikrozentrifugenröhrchen 1,5 ml und 2 ml**
  BDH Prolabo, VWR International GmbH, Darmstadt, Deutschland
- **Pipettenspitzen für Pipetten Eppendorf Research 10, 100 und 1000 µl**
  BDH Prolabo, VWR International GmbH, Darmstadt, Deutschland
- **Hydrophiler Polypropylen-Membranfilter GH Polypro 47 mm 0,2 µm**
  Pall Life Sciences, Ann Arbor, MI, USA

3.1.1.6 Laborgeräte

- **Analysenwaage Shimadzu AUW 220D**
  Shimadzu Deutschland GmbH, Duisburg, Deutschland
- **Filterhalter SolVac®**
  Pall Life Sciences, Ann Arbor, MI, USA
- **Zentrifuge Eppendorf 5810R**
  Eppendorf AG, Hamburg, Deutschland
- **Kühlschrank**
  LIEBHERR Hausgeräte Ochsenhausen GmbH, Ochsenhausen, Deutschland
- **Tiefkühlschrank -20 °C**
  LIEBHERR Hausgeräte Ochsenhausen GmbH, Ochsenhausen, Deutschland
- **Magnetrührer MR 1000**
  Heidolph Instruments GmbH & Co.KG, Schwabach, Deutschland
- **pH-Meter HANNA Instruments pH211**
  HANNA Instruments Deutschland GmbH, Kehl am Rhein, Deutschland
- **Pipetten Eppendorf Research 10, 100 und 1000 µl**
  Eppendorf AG, Hamburg, Deutschland
- **Vakuumkammer Vac-Elut**
  CS-Chromatographie, Langerwehe, Deutschland
- **Vakuumpumpe**
  KNF Neuberger, Freiburg, Deutschland
- **Vortex-Schüttler VWR lab dancer**
  VWR International GmbH, Darmstadt, Deutschland
- **Inkubator (Trockenschrank)**
  Heraeus Instruments, Hanau, Deutschland

3.1.2 Probandenmedikation und Blutentnahmen

3.1.2.1 Arzneistoffe (Fertigarzneimittel)

- **Bisoprololfumarat**
  BisoHEXAL® 10 mg
  HEXAL AG, Holzkirchen, Deutschland
- **Dextromethorphanhydrobromid-Monohydrat**
  Hustenstiller-ratiopharm® Dextromethorphan
  ratiopharm GmbH, Ulm, Deutschland
- **Metoprololtartrat**
  MetoHEXAL® 100 mg
  HEXAL AG, Holzkirchen, Deutschland

3.1.2.2 Verbrauchsmaterialien

- **Blutentnahmeröhrchen 1,2 ml, 5,5 ml und 7,5 ml**
  SARSTEDT S-Monovette®
  SARSTEDT AG & Co., Nümbrecht, Deutschland
- **Adapter für Blutentnahmeröhrchen**
  SARSTEDT S-Monovette® Adapter
  SARSTEDT AG & Co., Nümbrecht, Deutschland
- **Verweilkanüle**
  Vasocan® Braunüle®
  B. Braun Melsungen AG, Melsungen, Deutschland
- **Blutentnahme-Kanülen**
  Multifly® Kanülen-Set
  SARSTEDT AG & Co., Nümbrecht, Deutschland
- **Einmalspritzen 2 ml und 5 ml**
  Braun Injekt
  B. Braun Melsungen AG, Melsungen, Deutschland

3.2 Software

- **Microsoft® Excel, Version für Microsoft Office 2007**
  Microsoft Corporation, Redmond, USA
- **RevMan 5 (Review Manager)**
  The Nordic Cochrane Centre, Kopenhagen, Dänemark
- **PK-Sim® Version 4.2**
  Bayer Technologies Services, Leverkusen, Deutschland
- **R Version 2.11.0**
  The R Foundation for Statistical Computing
- **ScanData**
  Bayer Technologies Services, Leverkusen, Deutschland

4 ERGEBNISSE

4.1 Ergebnisse des Cochrane-Reviews

4.1.1 Beschreibung der im Cochrane-Review erfassten Studien

Die systematische Literaturrecherche (beschrieben in Abschnitt 2.1.2.3) resultierte in einer Liste von 677 Publikationen (s. Abbildung 8). Nach Durchsicht der Titel und Abstracts konnten auf Grundlage der in Abschnitt 2.1.2.2 genannten Kriterien direkt 671 dieser Veröffentlichungen ausgeschlossen werden.

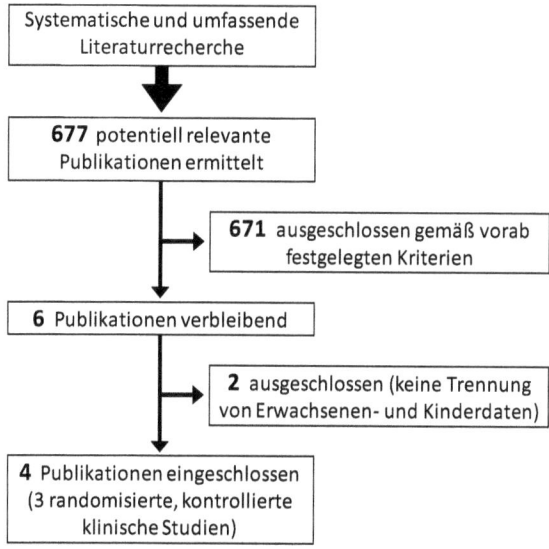

Abbildung 8: Vorgehen bei der Auswahl der Studien für das Cochrane-Review
Schematisch dargestellt sind die Auswahlschritte, die schließlich zum Einschluss von vier Publikationen in das Cochrane-Review führten.

Auf Grundlage der Analyse der vollständigen Publikationstexte konnten dann wiederum zwei Publikationen, die sich mit zwei unterschiedlichen klinischen Studien befassten, ausgeschlossen werden (die Bezeichnung „ausgeschlossene Studien" bezieht sich im Folgenden auf diese beiden Studien) (Kajimoto et al. 2006; Suwa et al. 1996). Am Ende des Selektionsprozesses konnten schließlich vier Veröffentlichungen, die sich auf drei unterschiedliche Studien bezogen, in das Cochrane-Review eingeschlossen werden (Azeka et al. 2002; Buchhorn et al. 2001; Shaddy et al. 2007; Shaddy et al. 2002).

4.1.1.1 Eingeschlossene Studien

Bei der Studie von Azeka et al. (Azeka et al. 2002) handelte es sich um eine randomisierte, doppelblinde, placebokontrollierte, monozentrische klinische Studie, in der die Wirksamkeit von Carvedilol in einem Kollektiv von 22 pädiatrische Patienten mit Herzinsuffizienz infolge einer idiopathischen dilatativen Kardiomyopathie untersucht wurde (s. Tabelle 2).

Das Alter der Teilnehmer lag zwischen 3,2 Monaten und zehn Jahren. Die Patienten litten trotz mindestens zweimonatiger „Standardtherapie" (Digoxin, Diuretika, ACE-Inhibitoren) an einer schweren Herzinsuffizienz (NYHA-Klasse IV) mit einer Ejektionsfraktion unter 30 % und befanden sich auf der Warteliste für eine Herztransplantation.

Im Anschluss an eine Titrationsphase wurde Carvedilol über eine Dauer von sechs Monaten mit einer Zieldosis von täglich 0,2 Milligramm pro Kilogramm Körpergewicht, verteilt auf zwei Dosen, verabreicht. Zusätzlich erhielten sowohl die acht Patienten des Placebo- also auch die 14 Patienten des Carvedilol-Arms die „Standardtherapie".

Untersucht wurden die Patienten zu Studienbeginn sowie nach Ende der sechsmonatigen Phase unter Enddosis. Die untersuchten Endpunkte waren Tod durch kardiovaskuläres Ereignis, Veränderung der NYHA-Klasse, Verminderter Bedarf an Komedikation, Verlassen der Herztransplantationswarteliste, linksventrikuläre Ejektionsfraktion, Verkürzungsfraktion, linksventrikulärer diastolischer Index (linksventrikulärer diastolischer Durchmesser bezogen auf die Körperoberfläche) und linksventrikulärer systolischer Index (linksventrikulärer systolischer Durchmesser bezogen auf die Körperoberfläche).

Tabelle 2: Charakteristika der eingeschlossenen Studien - Azeka et al.

METHODEN	
Studiendesign:	Monozentrisch, Paralleldesign
PATIENTEN	
Studienort:	Sao Paulo, Brasilien
Patientenzahl, Geschlecht:	22 Patienten: 14 (4 männlich/10 weiblich; 29 %/71 %) in Behandlungsgruppe; 8 (7 männlich/1 weiblich; 88 %/13 %) in Kontrollgruppe
Alter:	3,2 Monate bis 10 Jahre; mittleres Alter: Behandlungsgruppe 2,1 (95 % KI 1,4 bis 2,8) Jahre; Kontrollgruppe 3,7 (1,1 bis 6,2) Jahre
Einschlusskriterien:	- Idiopathische dilatative Kardiomyopathie - Ejektionsfraktion < 30 % - Auf Warteliste für Transplantation - Zwei Monate Standardtherapie unzureichend
Ausschlusskriterien:	- Aktive Myokarditis - Anhaltende, nicht durch antiarrhythmische Intervention oder Herzschrittmacher kontrollierbare ventrikuläre Tachykardie oder Überleitungsstörung - Systemische arterielle Hypertonie - Progrediente systemische Erkrankungen, die eine Kardiomyopathie zur Folge haben können - Klinisch relevante Leber- oder Nierenerkrankungen - Hämodynamische Instabilität, die Behandlung mit adrenergen Agonisten / Antagonisten oder mechanische Ventilation erfordert
Ausgangsschweregrad der Herzinsuffizienz:	NYHA-Klasse IV (alle Patienten)
Begleiterkrankungen:	Nicht angegeben
INTERVENTIONEN	
Studienmedikation:	Carvedilol; Startdosis 0,01 mg/kg/d; wöchentliche Verdopplung bis auf 0,16 mg/kg/d; Zieldosis 0,2 mg/kg/d; verteilt auf zwei Dosen; Kontrollgruppe: Placebo
Komedikation:	Alle Patienten: Digoxin, Diuretika, ACE-Inhibitoren
Behandlungsdauer:	Insgesamt sechs Monate plus Aufsättigungsphase [Mittelwert (95 % KI)]: Behandlungsgruppe: 59,8 (37,4 bis 82,2) Tage; Kontrollgruppe: 61,7 (35,8 bis 87,7) Tage; unter Enddosis sechs Monate
ENDPUNKTE	
(unspezifiziert)	- Modifizierter Ross-Score - Hämodynamische Parameter (Echokardiographie) - Herzfrequenzvariabilität (24 h-Langzeit-EKG) - Neurohumorale Parameter

„KI" ist kurz für Konfidenzintervall, „<" bedeutet kleiner als; „NYHA" ist kurz für New York Heart Association, „ACE" für Angiotensin Converting Enzyme, „mg/kg/d" für Milligramm pro Kilogramm Körpergewicht pro Tag; „EKG" ist kurz für Elektrokardiogramm; Daten aus (Azeka et al. 2002).

Buchhorn et al. (Buchhorn et al. 2001) untersuchten im Rahmen einer randomisierten, offenen, monozentrischen klinischen Studie die Wirksamkeit von Propranolol bei 20 herzinsuffizienten Säuglingen (s. Tabelle 3).

Die Patienten waren bis zu drei Monate alt und litten an einer Herzinsuffizienz infolge angeborener Herzfehler mit Links-rechts-Shunts und erhöhtem pulmonalem Fluss. Trotz verabreichter „Standardtherapie" (Digoxin und Diuretika) wurden mit dem in modifizierter Form eingesetzten Ross-Score mehr als sechs Punkte erzielt. Die Modifizierung des Ross-Scores in dieser Studie beinhaltete, dass Patienten, bei denen Nahrungsgabe nur per Magensonde möglich war, mit vier Punkten bewertet wurden. Im Original sieht der Ross-Score vor, keinen bzw. einen Punkt abhängig davon zu vergeben, ob die Dauer des Stillens 40 Minuten unter- bzw. überschreitet; weitere null bis zwei Punkte werden dann abhängig vom verabreichten Volumen vergeben.

Alle Patienten erhielten über den gesamten Studienzeitraum die „Standardtherapie". In einer einwöchigen Startphase wurde diese allein verabreicht; nach Ende der Woche wurde zehn Säuglingen zusätzlich Propranolol in steigender Dosierung gegeben; dabei wurde so lange auftitriert, bis entweder eine Herzfrequenzsenkung auf 110 bis 120 Schläge pro Minute oder die Zieldosis von zwei Milligramm Propranolol pro Kilogramm Körpergewicht erreicht wurde.

Untersuchungen fanden nach Ende der Startphase und am Ende der Titrationsphase statt. Hieraus ergab sich eine durchschnittliche Behandlungsdauer von 17 Tagen. Die untersuchten Endpunkte umfassten den Ross-Score, hämodynamische Parameter (echokardiographische Untersuchungen), Herzfrequenzvariabilität (24 Stunden-Elektrokardiogramm) und neurohumorale Parameter.

Tabelle 3: Charakteristika der eingeschlossenen Studien - Buchhorn et al.

METHODEN	
Studiendesign:	Monozentrisch, Paralleldesign

PATIENTEN	
Studienort:	Göttingen, Deutschland
Patientenzahl, Geschlecht:	20 Patienten: 10 (4 männlich/6 weiblich; 40 %/60%) in Behandlungsgruppe; 10 (4 männlich/6 weiblich; 40 %/60%) in Kontrollgruppe
Alter:	Bis zu drei Monate alte Säuglinge; Mittelwert (+/- SD): Behandlungsgruppe 9,2 +/- 4,5 Wochen; Kontrollgruppe 5,3 +/- 2,4 Wochen
Einschlusskriterien:	- Angeborene Herzfehler mit schwerer Herzinsuffizienz aufgrund von Links-rechts-Shunts - Modifizierter Ross-Score > 6 Punkte trotz Therapie mit Digitalis und Diuretika
Ausschlusskriterien:	Nicht angegeben
Ausgangsschweregrad der Herzinsuffizienz:	Modifizierter Ross-Score (Mittelwert +/- SD): Behandlungsgruppe: 8,3 +/- 1,9; Kontrollgruppe: 7,2 +/- 2,4 (nach einer Woche „Run-in-Phase" unter Standardtherapie)
Begleiterkrankungen:	Trisomie 21 (6 Fälle), Duodenalstenose (2 Fälle), Lippenkiefergaumenspalte (1 Fall), Tuberöse Sklerose (1 Fall)

INTERVENTIONEN	
Studienmedikation:	Propranolol; Startdosis 1,0 mg/kg/d; Auftitration bis zu einer Herzfrequenz von 110-120 /min; Zieldosis 2 mg/kg/d; mittlere Enddosis 1,6 +/- 0,6 mg/kg/d; Kontrollgruppe: keine Studienmedikation
Komedikation:	Alle Patienten "Standardtherapie" Digoxin und Diuretika; eine Woche „Run-in-Phase" mit Standardtherapie
Behandlungsdauer:	Insgesamt im Durchschnitt 17 Tage (Datenerhebung im ersten Behandlungsmonat während der Auftitration), unter Enddosis: Zusätzliche Beobachtungen nach Ende der Auftitrationsphase

ENDPUNKTE	
(unspezifiziert)	- Modifizierter Ross-Score - Hämodynamische Parameter (Echokardiographie) - Herzfrequenzvariabilität (24 h-Langzeit-EKG) - Neurohumorale Parameter

„SD" steht für die Standardabweichung, „+/-" für zuzüglich respektive abzüglich, „<" bedeutet kleiner als, „>" größer als; „NYHA" ist kurz für New York Heart Association, „ACE" für Angiotensin Converting Enzyme, „mg/kg/d" für Milligramm pro Kilogramm Körpergewicht pro Tag; „EKG" ist kurz für Elektrokardiogramm. Daten aus (Buchhorn et al. 2001).

Shaddy et al. (Shaddy et al. 2007; Shaddy et al. 2002) führten eine randomisierte, multizentrische, doppelblinde, placebokontrollierte klinische Studie mit Carvedilol an 161 pädiatrischen Patienten mit symptomatischer systolischer Herzinsuffizienz unterschiedlicher Ätiologie durch. In der Mehrzahl der Fälle (59 %) lag der Herzinsuffizienz eine dilatative Kardiomyopathie zugrunde, bei 27 % handelte es sich um einen angeborenen Herzfehler mit einem nicht-linken Systemventrikel und bei 14 % lag ein angeborener Herzfehler mit einem linken Systemventrikel vor (s. Tabelle 4).

Eingeschlossen wurden Patienten im Alter von null bis 18 Jahren; der Altersmedian lag in den verschiedenen Studienarmen bei 1,8 bis 3,6 Jahren. Alle Patienten litten an chronischer symptomatischer Herzinsuffizienz aufgrund systemischer ventrikulärer systolischer Funktionseinschränkung mit einer Ejektionsfraktion unter 40 % trotz vorangegangener „Standardtherapie" (individuelle Therapieschemata, die jedoch immer ACE-Inhibitoren beinhalteten) von mindestens einem Monat Dauer.

Die Carvediloldosis wurde über mehrere Wochen hinweg einschleichend erhöht, wobei die Zieldosis im sogenannten „Niedrigdosis-Arm" der Studie (53 Patienten) bei täglich 0,4 Milligramm pro Kilogramm Körpergewicht und im „Hochdosis-Arm" der Studie (ebenfalls 53 Patienten) bei täglich 0,8 Milligramm pro Kilogramm Körpergewicht lag. Diese Dosen wurden jeweils auf zwei tägliche Gaben aufgeteilt. Die verbleibenden Patienten erhielten Placebo. Die Dauer der Behandlung betrug sechs Monate; während der gesamten Zeit wurde die „Standardtherapie" in allen drei Armen beibehalten.

Vor Beginn sowie nach Ende der sechsmonatigen Intervention fanden Untersuchungen statt, deren Ergebnisse in Form eines zusammengesetzten Endpunktes angegeben wurden. Dieser zusammengesetzte Endpunkt vereinigte sowohl Beurteilungen der Herzfunktion als auch globale Bewertungen von Patienten und Eltern sowie schwerwiegende klinische Vorfälle.

Tabelle 4: Charakteristika der eingeschlossenen Studien - Shaddy et al.

METHODEN	
Studiendesign:	26 Zentren, Paralleldesign

PATIENTEN	
Studienort:	USA
Patientenzahl, Geschlecht:	161 Patienten: 106 (je 53 in den verschiedenen Dosis-Armen) in Behandlungsgruppe; 55 in Kontrollgruppe; 83 männlich/78 weiblich (52 %/48 %)
Alter:	0 bis 18 Jahre; medianes Alter (Interquartilbereich): „Hochdosis-Arm": 2,8 (1,1 - 10,2) Jahre, „Niedrigdosis-Arm": 3,6 (1,2 - 12,8) Jahre; Kontrollgruppe: 1,8 (0,8 - 6,1) Jahre
Einschlusskriterien:	- Chronische symptomatische Herzinsuffizienz aufgrund generalisierter systolischer ventrikulärer Funktionseinschränkung - NYHA-Klasse oder Ross-Score II, III oder IV seit mindestens einem Monat (Neugeborene: zwei Wochen) - Ejektionsfraktion < 40 % in den vier Wochen (Neugeborene: zwei Wochen) vor Randomisierung - Ein Monat (Neugeborene: zwei Wochen) Standardtherapie unzureichend
Ausschlusskriterien:	- NYHA oder Ross-Score-Klasse I - Herztransplantation oder Korrektur-Operation binnen acht Monaten nach Studieneintritt vorgesehen - Anhaltende oder symptomatische unkontrollierbare ventrikuläre Arrhythmien - Bestimmte* kardiale oder endokrine Erkrankungen - Kardiomyopathie infolge bestimmter* Erkrankungen - Aktive Myokarditis; - Blutdruck und Herzfrequenz in nicht vertretbarem* Bereich - Renale oder pulmonale Hypertonie, die nicht auf Vasodilatatoren anspricht; - Obstruktive Atemwegserkrankungen - Erkrankungen, die Absorption, Metabolisierung oder Exkretion von Arzneistoffen beeinträchtigen können - Andere schwerwiegende Erkrankungen, die auf die Studienteilnahme oder auf das Überleben des Patienten Einfluss haben könnten - Fehlendes Einverständnis zur Studienteilnahme - Gebärfähiges Alter ohne adäquate Kontrazeption - Bekannte Überempfindlichkeit oder Allergie gegen Betarezeptorenblocker - Einnahme von Prüfpräparaten in bestimmtem* Zeitraum vor Randomisierung - Einnahme von Betarezeptorenblockern innerhalb der letzten zwei Monate vor Randomisierung - Einnahme bestimmter* anderer Arzneistoffe innerhalb der letzten zwei Wochen vor Randomisierung

[Fortsetzung und Fußnote s. folgende Seite]

[Fortsetzung Tabelle 4]

Ausgangsschweregrad der Herzinsuffizienz:	NYHA-Klasse-Anteil in Studienpopulation: NYHA II – 71 %; NYHA III – 27 %; NYHA IV - 0,1 %
Begleiterkrankungen:	Nicht angegeben
INTERVENTIONEN	
Studienmedikation:	Carvedilol; "Niedrigdosis-Arm": Startdosis 0,05 mg/kg/d; alle zwei Wochen Verdopplung; Zieldosis 0,4 mg/kg/d (25 mg/d für Patienten > 62,5 kg); "Hochdosis-Arm": Startdosis 0,1 mg/kg/d; alle zwei Wochen Verdopplung; Zieldosis 0,8 mg/kg/d (50 mg/d for Patienten > 62,5 kg); alle Dosen verteilt auf zwei Gaben; Kontrollgruppe: Placebo
Komedikation:	Alle Patienten: "Standard-Herzinsuffizienztherapie", inclusive ACE-Inhibitor
Behandlungsdauer:	Insgesamt acht Monate, unter Enddosis sechs Monate
ENDPUNKTE	
Primär:	Beeinflussung des zusammengesetzten Endpunktes zur Beurteilung der Herzinsuffizienz
Sekundär:	- Einzelne Bestandteile des zusammengesetzten Endpunktes - Echokardiographische Parameter - In der Studienpopulation erzielte Carvedilolspiegel - BNP-Spiegel - Sicherheit und Verträglichkeit

*Detailliert in Originalpublikation angegeben (Shaddy et al. 2002); „<" bedeutet kleiner als, „>" größer als; „NYHA" ist kurz für New York Heart Association, „ACE" für Angiotensin Converting Enzyme, „mg/kg/d" für Milligramm pro Kilogramm Körpergewicht pro Tag; „EKG" steht für Elektrokardiogramm, „BNP" für Brain-Type Natriuretisches Peptid; Daten aus (Shaddy et al. 2007; Shaddy et al. 2002).

4.1.1.2 Ausgeschlossene Studien

Die Studien von Kajimoto et al. (Kajimoto et al. 2006) und Suwa et al. (Suwa et al. 1996) wurden von dem Cochrane-Review ausgeschlossen, da in den Publikationen Daten von Kindern mit denen von Erwachsenen vermengt dargestellt wurden. Durch diese Art der Zusammenfassung war es nicht möglich, Rückschlüsse auf reine Kinderpopulationen zu ziehen (s. Tabelle 5).

Tabelle 5: Charakteristika der ausgeschlossenen Studien

	Ausschlussgrund
Kajimoto et al.	Das Alter der Studienpopulation reichte von sieben bis 27 Jahren; da keine Einteilung von Subgruppen nach dem Alter vorgenommen wurde, können keine spezifischen Schlussfolgerungen für Kinder gezogen werden.
Suwa et al.	Das Alter der Studienpopulation reichte von 14 bis 68 Jahren; da keine Einteilung von Subgruppen nach dem Alter vorgenommen wurde, können keine spezifischen Schlussfolgerungen für Kinder gezogen werden.

Daten aus (Kajimoto et al. 2006; Suwa et al. 1996).

4.1.2 Risiko für systematische Fehler (Bias) in den eingeschlossenen Studien

Die Qualität der Methodik variierte erheblich zwischen den in das Cochrane-Review eingeschlossenen Studien. Abgesehen von den sehr grundlegenden Aspekten Randomisierung und Bericht über nicht in der Endauswertung erfasste Teilnehmer („losses to follow up"), unterschied sich der Großteil der eingesetzten Methoden und der bestimmten Parameter deutlich zwischen den Studien. Zusammen mit wesentlichen Unterschieden im Hinblick auf die Charakteristika der Studienkollektive (s. Diskussion in Abschnitt 5.3.1) dies maßgeblich zu der großen Heterogenität der in das Cochrane-Review eingeschlossenen Studien bei.

In jeder der drei eingeschlossenen Studien erfolgte die Einteilung in Behandlungs- und Kontroll-Arme durch Randomisierung. Über vor der Endauswertung ausgeschiedene Patienten („losses to follow up") wurde in ebenfalls allen drei Studien berichtet. Die beiden Untersuchungen von Azeka et al. (Azeka et al. 2002) und Shaddy et al. (Shaddy et al. 2007; Shaddy et al. 2002) wurden placebokontrolliert und doppelblind durchgeführt, die Untersuchung von Buchhorn et al. (Buchhorn et al. 2001) dagegen nicht. Buchhorn et al. führen als Begründung hierfür an, dass die Verblindung einer Betarezeptorenblockertherapie grundsätzlich nicht sinnvoll sei, da die Patienten unter Betarezeptorenblocker jederzeit an der Senkung der mittleren Herzfrequenz erkennbar seien. Unter diesem Gesichtspunkt stellt sich die Frage, ob bei Azeka et al. und Shaddy et al. nicht zumindest teilweise eine Entblindung stattgefunden hat, obwohl die Autoren selbst dies nicht kommentieren.

Fallzahlplanungen fehlten in den drei eingeschlossenen Studien entweder völlig, oder waren nicht ausreichend nachvollziehbar. Weder Azeka et al. (Azeka et al. 2002) noch Buchhorn et al. (Buchhorn et al. 2001) berichten über die Durchführung entsprechender statistischer

Berechnungen und äußern sich auch nicht dazu, inwiefern bei 22 respektive 20 Studienteilnehmern eine ausreichende Datenbasis für valide Schlussfolgerungen gegeben ist. Im Gegensatz dazu wurden von Shaddy et al. (Shaddy et al. 2007; Shaddy et al. 2002) die angenommenen Raten für Verbesserung wie Verschlechterung der Herzinsuffizienz unter Carvedilol und Placebo genannt, auf Grundlage derer die benötigte Teilnehmerzahl mit 150 berechnet wurde. Diese Annahmen allerdings wurden nicht referenziert; darüber hinaus wurde nicht diskutiert, inwiefern – wie in diesem Fall geschehen - Raten für die Verbesserung oder Verschlechterung einer Herzinsuffizienz von Erwachsenen direkt auf Kinder übertragen werden können.

In der Studie von Buchhorn et al. (Buchhorn et al. 2001) bestand ein statistisch signifikanter Unterschied (p = 0,03) zwischen dem mittleren Alter in Behandlungs- und Kontrollgruppe (Behandlungsarm: 9,2 +/- 4,5 Wochen (Mittelwert zuzüglich/abzüglich (+/-) Standardabweichung), Kontrollarm: 5,3 +/- 2,4 Wochen). Dies könnte möglicherweise eine Verzerrung der Ergebnisse bewirkt haben, da jüngere Säuglinge generell noch einen höheren pulmonalen Gefäßwiderstand zeigen, woraus bei Herzfehlern mit Links-rechts-Shunt ein geringeres Shuntvolumen folgt.

Die Kriterien der New York Heart Association (NYHA) werden zur Klassifizierung der Schwere der chronischen Herzinsuffizienz herangezogen; dieses System ist auf Erwachsene ausgerichtet und auf Kinder nicht ohne weiteres übertragbar (Ross et al. 1992). Daher wurde von Buchhorn et al. der Ross-Score verwendet, um bei den Studienteilnehmern den Schweregrad der Herzinsuffizienz zu bestimmen. Obwohl es sich bei den jüngsten Patienten der Studie von Azeka et al. (Azeka et al. 2002) eindeutig um Säuglinge handelte (das Studienkollektiv umspannte einen Altersbereich von 3,2 Monaten bis zehn Jahren), wurde für das gesamte Kollektiv eine „modifizierte" NYHA-Einteilung verwendet (gemäß einer publizierten Methode (Bruns et al. 2001)). Diese Modifikation jedoch besteht aus einer Anpassung an Kinder im Schulalter, und es bleibt unklar, wie dieses System auf Säuglinge angewendet werden konnte. Im Gegensatz hierzu verwendeten Shaddy et al. (Shaddy et al. 2007; Shaddy et al. 2002) abhängig vom Alter des einzelnen Patienten wahlweise den Ross-Score oder die NYHA-Klassifizierung.

Obwohl nun aber der Ross-Score formal das korrekte System für die Einteilung der chronischen Herzinsuffizienz bei Säuglingen darstellt, taugt er nur eingeschränkt für die Beurteilung einer Verbesserung der Herzinsuffizienzsymptome unter Betarezeptorenblockergabe, da er unter anderem auch auf dem Parameter Herzfrequenz basiert. Eine Senkung der Herzfrequenz kann als Zeichen einer Verbesserung der Herzinsuffizienz auftreten, jedoch auch als direkte pharmakodynamische Folge einer Betarezeptorenblockade. Dies bedeutet, dass unter Betarezeptorenblockertherapie bei allen Patienten, unabhängig vom tatsächlichen Verlauf der Herzinsuffizienz, eine Herzfrequenzsenkung zu erwarten war. Bei allen Studien, in denen der Ross-Score verwendet wurde, namentlich in den Studien von Buchhorn et al. (Buchhorn et al. 2001) und Shaddy et al. (Shaddy et al. 2007; Shaddy et al. 2002), besteht deshalb das Risiko systematischer Ergebnisverzerrungen (Bias).

Tabelle 6: Risiko für systematische Fehler - Azeka et al.

Methodischer Aspekt	Beurteilung	Beschreibung
Adäquate Methode für Randomisierung?	Unklar	Randomisierung erwähnt, Methode jedoch nicht beschrieben
Verdeckte Zuordnung?	Unklar	Nicht beschrieben
Verblindung?	Ja	Doppelblind, jedoch keine Verblindung der Endpunktbewertung erwähnt
Diskussion unvollständiger Endpunkterhebung?	Unklar	In keinem der Studienarme Abbruch der Behandlung; neun Patienten nicht in Endauswertung erfasst (lost to follow up) wegen Tod oder Herztransplantation

Die Tabellen dienen der Beurteilung des Risikos für die verschieden Arten systematischer Fehler (Bias), die im Methodenteil in Abschnitt 2.1.2.4 erläutert wurden. Die Beurteilung erfolgt standardisiert durch Einordnung in eine der vorgegebenen Kategorien „Ja", „Unklar" oder „Nein".

Tabelle 7: Risiko für systematische Fehler - Buchhorn et al.

Methodischer Aspekt	Beurteilung	Beschreibung
Adäquate Methode für Randomisierung?	Unklar	Randomisierung erwähnt, Methode jedoch nicht beschrieben
Verdeckte Zuordnung?	Unklar	Nicht beschrieben
Verblindung?	Nein	Sowohl Behandlung als auch Endpunktbewertung offen
Diskussion unvollständiger Endpunkterhebung?	Ja	Bei einem Patient des Behandlungsarms wurde die Behandlung während der Auftitrationsphase wegen einer Sepsis abgebrochen, die Daten gingen jedoch in die Auswertung ein

Die Tabellen dienen der Beurteilung des Risikos für die verschieden Arten systematischer Fehler (Bias), die im Methodenteil in Abschnitt 2.1.2.4 erläutert wurden. Die Beurteilung erfolgt standardisiert durch Einordnung in eine der vorgegebenen Kategorien „Ja", „Unklar" oder „Nein".

Tabelle 8: Risiko für systematische Fehler - Shaddy et al.

Methodischer Aspekt	Beurteilung	Beschreibung
Adäquate Methode für Randomisierung?	Ja	Adäquate Randomisierung; Stratifizierung der Studienarme nach linkem oder nicht-linkem Systemventrikel
Verdeckte Zuordnung?	Ja	Zuordnung von Randomisierungscodes durch Pharmazeuten
Verblindung?	Ja	Doppelblind; jedoch keine Verblindung der Endpunktbewertung erwähnt
Diskussion unvollständiger Endpunkterhebung?	Ja	Intention-to-treat-Analyse ergibt keine signifikanten Unterschiede zwischen den Studienarmen im Hinblick auf regelrechten Studienabschluss, auf Behandlungsabbruch, Tod und Herztransplantation; 20 - 25 % Behandlungsabbruch in jedem Behandlungsarm

Die Tabellen dienen der Beurteilung des Risikos für die verschieden Arten systematischer Fehler (Bias), die im Methodenteil in Abschnitt 2.1.2.4 erläutert wurden. Die Beurteilung erfolgt standardisiert durch Einordnung in eine der vorgegebenen Kategorien „Ja", „Unklar" oder „Nein".

Ein weiterer methodisch kritisch zu sehender Aspekt ist der Bericht über die hämodynamischen und neurohumoralen Parameter in den verschiedenen Studienarmen bei Shaddy et al. (Shaddy et al. 2007; Shaddy et al. 2002). Diese Parameter werden zwar ausführlich dargestellt, doch ist die Anzahl Patienten, für die die jeweiligen Daten erhoben wurden, für jeden einzelnen Parameter eine andere. Es bleibt unklar, auf welche Subgruppen der Studienpopulation sich diese Ergebnisse beziehen, so dass sie nicht mit den Ergebnissen der anderen beiden in das Cochrane-Review eingeschlossenen Studien verglichen werden können. Der Grund für diese uneinheitliche Darstellung geht weder aus den dazugehörigen Flussdiagrammen in der Publikation hervor, noch wird er von den Autoren kommentiert.

4.1.3 Ergebnisse der Interventionen

4.1.3.1 Verbesserung der Herzinsuffizienz

Azeka et al. sowie Buchhorn et al. beobachteten eine Verbesserung der Herzinsuffizienz unter Betarezeptorenblockertherapie; im Gegensatz dazu konnte in der Studie von Shaddy et al. kein statistisch signifikanter Unterschied zwischen der Wirkung von Placebo und Carvedilol gezeigt werden (Azeka et al. 2002; Buchhorn et al. 2001; Shaddy et al. 2007; Shaddy et al. 2002).

Während der Untersuchung von Azeka et al. (Azeka et al. 2002) starben im Placeboarm zwei Patienten (25 %), bei zwei weiteren Patienten (25 %) wurde eine Herztransplantation durchgeführt. Die verbleibenden vier Patienten (50 %) zeigten keine Verbesserung der Herzinsuffizienz und wurden weiterhin in NYHA-Klasse IV eingestuft. Im Vergleich dazu starben im Behandlungsarm vier Patienten, was mit 29 % einem Anteil vergleichbar mit dem in der Placebogruppe entspricht, wobei drei von ihnen bereits während der Auftitrationsphase starben. Eine Herztransplantation wurde in nur einem Fall durchgeführt (7 %). Alle übrigen Patienten verbesserten signifikant ihre NYHA-Klasse (ein Patient (7 %) stieg in NYHA-Klasse II auf, acht Patienten (57 %) in Klasse I), so dass sie von der Transplantationswarteliste heruntergenommen werden konnten.

Buchhorn et al. (Buchhorn et al. 2001) beobachteten eine signifikante Verbesserung der klinischen Symptomatik nach dem modifizierten Ross-Score bei den mit Propranolol behandelten Säuglingen. In der Kontrollgruppe lag der Ross-Score-Ausgangswert bei 7,2 +/- 2,4 Punkten (Mittelwert zuzüglich/abzüglich (+/-) Standardabweichung), am Ende der Untersuchung ergaben sich 8,3 +/- 1,9 Punkte. Beide Ergebnisse fallen in der Auswertung in die Kategorie „moderate" Herzinsuffizienz; diese liegt in einem Bereich von sieben bis neun Ross-Score-Punkten vor. Die Herzinsuffizienz der Patienten in der Propranololgruppe wurde bei der Ausgangsuntersuchung ebenfalls als „moderat" bewertet (8,3 +/- 1,9 Punkte), verbesserte sich über die Beobachtungsdauer jedoch, bis sie zu Ende der Titrationsphase als „mild" (3,3 +/- 2,3 Punkte) eingestuft wurde (Bereich für „mild": drei bis sechs Punkte).

Die Studie von Shaddy et al. (Shaddy et al. 2007; Shaddy et al. 2002) ergab im Hinblick auf den primären Endpunkt kombinierter Bewertungen der Herzinsuffizienz eine Verbesserung bei 56 % der Patienten sowohl in der Placebo- als auch in der Carvedilolgruppe (kombinierte Gruppe aus „Hoch-" und „Niedrigdosisarm"). Dies entsprach 30 von 54 Patienten unter Placebo und 58 von 103 unter Carvedilol. Der Schweregrad der Herzinsuffizienz blieb bei acht Patienten (15 %) der Placebogruppe und bei 20 Patienten (19 %) der Behandlungsgruppe unverändert. Er verschlechterte sich bei 16 Patienten (30 %) des Placebo- und 25 Patienten (24 %) des kombinierten Behandlungsarms. Die Endpunkte „Gesamtsterblichkeit jeglicher Ursache", „kardiovaskuläre Sterblichkeit", „Gesamtsterblichkeit oder herzinsuffizienzbedingte Hospitalisierung" und „Gesamtsterblichkeit oder kardiovaskulär bedingte Hospitalisierung" unterschieden sich nicht signifikant zwischen Kontroll- und Behandlungsarmen. Die Endpunkte NYHA- respektive Ross-Score-Klasse und Bewertung durch Patienten, Eltern und Ärzten gingen in den kombinierten Endpunkt ein, wurden jedoch nicht gesondert dargestellt.

4.1.3.2 Hämodynamische Parameter

Azeka et al. (Azeka et al. 2002) beobachteten im Verlauf der Untersuchung unter Carvedilol eine hochsignifikante Verbesserung der linksventrikulären Ejektionsfraktion; unter Placebo fand sich dagegen keine signifikante Änderung im Vergleich mit den Ausgangswerten. Analog nahm die Verkürzungsfraktion im Behandlungs-, nicht jedoch im Placeboarm zu.

In der Studie von Buchhorn et al. (Buchhorn et al. 2001) zeigte die gemessene Ejektionsfraktion keinen signifikanten Unterschied zwischen Propranolol- und Kontrollgruppe.

Shaddy et al. (Shaddy et al. 2007; Shaddy et al. 2002) gaben echokardiographische Parameter für mehrere Subgruppen der Studie an; diese waren jedoch nicht die primären Endpunkte der Studie. Die linksventrikuläre Ejektionsfraktion verbesserte sich während des Behandlungszeitraums sowohl in der Placebogruppe als auch in den beiden Carvedilolgruppen signifikant, die Verkürzungsfraktion verbesserte sich signifikant in Placebogruppe und Hochdosis- Carvedilolgruppe.

4.1.3.3 Verträglichkeit der Therapie

Alle Patienten von Azeka et al. (Azeka et al. 2002), die mit Carvedilol therapiert wurden, vertrugen die Zieldosis von täglich 0,2 Milligramm Carvedilol pro Kilogramm Körpergewicht gut. Es wurden keine der für antiadrenerge Pharmaka typischen unerwünschten Wirkungen berichtet.

Von den zehn Säuglingen, die im Rahmen der Studie von Buchhorn et al. (Buchhorn et al. 2001) Propranolol erhielten, entwickelten unter höheren Dosen zwei eine Bradykardie und erhielten daher eine geringere als die angestrebte Zieldosis von täglich zwei Milligramm Propranolol pro Kilogramm Körpergewicht. Es wurden keine negativen Effekte auf die ventrikuläre Funktion oder auf hämodynamische Parameter beobachtet.

Shaddy et al. (Shaddy et al. 2007; Shaddy et al. 2002) fanden keinen signifikanten Unterschied zwischen der Häufigkeit kardiovaskulärer unerwünschter Ereignisse zwischen Behandlungsarmen und Placeboarm. Die häufigsten unerwünschten Wirkungen in allen Studienarmen waren Infektionen der oberen Atemwege, Erbrechen und Husten.

4.1.3.4 Weitere untersuchte Endpunkte

Azeka et al. (Azeka et al. 2002) gaben für ihre Studienpopulation keine Herzfrequenzwerte an; Änderungen des gemessenen Blutdruckes waren statistisch nicht signifikant.

In der Untersuchung von Buchhorn et al. (Buchhorn et al. 2001) war die mittlere Herzfrequenz unter Propranolol im Vergleich zur Kontrollgruppe signifikant gesenkt (Mittelwert zuzüglich/abzüglich (+/-) Standardabweichung: 118 +/- 10 versus 142 +/- 11 Schläge pro Minute; p < 0,001).

Shaddy et al. (Shaddy et al. 2007; Shaddy et al. 2002) beobachteten eine signifikante Erniedrigung der Herzfrequenz in den zusammengefassten Carvedilolgruppen im Vergleich mit der Placebogruppe (Mittelwert zuzüglich/abzüglich (+/-) Standardabweichung: 89,2 +/- 30,3 versus 106 +/- 21,8 Schläge pro Minute; p = 0,04). Eine Senkung des Biomarkers Brain-Type Natriuretisches Peptid (BNP) erreichte nur in der Placebogruppe Signifikanz.

Wie im Protokoll zum Cochrane-Review vorab festgelegt, wurden die eingeschlossenen Publikationen weiterhin auf Informationen zu den Aspekten körperliche Belastbarkeit, Zumutbarkeit der Behandlung, Lebensqualität aus Patientensicht und kostenökonomische Bewertung untersucht; allerdings enthielt keine der Publikationen hierzu verwertbare Angaben.

4.2 Bisoprolol- und Metoprolol-Probandenprofile

4.2.1 Validierung der Methode zur Bisoprololquantifizierung

Die Validierung erfolgte im Einklang mit den Vorgaben der amerikanischen Arzneimittelzulassungsbehörde Food and Drug Administration, kurz FDA (FDA 2001). Dabei entsprachen die Messergebnisse sowohl im Hinblick auf Richtigkeit, Präzision und Linearität als auch im Hinblick auf die Wiederfindung den FDA-Anforderungen. Sämtliche Konzentrationsangaben in diesem Abschnitt beziehen sich auf die Konzentration der freien Base Bisoprolol im Blutplasma.

- **Richtigkeit, Präzision und Linearität**

Zur Bestimmung von Richtigkeit und Präzision der Quantifizierung wurden an drei verschiedenen Versuchstagen jeweils fünf Proben einer hohen, einer mittleren und einer niedrigen Konzentration sowie der Konzentration der unteren Bestimmungsgrenze (s. Tabelle 9) aufbereitet und vermessen. Analog zur Herstellung der Vergleichsproben wurde für die Darstellung der unterschiedlichen Konzentrationen arzneistofffreies „Leerplasma" mit einer entsprechenden Menge Analyt sowie Internem Standard versetzt (s. u.).

Die Richtigkeit beschreibt gemäß FDA, wie nah das Messergebnis an der „wahren Konzentration", dem Nominalwert liegt (FDA 2001). Entsprechend wurde die Richtigkeit ermittelt, indem die gemessenen Konzentrationen auf die entsprechenden nominalen Konzentrationen bezogen wurden. Die arithmetischen Mittelwerte aller Messungen einer Konzentrationsstufe wichen um nicht mehr als 6,3 %, die Ergebnisse der einzelnen Versuchstage um nicht mehr als 8,9 % vom jeweils entsprechenden Nominalwert ab (s. Tabelle 9) und lagen damit innerhalb des von der FDA vorgegebenen Toleranzbereiches von 20 % Abweichung für die untere Bestimmungsgrenze und 15 % für alle übrigen Konzentrationen.

Die Präzision stellt ein Maß dafür dar, wie dicht die Ergebnisse verschiedener Messungen derselben Konzentration beieinanderliegen (FDA 2001). Hierfür wird der Variationskoeffizient des arithmetischen Mittelwertes angegeben, der für die untere Bestimmungsgrenze 20 %, für alle übrigen Konzentrationen 15 % nicht überschreiten sollte. Auch hier entsprach die Methode den FDA-Anforderungen; die Variationskoeffizienten lagen für die arithmetischen Mittelwerte aller Messungen einer Konzentrationsstufe nicht über 5,6 %, für die Ergebnisse der einzelnen Versuchstage nicht über 8,5 % (s. Tabelle 9).

Die untere Bestimmungsgrenze der Methode („lower limit of quantification", LLOQ) lag bei 3,125 µg/l; die entsprechenden Messergebnisse lagen wiederum deutlich unter den FDA-Obergrenzen (FDA 2001) von höchstens 20 % für die Abweichung der Richtigkeit und von höchstens 20 % für den Variationskoeffizienten (s. Tabelle 9).

Tabelle 9: Richtigkeit und Präzision der Methode zur Bisoprololquantifizierung

	n	Nominale Konzentration [µg/l]	3,125	6,25	25,00	100,00
Tag 1	5	Gemessene Konzentration	3,01	6,10	25,44	106,17
Tag 2	5	[µg/l]	2,86	6,24	26,24	108,93
Tag 3	5	(Mittelwert)	2,92	6,19	24,99	100,70
Mittelwert	15		2,93	6,18	25,56	105,26
Tag 1	5	Richtigkeit [%]	96,2	97,6	101,7	106,2
Tag 2	5	(Mittelwert)	91,4	99,8	105,0	108,9
Tag 3	5		93,6	99,1	100,0	100,7
Mittelwert	15		93,7	98,8	102,2	105,3
Tag 1	5	Präzision [%]	8,5	4,3	3,1	2,7
Tag 2	5	(Variationskoeffizient des	7,0	6,5	3,2	1,9
Tag 3	5	Mittelwertes)	1,4	4,1	2,1	1,4
Mittelwert	15		5,6	5,0	2,8	2,0

„Konzentration" steht für die Konzentration an Bisoprolol freier Base im Blutplasma; „n" bezeichnet die Anzahl der untersuchten Proben; „Mittelwert" steht für den arithmetischen Mittelwert.

Die Linearität der Messung wurde durch die Analyse von Verdünnungsreihen bestehend aus je sechs Konzentrationen über den Bereich von 3,125 bis 100 µg/l mit je fünf Proben pro Konzentrationsstufe gezeigt. Die Beziehung zwischen gemessener und nominaler Konzentration wurde dabei durch die Geradengleichung y = 1,012x − 0,158 bei einem Bestimmtheitsmaß (R^2) von 0,999 beschrieben. Die FDA betrachtet Linearität als gegeben, wenn vier von sechs Konzentrationen mit einer maximalen Abweichung von der Nominalkonzentration von 15 % (20 % für die untere Bestimmungsgrenze) bestimmt werden (FDA 2001). Dieser Anforderung an die maximale Abweichung entsprachen die Ergebnisse aller sechs Konzentrationsstufen (s. Tabelle 10).

Die Methode erfüllte weiterhin die Forderung der FDA (FDA 2001) für den Nachweis von Selektivität, nach der die Vermessung mindestens sechs arzneistofffreier Plasmaproben verschiedener Probanden keine möglichen Interferenzen ergeben darf, d. h. keine Signale, die Peaks von Analyt oder Internem Standard überlagern könnten. Ein repräsentatives Chromatogramm eines solchen „Leerwertes" ist in Abbildung 9 gezeigt.

Tabelle 10:   Linearität der Methode zur Bisoprololquantifizierung

n	Nominale Konzentration [µg/l]	3,125	6,25	12,50	25,00	50,00	100,00
5	Gemessene Konzentration [µg/l] (Mittelwert)	2,92	6,19	12,19	24,99	51,30	100,70
5	Richtigkeit [%] (Mittelwert)	93,6	99,1	97,5	100,0	102,6	100,7

„Konzentration" steht für die Konzentration an Bisoprolol freier Base im Blutplasma; „n" bezeichnet die Anzahl der untersuchten Proben; „Mittelwert" steht für den arithmetischen Mittelwert.

- **Bestimmung der Wiederfindung**

Zur Bestimmung der Wiederfindung (Recovery) wird die Peakfläche, die sich aus der Vermessung einer aus Blutplasma aufbereiteten Probe ergibt, mit der Peakfläche einer plasmafreien Referenzprobe gleicher Konzentration („100 %-Wert") in Beziehung gesetzt. Die Wiederfindung nähert sich somit umso weiter 100 % an, je geringer die Verluste an Analyt und Internem Standard bei der Aufbereitung sind.

Im Gegensatz zu den spezifischen Vorgaben der FDA zu Richtigkeit, Präzision und Linearität fordert die FDA für die Wiederfindung lediglich generelle Präzision und Reproduzierbarkeit (FDA 2001). Tabelle 11 zeigt, dass diese in der vorliegenden Methode sowohl für den Analyten Bisoprolol als auch für den Internen Standard Metoprolol gegeben sind: Die Wiederfindung betrug an den einzelnen Versuchstagen für Bisoprolol mindestens 76,6 %, für Metoprolol 77,1 %; die jeweils entsprechende Präzision als Variationskoeffizient des arithmetischen Mittelwertes lag für Bisoprolol nicht höher als 8,6 % (untere Bestimmungsgrenze) bzw. 4,9 % (alle anderen Konzentrationsstufen), für Metoprolol nicht höher als 5,2 %.

Tabelle 11: Wiederfindung in der Methode zur Bisoprololquantifizierung

	n	Nominale Konzentration [µg/l]	3,125	6,25	25,00	100,00
Tag 1	5	**Wiederfindung Analyt [%]** (Mittelwert)	84,9	89,6	81,8	76,8
Tag 2	5		82,6	79,9	76,6	83,6
Tag 3	5		91,1	81,6	78,2	85,0
Mittelwert	15		86,2	83,7	78,9	81,8
Tag 1	5	**Präzision Wiederfindung Analyt [%]** (Variationskoeffizient des Mittelwertes)	8,6	4,9	4,8	3,6
Tag 2	5		4,7	3,8	2,8	3,5
Tag 3	5		3,9	3,1	3,6	3,3
Mittelwert	15		5,7	3,9	3,7	3,5
Tag 1	5	**Wiederfindung Interner Standard [%]** (Mittelwert)	82,2	77,1	79,7	78,3
Tag 2	5		83,8	79,0	81,1	83,8
Tag 3	5		82,7	80,5	79,0	84,0
Mittelwert	15		82,9	78,9	79,9	82,0
Tag 1	5	**Präzision Wiederfindung Interner Standard [%]** (Variationskoeffizient des Mittelwertes)	2,6	3,7	3,3	3,9
Tag 2	5		3,4	5,2	4,1	3,1
Tag 3	5		4,1	5,2	4,5	2,6
Mittelwert	15		3,4	4,7	4,0	3,2

„Konzentration" steht für die Konzentration an Bisoprolol freier Base im Blutplasma; „n" bezeichnet die Anzahl der untersuchten Proben; „Mittelwert" steht für den arithmetischen Mittelwert.

- **Einsatz eines Probenvolumens von 1000 µ Plasma**

Im Laufe der Durchführung der DuMBO-Studie ergab sich aufgrund klinischer Gegebenheiten die Notwendigkeit, Patientenproben zu analysieren, in denen ungewöhnlich niedrige Konzentrationen zu erwarten waren (s. Abschnitt 4.4.3.3). Sofern ausreichend Probenmaterial zur Verfügung stand, wurde in diesen Fällen das doppelte Volumen an Plasma für die Aufbereitung eingesetzt, um die untere Bestimmungsgrenze auf den halben Wert (1,56 µg/l) zu senken.

Mithilfe der folgenden Überlegungen und Maßnahmen wurde sichergestellt, dass die Validität der Methode trotz dieser leichten Modifikation weiterhin gegeben ist: Ein Probenvolumen von 500 µl enthält bei einer Konzentration von 3,125 µg/l dieselbe absolute Menge Bisoprolol wie ein Volumen von 1000 µl bei einer Konzentration von 1,5625 µg/l. Eine Erhöhung des Probenvolumens zu Beginn der Aufbereitung hat auf die HPLC-Analyse selbst keinen Einfluss, da die Proben im Anschluss an die Festphasenextraktion zur Trockene eingeengt und dann immer in demselben Volumen rekonstituiert werden. Damit zu Beginn der Aufbereitung ein ausreichend großer Pufferüberschuss vorhanden war, um die doppelte Menge an biologischer Matrix abzupuffern, wurde bei einem Einsatz von 1000 µl Plasma auch das Volumen des zugesetzten Boratpuffers auf 1000 µl verdoppelt. Weiterhin wurde eine Reihe von Kontrollmessungen im relevanten Konzentrationsbereich durchgeführt, um zu belegen, dass die Verdopplung des eingesetzten Plasmavolumens weder Richtigkeit noch Präzision noch Wiederfindung der Methode verändert (s. Tabelle 12). Die Ergebnisse dieser Kontrollmessungen sind vergleichbar mit den oben gezeigten Ergebnissen der Methodenvalidierung aus 500 µl Plasma und entsprechen ebenso den genannten FDA-Anforderungen. In Abbildung 9 ist das Chromatogramm eines „Leerwertes" mit Einsatz von 1000 µl Plasma dem eines „Leerwertes" mit 500 µl Plasma gegenübergestellt; erwartungsgemäß sind auch hier keine Unterschiede erkennbar.

Tabelle 12: Kontrollmessungen mit Einsatz von 1000 µl Plasma

n	Nominale Konzentration [µg/l]	1,5625	3,125	6,25
5	Gemessene Konzentration [µg/l] (Mittelwert)	1,48	3,00	6,31
5	Richtigkeit [%] (Mittelwert)	95,0	96,1	100,9
5	Präzision [%] (Variationskoeffizient des Mittelwertes)	4,5	1,6	3,6
5	Wiederfindung Analyt [%] (Mittelwert)	89,1	85,1	87,3
5	Präzision Wiederfindung Analyt [%] (Variationskoeffizient des Mittelwertes)	1,6	4,8	2,3
5	Wiederfindung Interner Standard [%] (Mittelwert)	87,7	89,6	82,4
5	Präzision Wiederfindung Interner Standard [%] (Variationskoeffizient des Mittelwertes)	5,4	6,1	3,3

„Konzentration" steht für die Konzentration an Bisoprolol freier Base im Blutplasma; „n" bezeichnet die Anzahl der untersuchten Proben; „Mittelwert" steht für den arithmetischen Mittelwert.

4.2.1.1 Repräsentative Chromatogramme

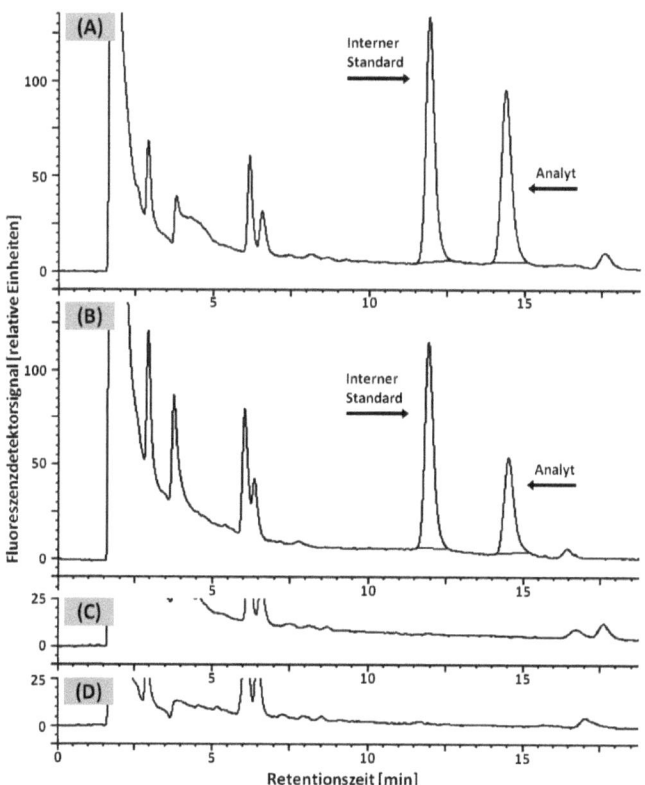

Abbildung 9: Repräsentative Chromatogramme
Die Beschriftung von Abszisse und Ordinate gilt jeweils für alle vier Chromatogramme. Der Interne Standard ist Metoprolol, der Analyt Bisoprolol. (A) „Vergleichswert": Probe bekannter Bisoprololkonzentration, für die arzneistofffreies Blutplasma mit Internem Standard und Analyt versetzt wurde. (B) 11,37 Stunden nach Bisoprololgabe entnommene Plasmaprobe von Patient IV mit einer Bisoprololkonzentration von 6,5 µg/l. (C) „Leerwert": arzneistofffreies Blutplasma ohne Zusatz von Internem Standard und Analyt zum Ausschluss von Interferenzen. (D) „Leerwert" mit Einsatz von 1000 µl Plasma (verdoppeltes Volumen). Zum Prinzip der Quantifizierung s. Abschnitt 2.2.3.2.

4.2.2 Charakteristika der Probanden

In Tabelle 13 sind Geschlecht, Lebensalter, Körpergröße, Körpergewicht und Body-Mass-Index sowie CYP2D6-Geno- und Phänotyp aller in der vorliegenden Arbeit untersuchten Probanden zusammengestellt. Sämtliche Probanden waren europäischer Abstammung.

Tabelle 13: Charakteristika der untersuchten Probanden

Proband	Geschlecht	Größe [cm]	CYP2D6-Genotyp	logMR	CYP2D6-Phänotyp	Zeitpunkt des Metoprololprofils			Zeitpunkt des Bisoprololprofils		
						Alter [Jahre]	Gewicht [kg]	BMI [kg/m^2]	Alter [Jahre]	Gewicht [kg]	BMI [kg/m^2]
01	w	177	wt/wt	-2,2	EM	39,8	72	23,0	n.t.	n.t.	n.t.
02	w	177	*4/*6	0,3	PM	27,3	75	23,9	28,2	76	24,3
03	w	176	*3/*10	-1,4	EM	27,6	78	25,2	27,8	80	25,8
04	m	185	*4/wt	-2,2	EM	31,8	74	21,6	32,3	74	21,6
05	w	160	wt/wt	-3,0	EM	29,5	51	19,9	n.t.	n.t.	n.t.
06	w	147	wt/wt	-2,0	EM	27,5	55	25,5	28,0	55	25,5
07	m	178	wt/wt	-1,8	EM	25,7	77	24,3	26,0	76	24,0
08	w	174	wt/wt	-2,6	EM	24,1	56	18,5	n.t.	n.t.	n.t.
09	w	177	wt/wt	-2,6	EM	26,9	68	21,7	n.t.	n.t.	n.t.
10	w	173	wt/wt	-2,5	EM	23,9	60	20,0	n.t.	n.t.	n.t.
11	w	160	wt/wt	-2,9	EM	23,3	57	22,3	n.t.	n.t.	n.t.
Min.	n.a.	147	n.a.	-3,0	n.a.	23,3	51	18,5	26,0	55	21,6
Median	n.a.	176	n.a.	-2,2	n.a.	27,3	68	22,3	28,0	76	24,3
Max.	n.a.	185	n.a.	0,3	n.a.	39,8	78	25,5	32,3	80	25,8

„w" steht für weiblich, „m" für männlich; „wt" bedeutet Wildtyp für das CYP2D6-Gen, Sternchensymbole mit folgender Zahl kennzeichnen Mutationen des CYP2D6-Gens; bei *3, *4, und *6 resultiert Inaktivität, bei *10 eingeschränkte Aktivität. „logMR" steht für den Logarithmus des Metabolischen Quotienten, bestimmt mit dem Testsubstrat Dextromethorphan; „EM" steht für Normaler Metabolisierer, „PM" für Langsamer Metabolisierer (Details s. Text und Abschnitt 2.2.4). „BMI" ist kurz für Body-Mass-Index, „n.t." für nicht teilgenommen, „Min." für Minimalwert, „Max." für Maximalwert, „n.a." für nicht anwendbar.

Die Genotypisierung ergab, dass sämtliche Untersuchungsteilnehmer je zwei Gene für CYP2D6 besaßen. Dabei wurden für die Probanden 01, 05, 06, 07, 08, 09, 10 und 11 beide Gene als Wildtyp bestimmt; dieser führt zu einer normalen CYP2D6-Aktivität (für Details zu Geno- und Phänotypisierung s. Abschnitt 2.2.4). Bei einem Probanden (Proband 04) wurden je ein Wildtyp-Gen und ein mutiertes, zu Inaktivität führendes Gen detektiert. Proband 03 besaß je eine zu verminderter und eine zu fehlender CYP2D6-Aktivität führende Mutation. Aufgrund des Genotyps war bei genau einem der elf Probanden eine völlige Inaktivität des CYP2D6-Enzyms zu erwarten: Bei Proband 02 wurden zwei zu CYP2D6-Inaktivität führende Mutationen nachgewiesen. In der bereits zuvor zitierten Publikation von Sachse et al. war bei einem solchen Genotyp in allen beobachteten Fällen der Phänotyp eines Langsamen Metabolisierers festgestellt worden (Sachse et al. 1997). Dieser Zusammenhang wurde auch in der vorliegenden Untersuchung beobachtet: Mit einem logarithmierten Metabolischen Quotienten (logMR-Wert) von 0,3 für das Testsubstrat Dextromethorphan wurde Proband 02 als Langsamer Metabolisierer (Poor Metabolizer, PM) klassifiziert (Grenze: -0,08, s. Abschnitt 2.2.4.2). Alle übrigen Probanden wurden phänotypisch als Normale Metabolisierer eingestuft. Der Anteil an Langsamen Metabolisierern im Probandenkollektiv (einer von elf, 9 %) entspricht damit etwa dem von Sistonen et al. beobachteten Anteil bei Europäern von 8 % (Sistonen et al. 2007).

Für alle elf Probanden wurden Plasmakonzentrationszeitprofile für Metoprolol erstellt. Bei einer Untergruppe von fünf Probanden (Probanden 02, 03, 04, 06, und 07) wurden zu einem späteren Zeitpunkt außerdem Profile für Bisoprolol abgenommen. Für die Bisoprololprofile wurden die bereits bei Bestimmung der Metoprololprofile vergebenen Probandennummern beibehalten; sie sind daher nicht fortlaufend. Sich entsprechende Nummern bei den verschiedenen Profilen bezeichnen damit identische Probanden. Wegen des zeitlichen Abstandes zwischen den Untersuchungen sind die veränderlichen Parameter Lebensalter, Körpergewicht und Body-Mass-Index in Tabelle 13 jeweils zweifach, einmal für jeden Untersuchungszeitpunkt, aufgeführt.

4.2.3 Metoprolol-Probandenprofile

Die für die elf Probanden bestimmten Plasmakonzentrationszeitprofile nach Einnahme einer Tablette mit 100 mg Metoprololtartrat (78 mg Metoprolol freie Base) in schnell freisetzender Formulierung sind in Abbildung 10 dargestellt. Auffällig ist dabei die enorme interindividuelle Variabilität der Pharmakokinetik. Dabei wurden die höchsten Konzentrationen bei Proband 02 gemessen, der mit zwei inaktiven CYP2D6-Genen als Langsamer Metabolisierer eingeordnet worden war (s. Abschnitt 4.2.2). Aber auch die Profile der anderen Probanden,

4 ERGEBNISSE — 4.2 Bisoprolol- und Metoprolol-Probandenprofile

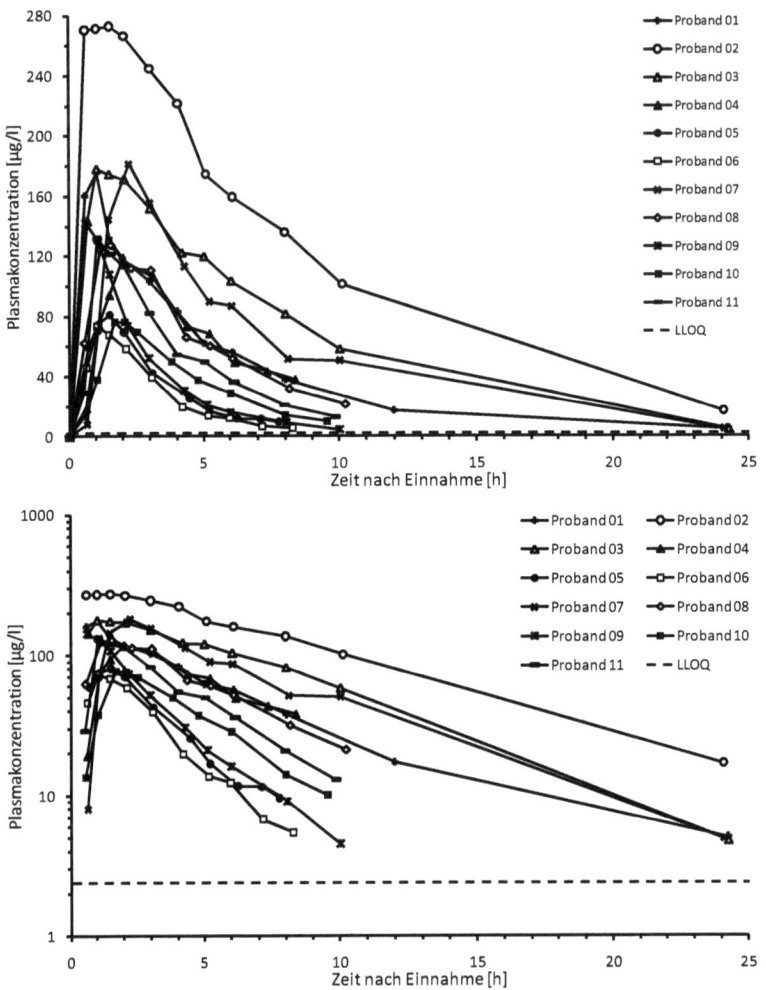

Abbildung 10: Probandenprofile Metoprolol
Dargestellt ist einmal in linearer, einmal in halblogarithmischer Darstellung der Plasmakonzentrationszeitverlauf nach peroraler Einmalgabe einer Einzeldosis von 100 mg Metoprololtartrat in Form einer schnell freisetzenden Tablette. Für Proband 11 war keine 24-Stunden-Probe verfügbar, in allen anderen Fällen bedeutet das Fehlen eines Messwertes zu diesem Zeitpunkt, dass die Konzentration unterhalb der unteren Bestimmungsgrenze („LLOQ") lag (s. Rohdaten im Anhang in Tabelle 31).

Tabelle 14: Pharmakokinetische Parameter der Metoprolol-Probandenprofile

	$t_{1/2}$ [h]	$AUC_{0...tlast}$ [h*µg/l]	$AUC_{0...\infty}$ [h*µg/l]	Cl/F [l/h]	t_{last} [h]
Proband 01	5,9	689,1	1009,6	7,7	8,02
Proband 02	8,2	1618,6	3218,5	2,4	8,00
Proband 03	5,5	997,4	1637,9	4,8	8,02
Proband 04	5,9	563,8	885,9	8,8	8,37
Proband 05	5,6	273,4	351,6	22,2	7,77
Proband 06	2,0	235,0	250,5	31,1	8,27
Proband 07	3,4	799,4	1053,3	7,4	8,12
Proband 08	3,1	602,1	742,8	10,5	8,17
Proband 09	2,4	386,7	418,4	18,6	8,05
Proband 10	2,3	316,7	363,3	21,5	8,02
Proband 11	2,4	485,9	556,9	14,0	7,98
Gemeinsame Auswertung EMs und PMs (n=11)					
Minimalwert (relativ zu Median)	2,0 (57 %)	235,0 (42 %)	250,5 (34 %)	2,4 (23 %)	7,77 (97 %)
Median	3,4	563,8	742,8	10,5	8,02
Maximalwert (relativ zu Median)	8,2 (239 %)	1618,6 (287 %)	3218,5 (433 %)	31,1 (297 %)	8,37 (104 %)
Auswertung nur EMs (n=10)					
Minimalwert (relativ zu Median)	2,0 (60 %)	235,0 (45 %)	250,5 (39 %)	4,8 (39 %)	7,77 (97 %)
Median	3,3	524,8	649,9	12,3	8,04
Maximalwert (relativ zu Median)	5,9 (180 %)	997,4 (190 %)	1637,9 (252 %)	31,1 (254 %)	8,37 (104 %)

"$t_{1/2}$" bezeichnet die Eliminationshalbwertszeit, „$AUC_{0...tlast}$" die Fläche unter der Plasmakonzentrationszeitkurve im Zeitraum von null bis „t_{last}", dem Zeitpunkt des letzten in die Berechnung eingehenden Messwertes, der für die berechneten Parameter bei etwa acht Stunden nach Metoprololgabe lag (genaue jeweilige Werte s. letzte Spalte; zur Auswertung über einen Zeitraum von acht Stunden s. Text). Für die „$AUC_{0...\infty}$" wird zusätzlich die terminale Fläche zwischen t_{last} und dem Zeitpunkt „unendlich" extrapoliert; die orale Clearance „Cl/F" wurde auf Basis der $AUC_{0...\infty}$ berechnet (s. Abschnitt 2.4.4). „n" steht für die Anzahl der Probanden, „EMs" für Normale, „PMs" für Langsame Metabolisierer. Der Langsame Metabolisierer ist Proband 02.

die allesamt zu den Normalen Metabolisierern für CYP2D6 gehören, zeigen untereinander große Unterschiede. Die halblogarithmische Darstellung der Profile verdeutlicht dabei durch die unterschiedlich steil abfallenden hinteren Kurventeile besonders gut die starken interindividuellen Unterschiede in der Eliminationsphase. Die den Graphen zugrunde liegenden Rohdaten sind im Anhang in Tabelle 31 zusammengestellt.

Für jedes der Profile wurden auf die in Abschnitt 2.4.4 beschriebene Weise die Eliminationshalbwertszeit, die Exposition (AUC) und die orale Plasmaclearance berechnet. Dabei wurde berücksichtigt, dass sich die genauen Blutentnahmezeitpunkte aufgrund klinischer Gegebenheiten zwischen den einzelnen Profilen teils deutlich unterschieden (die für zehn Stunden nach Gabe avisierten Blutentnahmen hatten teilweise vorverlegt werden müssen; fünf der elf 24-Stunden-Konzentrationen lagen unterhalb der unteren Bestimmungsgrenze der Methode; für Proband 11 war keine 24-Stunden-Probe verfügbar). Diesen Unterschieden wurde Rechnung getragen, indem alternative Auswertungen durchgeführt und gegenübergestellt wurden: Um die Berücksichtigung sämtlicher bestimmter Konzentrationen zu ermöglichen, wurde die $AUC_{0...\infty}$ mit einer von Proband zu Proband unterschiedlichen Zahl von Messpunkten bestimmt und die Eliminationskonstante zur Extrapolation des terminalen Kurvenverlaufes auf Basis der drei jeweils letzten quantifizierbaren Werte jedes Profils berechnet. Der Zeitpunkt für den letzten eingehenden Messwert variierte bei dieser Herangehensweise von 7,77 bis 24,27 Stunden. Der Median der so berechneten $AUC_{0...\infty}$-Werte lag bei 754,7 h*µg/l, wobei der kleinste bestimmte Wert 250,5 h*µg/l betrug (dies entspricht 33 % des medianen Wertes) und der höchste Wert mit 2824,9 h*µg/l (374 % des medianen Wertes) bestimmt wurde. In einem alternativen Ansatz wurde die Auswertung weiter vereinheitlicht, indem nur sich entsprechende Werte der verschiedenen Profile herangezogen wurden: Für den Zeitpunkt von etwa acht (7,77 bis 8,37) Stunden nach Einnahme liegen für alle Profile Konzentrationen vor, daher wurden mit allen Konzentrationen bis zu diesem Zeitpunkt die $AUC_{0...tlast}$ („t_{last}" für den letzten in die Berechnung eingehenden Punkt) und die $AUC_{0...\infty}$ berechnet. Der Bereich für die terminale Extrapolation im Rahmen der $AUC_{0...\infty}$ Berechnung wird dadurch zwar in vielen Fällen deutlich vergrößert, dafür sind die Ergebnisse direkt vergleichbar.

Im Folgenden werden die Ergebnisse der Berechnungen auf Basis der Konzentrationen bis etwa acht Stunden nach Einnahme vorgestellt (s. Tabelle 14). Es zeigt sich auch bei einheitlicher Betrachtung der Exposition in den ersten acht Stunden nach Gabe noch immer eine beträchtliche Variabilität, wobei der Minimalwert der berechneten AUCs 42 % und der Maximalwert 287 % der entsprechenden medianen AUC ausmacht; ähnlich variabel zeigen sich auch die bestimmten Halbwertszeiten und Clearances (s. Tabelle 14). Durch Ausschluss des als Langsamen Metabolisierers identifizierten Probanden 02 aus der Auswertung lässt sich diese Variabilität verringern, bleibt jedoch ausgeprägt: Innerhalb der bezogen auf den CYP2D6-Phänotyp homogenen Gruppe der zehn Normalen Metabolisierer liegt der Minimalwert der Exposition in den ersten acht Stunden nach Gabe bei 45 % und der Maximalwert bei 190 % des Medians.

Alle Probanden hatten unabhängig von ihrem Körpergewicht dieselbe absolute Dosis Metoprolol eingenommen. Um eine Zunahme der interindividuellen Variabilität der pharmakokinetischen Parameter durch unterschiedliche relative Dosierungen auszuklammern, wurde eine Dosisnormierung der AUCs vorgenommen. Dafür wurde für jeden Probanden die erhaltene Dosis auf ein Kilogramm Körpergewicht normiert angegeben, eine typische Dosierung von 1 mg freier Base Metoprolol pro Kilogramm Körpergewicht auf dieses Ergebnis bezogen und der resultierende Korrekturfaktor zur Extrapolation der AUCs eingesetzt (analog ausführlicher in Abschnitt 4.4.2 erläutert; vorausgesetzt wird eine lineare Pharmakokinetik im betrachteten Dosisbereich). Im Ergebnis zeigt sich eine sogar noch erhöhte Streuung: Die dosisnormierte Exposition in den ersten acht Stunden nach Metoprololgabe reicht von 38 % bis 360 % des entsprechenden medianen Wertes, wenn alle elf Probanden gemeinsam betrachtet werden und von 42 % bis 260 % innerhalb der Gruppe der zehn Normalen Metabolisierer.

Die bereits in der graphischen Darstellung der Profile auffällige ausgeprägte interindividuelle Variabilität der Pharmakokinetik von Metoprolol ist damit auch durch die Parameter Halbwertszeit, Exposition und Clearance darstellbar. Sie kann nicht durch Unterschiede der relativen (körpergewichtsnormierten) Dosierungen erklärt werden. Die Variabilität verringert sich zwar, wenn die Normalen Metabolisierern des Probandenkollektivs gesondert von dem Langsamen Metabolisierer betrachtet werden, Tabelle 14 zeigt jedoch, dass auch innerhalb der Gruppe der zehn Normalen Metabolisierer eine ausgeprägte interindividuelle Variabilität beobachtet werden kann.

4.2.4 Bisoprolol-Probandenprofile

In Abbildung 11 sind die für die fünf Probanden bestimmten Plasmakonzentrationszeitprofile nach peroraler Einmalgabe einer schnell freisetzenden Tablette mit 10 mg Bisoprololfumarat entsprechend 8,5 mg freier Base Bisoprolol dargestellt. Es zeigt sich deutlich, dass die interindividuelle Variabilität der Pharmakokinetik von Bisoprolol sehr viel geringer ausgeprägt ist als jene von Metoprolol. Die den Graphen zugrunde liegenden Rohdaten sind im Anhang zusammengestellt (Tabelle 32).

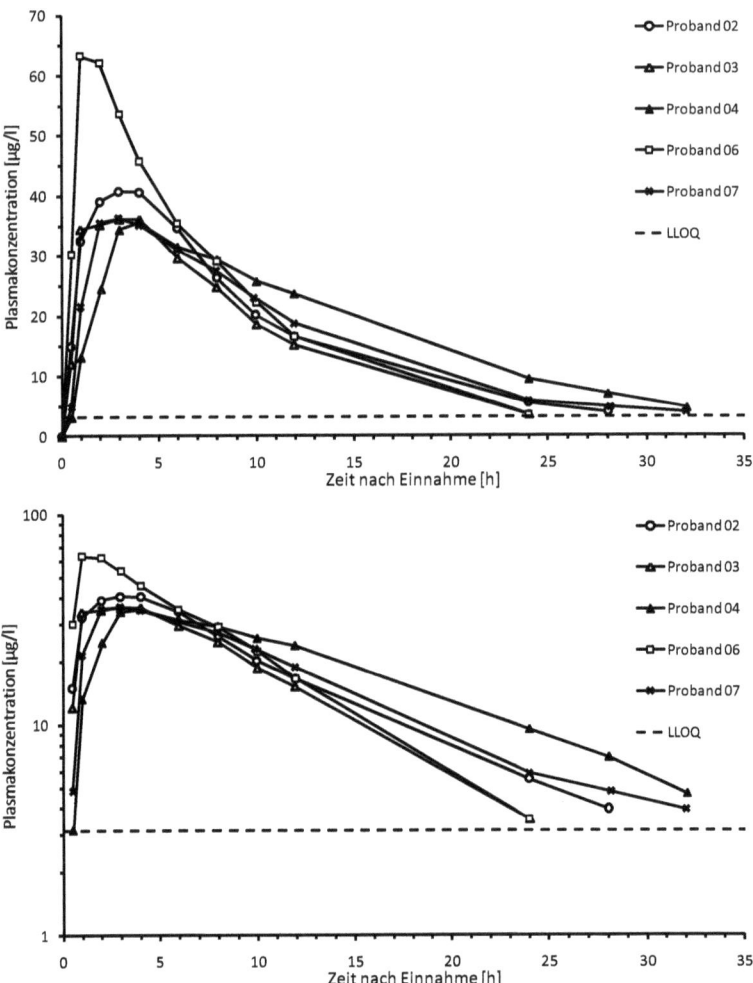

Abbildung 11: Probandenprofile Bisoprolol
Dargestellt ist einmal in linearer, einmal in halblogarithmischer Darstellung der Plasmakonzentrationszeitverlauf nach peroraler Einmalgabe einer Einzeldosis von 10 mg Bisoprololfumarat in Form einer schnell freisetzenden Tablette bei fünf gesunden Probanden. „LLOQ" bezeichnet die untere Bestimmungsgrenze. 28 Stunden nach Bisoprololeinnahme lagen zwei, 32 Stunden nach Einnahme drei Messwerte unterhalb der unteren Bestimmungsgrenze (s. Rohdaten im Anhang in Tabelle 32). Für eine deutlichere Darstellung wurde ein kleinerer Ordinatenausschnitt gewählt als für die Darstellung der Metoprololprofile in Abbildung 10.

4 ERGEBNISSE — 4.2 Bisoprolol- und Metoprolol-Probandenprofile

Tabelle 15: Pharmakokinetische Parameter der Bisoprolol-Probandenprofile

	$t_{1/2}$ [h]	$AUC_{0...tlast}$ [h*µg/l]	$AUC_{0...\infty}$ [h*µg/l]	Cl/F [l/h]	t_{last} [h]
Proband 02	7,5	483,2	543,3	15,6	24,00
Proband 03	5,8	430,5	460,3	18,5	24,03
Proband 04	9,5	518,7	648,4	13,1	24,02
Proband 06	5,3	557,1	584,3	14,5	24,02
Proband 07	7,2	471,7	532,2	16,0	24,02
Minimalwert (relativ zu Median)	5,3 (74 %)	430,5 (89 %)	460,3 (85 %)	13,1 (84 %)	24,00 (100 %)
Median	7,2	483,2	543,3	15,6	24,02
Maximalwert (relativ zu Median)	9,5 (133 %)	557,1 (115 %)	648,4 (119 %)	18,5 (118 %)	24,03 (100 %)

„$t_{1/2}$" bezeichnet die Eliminationshalbwertszeit, „$AUC_{0...tlast}$" die Fläche unter der Plasmakonzentrationszeitkurve im Zeitraum von null bis „t_{last}", dem Zeitpunkt des letzten in die Berechnung eingehenden Messwertes, der für die berechneten Parameter bei etwa 24 Stunden nach Bisoprololgabe lag (genaue jeweilige Werte s. letzte Spalte; zur Auswertung über einen Zeitraum von 24 Stunden s. Text). Für die „$AUC_{0...\infty}$" wird zusätzlich die terminale Fläche zwischen t_{last} und dem Zeitpunk „unendlich" extrapoliert. Die orale Clearance „Cl/F" wurde auf Basis der $AUC_{0...\infty}$ berechnet (s. Abschnitt 2.4.4).

Für jedes der Bisoprololprofile wurden wie in Abschnitt 2.4.4 beschrieben die Eliminationshalbwertszeit, die Exposition (AUC) und die orale Plasmaclearance berechnet. Wie für Metoprolol wurden auch für Bisoprolol verschiedene alternative Auswertungen durchgeführt und gegenübergestellt. Die Berechnung der $AUC_{0...\infty}$ aus den letzten drei Datenpunkten eines jeden Profils ergab eine mediane AUC von 584,3 h*µg/l, wobei der geringste berechnete Wert 460,3 h*µg/l betrug (dies entspricht 79 % des medianen Wertes) und der höchste 628,8 h*µg/l (108 % des medianen Wertes). Bei dieser Vorgehensweise lag der jeweils letzte in die Berechnung eingehende Wert bei unterschiedlichen Zeitpunkten (der früheste bei 24,02 Stunden, der späteste bei 32,07 Stunden nach Einnahme). Um die Vergleichbarkeit der Berechnungen für die einzelnen Profile zu erhöhen, wurde eine analoge Auswertung für den Bereich durchgeführt, in dem für alle Probanden Bisoprololkonzentrationen bestimmt werden konnten; dies war der Bereich bis 24 Stunden nach Einnahme. Die Ergebnisse sind in Tabelle 15 angegeben. Es zeigt sich für alle berechneten Parameter eine deutlich geringere Streuung als für Metoprolol. Für einen unmittelbaren Vergleich mit den Ergebnissen des vorangegangenen Abschnitts wurde des Weiteren wie bei Metoprolol ebenfalls das Zeitfenster bis acht Stunden nach Einnahme betrachtet und die Exposition in diesem Zeitraum dosisnormiert angegeben

(s. Abschnitt 4.2.3). Die kleinste der hieraus resultierenden AUCs betrug 84 % der entsprechenden medianen AUC, die größte 107 %. Zum Vergleich: Die analogen Werte für Metoprolol waren 38 % und 360 % für alle elf Probanden und 42 % bis 260 % für die zehn Normalen Metabolisierer. Aufgrund unterschiedlicher klinischer Gegebenheiten variieren bei den Metoprololprofilen die genauen Blutentnahmezeitpunkte stärker als bei Bisoprolol. Dies könnte einen Beitrag zum unterschiedlichen Ausmaß der Variabilität geleistet haben; im Vergleich von Abbildung 10 und Abbildung 11 wird jedoch deutlich, dass das Ausmaß der Unterschiede der interindividuellen Variabilität hierdurch allein nicht erklärbar ist.

Sowohl die graphische Darstellung als auch die berechneten pharmakokinetischen Parameter zeigen, dass die Pharmakokinetik von Bisoprolol eine wesentlich geringere interindividuelle Variabilität aufweist als die von Metoprolol. Dies trifft auch dann zu, wenn die Variabilität der Pharmakokinetik von Metoprolol nur in der - bezogen auf ihren CYP2D6-Phänotyp - homogenen Gruppe der Normalen Metabolisierer betrachtet wird.

4.3 Ergebnisse der PBPK-Simulationen

4.3.1 Erläuterung zur Darstellung der Simulationsergebnisse

Bei populationspharmakokinetischen Simulationen werden Simulationen der Pharmakokinetik für jedes einzelne Individuum durchgeführt. Das Ergebnis ist eine der Größe der virtuellen Population entsprechende Anzahl von Konzentrationszeitprofilen (in dieser Arbeit meist 100 oder 1000). In der Ergebnisdarstellung dieser Arbeit werden nicht sämtliche Einzelkurven abgebildet, sondern für jeden Simulationszeitpunkt jeweils 5. Perzentile, Median und 95. Perzentile aller ihm zugeordneten Konzentrationen. Die durch 5. und 95. Perzentile umschlossene Fläche repräsentiert den Bereich, in dem sich 90 % der simulierten Konzentrationen befinden, wobei 5 % aller simulierten Werte darunter und 5 % darüber liegen. Um eine grobe Orientierung über die Lage dieser darunter- und darüberliegenden Werte zu erhalten, sind für jeden Zeitpunkt zudem die Minimal- und Maximalwerte aller simulierten Konzentrationen angegeben; es ist jedoch zu berücksichtigen, dass diese Extremwerte bereits durch einzelne Ausreißerwerte verändert werden und ihre Lage somit nicht so stabil ist wie die der Perzentilkurven.

Die Punkte der so entstehenden Kurven können dabei aus verschiedenen Einzelprofilen stammen; es handelt sich also nicht um zusammengehörige Verläufe. So erklärt sich die bei einigen Simulationen unregelmäßige Kurvenform. Diese Darstellung kennzeichnet damit die Lage der Konzentrationspunkte der Simulation, jedoch nicht direkt die Form der simulierten Profile. Ob ein gemessenes Profil eine ähnliche Form wie der Median der simulierten Werte besitzt, ist daher nicht notwendigerweise ein aussagekräftiges Kriterium zur Bewertung der Simulation.

In den folgenden Abschnitten werden die Simulationen im Sinne einer stichprobenartigen Überprüfung der Vorhersagen mit den einzelnen real gemessenen Profilen verglichen.

4.3.2 PBPK-Modell für Metoprolol

4.3.2.1 Ergebnisse der Modellentwicklung für Metoprolol

Als Ergebnisse der Literaturrecherche für Metoprolol wurden die in Tabelle 16 angegebenen Eingabeparameter für das Modell verwendet:

Tabelle 16: Eingabeparameter für das Metoprolol-Basismodell

Parameter	Einheit	Wert	Referenz
Molekulargewicht	[g/mol]	267,4	(Regardh et al. 1974)
logP-Wert	Dimensionslos	1,75	s. Erläuterungen
pK_b-Wert	Dimensionslos	4,3	(Regardh et al. 1974)
f_u	Dimensionslos	0,87	(Regardh et al. 1974)
Hepatische Clearance	[ml/min/kg]	13,5 (EM) 3,5 (PM)	(Jonkers et al. 1991; Kirchheiner et al. 2004; Lennard et al. 1982a; Lennard et al. 1982b; Lennard et al. 1983)
Renale Clearance	[ml/min/kg]	1,5	(Johnsson et al. 1975; Regardh et al. 1974)
Intestinale Permeabilität	[cm/min]	$8,5 \cdot 10^{-4}$	s. Erläuterungen
Magenentleerungszeit	[h]	0,5	(Gentilcore et al. 2006; Hellmig et al. 2006)
Intestinale Transitzeit	[h]	4	(Davis et al. 1986)

Mit „f_u" wird die im Blutplasma ungebunden vorliegende Arzneistofffraktion bezeichnet. „EM" steht für Normale Metabolisierer, „PM" für Langsame Metabolisierer; die Clearances sind körpergewichtsnormiert angegeben (bezogen auf ein Kilogramm Körpergewicht). Für Erläuterungen zu logP-Wert und intestinaler Permeabilität s. Abschnitt 2.3.2.1.

Aufgrund seiner basischen Eigenschaften (pK_b-Wert 4,3) liegt Metoprolol bei physiologischen pH-Werten in Gastrointestinaltrakt und Blut protoniert vor (Strukturformel s. Abbildung 2 in Abschnitt 2.2.2). Während nur ein geringer Anteil der Dosis per glomerulärer Filtration unverändert renal eliminiert wird (s. Tabelle 16), stellt die hepatische Metabolisierung über Cytochrom P450 2D6 (CYP2D6) den Haupteliminationsweg von Metoprolol dar (Lennard et al. 1982a; McGourty et al. 1985; Regardh et al. 1974). Es werden zwei aktive Metabolite gebildet, von denen der eine (O-Demethyl-Metoprolol) jedoch aufgrund seiner sehr kurzen Halbwertszeit keinen klinisch relevanten Effekt entfaltet, während der andere (alpha-Hydroxy-Metoprolol) weniger als 5 % zur Gesamtwirkung beiträgt (Plosker und Clissold 1992). Die Metaboliten wurden daher vereinfachend nicht im Modell berücksichtigt.

Das Enzym CYP2D6 wird polymorph exprimiert, was eine ausgeprägte interindividuelle Variabilität der CYP2D6-Aktivität zur Folge hat. Auf Basis dieser unterschiedlichen Enzymaktivitäten werden verschiedene Metabolisierungstypen unterschieden, wobei sich abhängig von Untersuchungsumfang und Methodik unterschiedliche Einteilungen ergeben können (s. Abschnitt 2.2.4.1). In der umfangreichen Untersuchung von Sistonen et al. wurde die Verteilung der Metabolisierungstypen in Europa als bimodal beschrieben mit einem Anteil von 8 % Langsamen Metabolisierern und 85% Normalen Metabolisierern (Sistonen et al. 2007). Die Übergänge zwischen diesen beiden Gruppen sowie zu den sogenannten Intermediären und Ultraschnellen Metabolisierern, die gemeinsam die übrigen 7 % ausmachen, sind dabei fließend, und auch innerhalb der Gruppen variiert die Metabolisierungskapazität erheblich (Sistonen et al. 2007; Zanger et al. 2004).

Diese große Variabilität konnte durch ein Modell mit einer einheitlichen CYP2D6-Clearance nicht adäquat abgebildet werden; daher wurden für die verschiedenen Metabolisierungstypen zunächst getrennte, sich in der Größe der hepatischen Clearance unterscheidende Metoprololmodelle erstellt. Auf Grundlage der genannten Ergebnisse von Sistonen et al. wurde dafür ein Anteil von 8 % Langsamen Metabolisierern angenommen. Die Untergruppen der Intermediären und Ultraschnellen Metabolisierer wurden nicht getrennt berücksichtigt; dies basiert auf der umfangreichen Untersuchung von Funck-Brentano et al. an über 400 Probanden, die lediglich eine bimodale Verteilung der Metabolisierungstypen beschreibt (Funck-Brentano et al. 2005). Da sich nach dieser Untersuchung die genannten Untergruppen nicht abgrenzen lassen, wurden sie vereinfachend zur großen Gruppe der Normalen Metabolisierer hinzugezählt. Ohnehin hätten sie wegen ihrer nur jeweils sehr geringe Anteile in der europäischen Bevölkerung das Endergebnis einer Populationssimulation nur marginal beeinflussen können (auf die übliche Ergebnisdarstellung durch Angabe der 5. und der 95. Perzentile wirken sich Einflüsse, die weniger als 5 % der Profile betreffen, unter Umständen nicht aus). Weiterhin waren in der Literatur keine ausreichenden pharmakokinetischen Daten verfügbar, um ein PBPK-Modell an diese speziellen Untergruppen anpassen zu können. Aufgrund dieser Vereinfachung ist zu erwarten, dass die durch den CYP2D6-Polymorphismus bedingte interindividuelle Variabilität durch das Modell tendenziell noch unterschätzt wird.

Die Modellentwicklung erfolgte entsprechend dem in Abschnitt 2.3.2.1 beschriebenen Ablauf (Eingabeparameter s. Tabelle 16). Zur Anpassung der Modelle für Normale und Langsame Metabolisierer wurden Plasmakonzentrationszeitprofile von Probanden bekannten CYP2D6-Phänotyps benötigt. Da entsprechende Datensätze in der Literatur nur begrenzt verfügbar waren (Referenzen s. Tabelle 16), wurden auch die Profile der selbst durchgeführten Probandenuntersuchung für die Modellanpassung verwendet.

Die Pharmakokinetik in virtuellen Populationen wurde ebenfalls wie zuvor beschrieben simuliert; zur Verteilung der freien Eingabeparameter renale und hepatische Clearance sowie Magenentleerungszeit und intestinale Transitzeit wurden auf Basis der Literaturrecherche die in Tabelle 17 angegebenen Annahmen getroffen. Gemäß den oben genannten Überlegungen zur Verteilung der verschiedenen Metabolisierungstypen in der europäischen Population wurden dabei zur Darstellung einer Population von 1000 virtuellen Individuen zwei getrennte Simulationen durchgeführt: Die Pharmakokinetik von Metoprolol wurde für 920 virtuelle Individuen mit dem Modell für Normale Metabolisierer und für 80 virtuelle Individuen mit dem für Langsame Metabolisierer simuliert, wobei sich im Einklang mit der referenzierten Literatur die hepatischen Plasmaclearances der Modelle um etwa den Faktor vier unterschieden (s. Tabelle 16). Die resultierenden Plasmakonzentrationszeitprofile wurden dann zu einem einzelnen Datensatz vereinigt und gemeinsam ausgewertet (s. folgender Absatz).

Tabelle 17: Verteilungen und Streuungsparameter für die Pop-PK-Simulationen

Parameter		Verteilung	Wert	Referenz
Hepatische Metabolisierung (CYP3A4)	Erw.	Log-normal	Geo-SD 1,5	(Dorne et al. 2005; Dorne et al. 2002; Lin et al. 2001)
	Kinder	Log-normal	Geo-SD 1,5	
	Neugeb.	Log-normal	Geo-SD 1,8	
Hepatische Metabolisierung (CYP2D6)	Erw. EM	Log-normal	Geo-SD 1,7	(Dorne et al. 2005; Dorne et al. 2002)
	Erw. PM	Log-normal	Geo-SD 1,2	
Renale Clearance	Erw.	Log-normal	Geo-SD 1,2	(Dorne et al. 2005; Dorne et al. 2002)
	Kinder	Log-normal	Geo-SD 1,3	
	Neugeb.	Log-normal	Geo-SD 1,4	
Magenentleerungszeit	Erw.	Normal	SD 0,25 h	(Gentilcore et al. 2006; Hellmig et al. 2006; Van Den Driessche und Veereman-Wauters 2003)
	Kinder	Uniform	0,2-2,2 h	
Intestinale Transitzeit	Erw.	Normal	SD 1 h	(Davis et al. 1986; Khin et al. 1999)
	Kinder	Normal	SD 1 h	

„Erw." steht für Erwachsene (älter als 18 Jahre), „Neugeb." für Neugeborene (0-28 Tage alt). Abgesehen von den Fällen, in denen spezifische Angaben für Neugeborene verfügbar waren, wurden die für Kinder angegebenen Werte für den gesamten Altersbereich von 0 bis 18 Jahren verwendet. „EM" steht für Normale Metabolisierer, „PM" für Langsame Metabolisierer. „SD" bezeichnet die Standardabweichung, „Geo-SD" die geometrische Standardabweichung. Für die Mittelwerte der normalverteilten Parameter s. Tabelle 18.

4.3.2.2 Darstellung der Probandenprofile in der Simulation

Da wie zuvor beschrieben in der Literatur ein Mangel an Datensätzen bestand, die zur Erstellung des PBPK-Modells für Metoprolol verwendet werden konnten, wurden die bereits in Abbildung 10 gezeigten elf Probandenprofile erstellt und gemeinsam mit Literaturdaten für das Modell verwendet. Das Ergebnis ist in Abbildung 12 dargestellt. Für die Simulation wurde der Plasmakonzentrationszeitverlauf nach einer peroralen Einmalgabe von 78 mg freier Base Metoprolol in einer Population von 1000 virtuellen Individuen simuliert. Entsprechend den in Tabelle 13 (Abschnitt 4.2.2) zusammengestellten Charakteristika der realen Probanden lag auch das Alter der virtuellen Probanden im Bereich von 23,3 bis 39,8 Jahren, die Körpergröße im Bereich von 147 bis 185 cm und der Body-Mass-Index im Bereich von 18,5 bis 25,5 kg/m^2; 82 % der Population waren weiblich. Entsprechend den in Abschnitt 4.3.2.1 dargelegten Überlegungen wurde für 8 % der Population das Modell für Langsame Metabolisierer und für 92 % das für Normale Metabolisierer mit den sich unterscheidenden hepatischen Clearances verwendet. Dies ähnelte auch dem Anteil an Langsamen Metabolisierern im Kollektiv der realen Probanden (einer von elf, 9 %). Die Ergebnisse der Simulationen für Langsame und Normale Metabolisierer wurden dann zusammengeführt und gemeinsam ausgewertet und sind in Abbildung 12 dargestellt.

Die Simulation stimmt mit den gemessenen Profilen überein: Bis auf zwei frühe Messwerte, die tiefer als alle simulierten Werte liegen, befinden sich alle gemessenen Konzentrationen innerhalb des simulierten Bereiches. Der Median der simulierten Werte verläuft in den vergleichsweise niedrigeren Konzentrationsbereichen, in denen der Großteil der Profile der Normalen Metabolisierer liegt.

Die große interindividuelle Variabilität der Pharmakokinetik von Metoprolol ist damit durch das mit zwei unterschiedlichen hepatischen Clearances erstellte PBPK-Modell darstellbar. Zur externen Validierung des Modells wären nun weitere Plasmakonzentrationszeitprofile von Metoprolol bei Probanden mit bekanntem CYP2D6-Geno- und Phänotyp erforderlich. Aufgrund der Ergebnisse der Untersuchungen von Metoprolol bis zu diesem Punkt wurde Metoprolol jedoch als ungeeignet eingestuft, um seine Pharmakokinetik mit brauchbarer Genauigkeit vorherzusagen. Stattdessen wurde daher Bisoprolol gewählt, um eine externe Validierung des Erwachsenenmodells sowie eine klinischen Studie an pädiatrischen Patienten durchzuführen. Diese Entscheidung wird in Abschnitt 5.4 diskutiert.

4 ERGEBNISSE — 4.3 Ergebnisse der PBPK-Simulationen

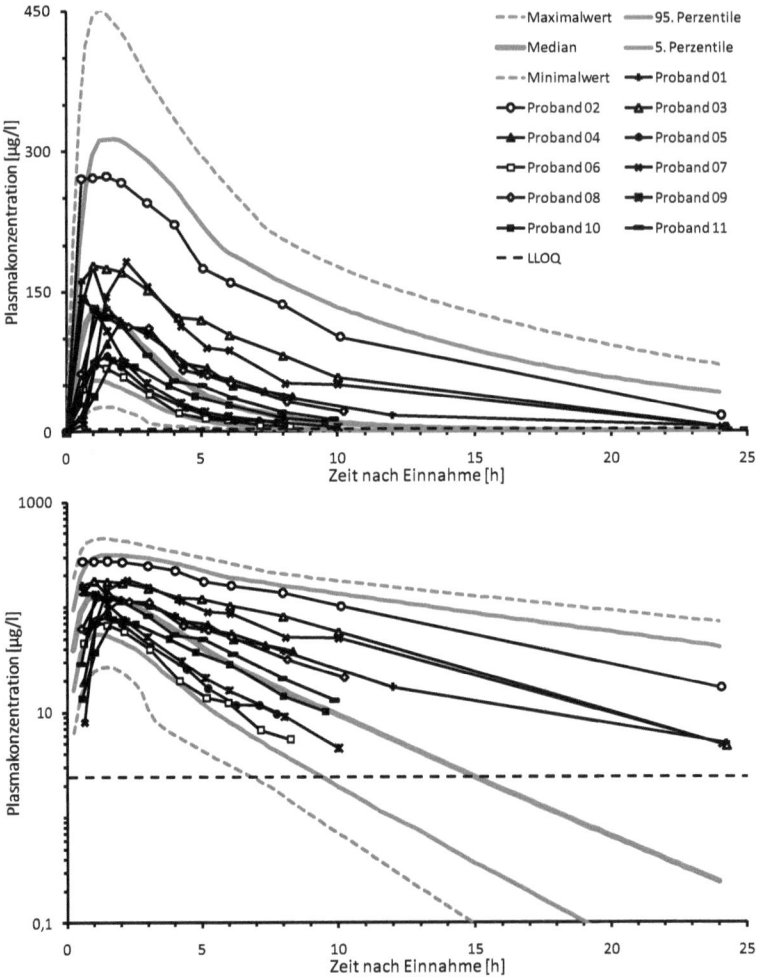

Abbildung 12: Metoprololmodell, Simulation und Probandenprofile
Dargestellt ist der Plasmakonzentrationszeitverlauf nach peroraler Einmalgabe von 78 mg Metoprolol freier Base jeweils durch simulierte Werte und im Probandenkollektiv gemessene Werte (s. Text), je einmal in linearer und halblogarithmischer Darstellung. In grau sind die Simulationsergebnisse durch 5., 50. und 95. Perzentile sowie Minimal- und Maximalwert aller simulierten Plasmakonzentrationen repräsentiert (Erläuterung zur Darstellung in Abschnitt 4.3.1). „LLOQ" bezeichnet die untere Bestimmungsgrenze der eingesetzten Analytikmethode. Die Legende ist aus Gründen der Übersichtlichkeit nur einmal abgebildet, gilt jedoch für beide Graphen.

4.3.2.3 Ausblick: Vorhersage der Metoprololclearance für Kinder

Das Ausmaß der interindividuellen Variabilität macht es fraglich, ob überhaupt aussagekräftige Vorhersagen zur Pharmakokinetik von Metoprolol bei Kindern getroffen werden können (Diskussion in Abschnitt 5.4). Um einen Vergleich zwischen Clearance-Unterschieden aufgrund des CYP2D6-Polymorphismus einerseits und altersabhängigen Clearance-Unterschieden andererseits zu ermöglichen, wurde das bestehende Metoprololmodell eingesetzt, um die altersabhängigen Veränderungen der Clearance bei Kindern abzuschätzen:

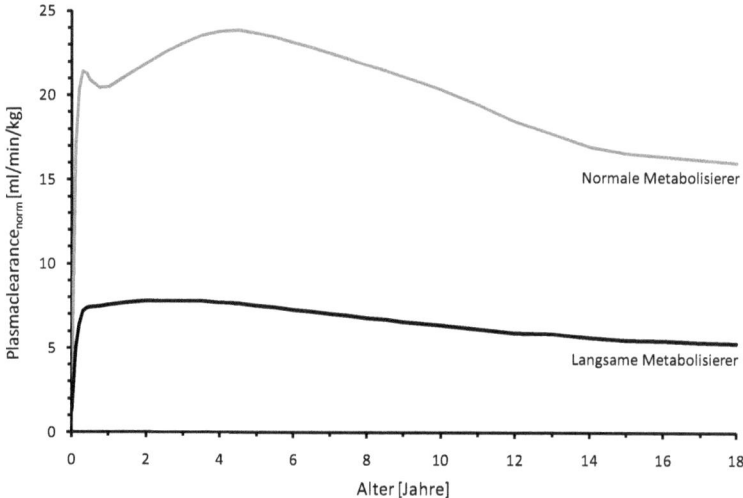

Abbildung 13: Abhängigkeit der Metoprololclearance von Alter und CYP2D6-Phänotyp
Dargestellt ist die simulierte körpergewichtsnormierte Gesamtplasmaclearance von Metoprolol in Abhängigkeit vom Lebensalter jeweils für Normale und für Langsame Metabolisierer für CYP2D6. Die Simulation sagt vorher, dass sich die körpergewichtsnormierte Clearance insbesondere bei Normalen Metabolisierern altersabhängig ändert. Die Unterschiede der Metoprololclearance zwischen verschiedenen Altersstufen erreichen dabei jedoch nicht das Ausmaß der Unterschiede zwischen den verschiedenen Phänotypen (s. Text).

Abbildung 13 zeigt die Vorhersage der PBPK-Simulation für die altersabhängige Entwicklung der körpergewichtsnormierten Metoprolol-Gesamtplasmaclearance jeweils für Normale und für Langsame Metabolisierer für CYP2D6. Die Grundlage für die simulierten Clearances bilden jeweils die mittleren Clearancewerte, die für die Metoprolol-Basismodelle eingesetzt wurden (s. Abschnitt 4.3.2.1). Vor allem für Normale Metabolisierer ergibt sich dabei eine deutliche Altersabhängigkeit mit maximalen körpergewichtsnormierten Clearances im Lebensalter von etwa vier bis fünf Jahren. In der Gegenüberstellung der beiden Kurven wird jedoch deutlich, dass, bezogen auf die mittleren Clearancewerte der beiden Gruppen, durch diese Altersabhängigkeit weniger große Unterschiede entstehen als durch den CYP2D6-Polymorphismus: Die Clearances zwischen den verschiedenen Phänotypen unterscheiden sich in dem dargestellten Szenario stärker als die Clearances zwischen den verschiedenen Altersstufen eines Phänotyps.

Die Implikationen dieser Ergebnisse werden in Abschnitt 5.4 diskutiert. Wie bereits im vorangegangenen Abschnitt angesprochen führten sie zu der Entscheidung, dass sämtliche folgende Untersuchungen im Rahmen dieser Arbeit nicht mit Metoprolol, sondern mit Bisoprolol durchgeführt wurden.

4.3.3 PBPK-Modell für Bisoprolol

4.3.3.1 Ergebnisse der Modellentwicklung für Bisoprolol

Als Ergebnisse der Literaturrecherche für Bisoprolol (Strukturformel s. Abbildung 3 in Abschnitt 2.2.3) wurden die in Tabelle 18 angegebenen Eingabeparameter für das Modell verwendet:

Tabelle 18: Eingabeparameter für das Bisoprolol-Basismodell

Parameter	Einheit	Wert	Referenz
Molekulargewicht	[g/mol]	325,4	(Leopold 1986)
logP-Wert	Dimensionslos	1,8	s. Erläuterungen
pK_b-Wert	Dimensionslos	4,5	(Merck Darmstadt 2001)
f_u	Dimensionslos	0,7	(Buhring et al. 1986)
Hepatische Clearance	[ml/min/kg]	1,35	(Dutta et al. 1994; Kirch et al. 1987; Leopold et al. 1986)
Renale Clearance	[ml/min/kg]	1,35	(Dutta et al. 1994; Kirch et al. 1987; Leopold et al. 1986)
Intestinale Permeabilität	[cm/min]	$8,5 \cdot 10^{-4}$	s. Erläuterungen
Magenentleerungszeit	[h]	0,5	(Gentilcore et al. 2006; Hellmig et al. 2006)
Intestinale Transitzeit	[h]	4	(Davis et al. 1986)

Mit „f_u" wird die im Blutplasma ungebunden vorliegende Arzneistofffraktion bezeichnet; die Clearances sind körpergewichtsnormiert angegeben (bezogen auf ein Kilogramm Körpergewicht). Für Erläuterungen zu logP-Wert und intestinaler Permeabilität s. Abschnitt 2.3.2.1.

Bisoprolol liegt aufgrund seiner basischen Eigenschaften (pK_b-Wert 4,5) bei physiologischen pH-Werten in Gastrointestinaltrakt und Blut protoniert vor. Die Elimination erfolgt über zwei Hauptwege (Leopold 1986): Je die Hälfte der Clearance entfällt auf renale Elimination per glomerulärer Filtration und auf hepatische Metabolisierung über Cytochrom P450 3A4 (CYP3A4). Die Metaboliten von Bisoprolol sind pharmakologisch inaktiv (Leopold 1986) und werden daher im Modell nicht berücksichtigt.

Mit den in Tabelle 18 zusammengestellten Eingabeparametern wurde nun wie in Abschnitt 2.3.2.1 beschrieben durch Anpassung an Literaturdaten ein PBPK-Modell für die intravenöse Applikation von Bisoprolol erstellt (s. Abbildung 14). Im nächsten Schritt wurde dieses Modell für die perorale Applikation erweitert (s. Abbildung 16). Zur Darstellung interindividueller Variabilität der Physiologie wurde wie in Abschnitt 2.3.1.1 erläutert die Pharmakokinetik in virtuellen Populationen simuliert. Die auf Basis der Literaturrecherche hierfür getroffenen Annahmen zur Verteilung der freien Eingabeparameter renale und hepatische Clearance sowie Magenentleerungszeit und intestinale Transitzeit wurden bereits in Abschnitt 4.3.2.1 in Tabelle 17 aufgeführt.

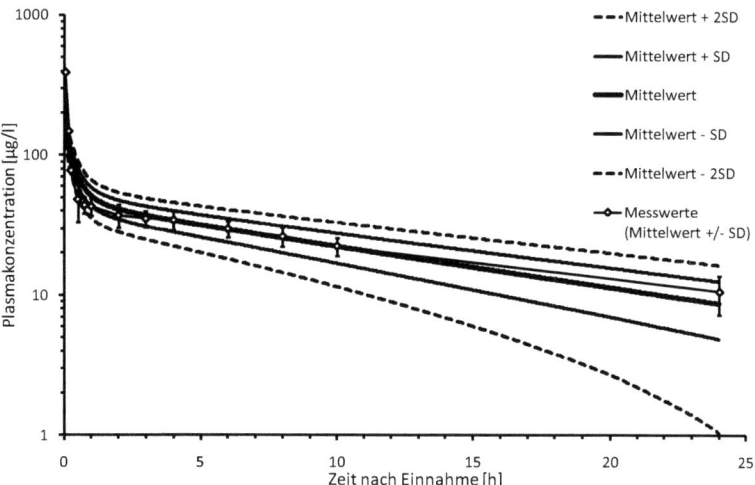

Abbildung 14: Modell für die intravenöse Applikation von Bisoprolol
Die Abbildung zeigt den Plasmakonzentrationszeitverlauf nach intravenöser Bisoprololgabe in einem Literaturdatensatz und in der entsprechenden PBPK-Simulation (s. Text) in halblogarithmischer Darstellung. Die Messwerte, angegeben als Mittelwert und Standardabweichung („SD"), stammen von zwölf Probanden (Leopold 1986). Die simulierten Werte (in grau) sind für direkte Vergleichbarkeit hier ebenfalls durch arithmetischen Mittelwert und eine bzw. zwei Standardabweichungen angegeben.

Abbildung 14 zeigt die Simulation eines Literaturdatensatzes zur intravenösen Applikation von Bisoprolol im Vergleich mit der entsprechenden Simulation; zur Beurteilung der Elimination wurde die halblogarithmische Darstellung gewählt. Die experimentellen Daten beschreiben die intravenöse Gabe von 10 mg Bisoprololfumarat (8,5 mg freie Base) bei zwölf gesunden männlichen Erwachsenen (Leopold 1986). Die Simulation wurde für die intravenöse Gabe von 8,5 mg freier Base Bisoprolol bei 1000 virtuellen männlichen Erwachsenen durchgeführt. Die Mittelwertskurve der experimentellen Werte verläuft mit Ausnahme des ersten Datenpunktes innerhalb des simulierten Bereiches. Der erste experimentelle Datenpunkt liegt mit 390 µg/l deutlich höher als der entsprechende simulierte Wert (244 µg/l), wobei in der Publikation keine Standardabweichungen für die ersten drei Messwerte angegeben sind, was nicht kommentiert wird. Die sich instantan ergebenden Konzentrationen scheinen damit durch das Modell unterschätzt zu werden. Der folgende Konzentrationsabfall innerhalb der ersten Stunde nach Applikation verläuft bei den Messdaten steiler als in der Simulation. Das Modell scheint damit die initialen Verteilungsvorgänge nicht vollständig abzubilden, wobei hier zu berücksichtigen ist, dass die experimentellen Daten methodisch bedingt eine gewisse Ungenauigkeit zeigen könnten: Durch die großen Konzentrationsveränderungen zu den frühen Zeitpunkten nach intravenöser Gabe sind die gemessenen Konzentrationen sehr empfindlich gegenüber Studienprotokollabweichungen. Die experimentelle Beschreibung der initialen Verteilung ist damit generell sehr fehleranfällig. Das genannte Fehlen der Standardabweichung für die ersten drei Messwerte deutet darauf hin, dass zumindest die Dokumentation der experimentellen Daten recht ungenau erfolgte. Der Grund für die Unterschiede zwischen Simulation und Messdaten im frühen Kurvenverlauf kann daher nicht eindeutig zugeordnet werden. Die Elimination wird dagegen durchgehend treffend durch die Simulation wiedergegeben, wie der sehr ähnliche Konzentrationsabfall im jeweiligen mittleren und späteren Kurvenverlauf zeigt.

In Abbildung 15 sind die Goodness-of-Fit-Plots für die Simulation des Datensatzes gezeigt; sie bestätigen, dass das Modell die initiale Verteilung akzeptabel und die Elimination sehr gut darstellt. Für den medianen Vorhersagefehler (PE) ergibt sich der Wert -0,5 % (Interquartilbereich -2,4 bis 18,8 %). Die Präzision, angegeben als medianer Absoluter Vorhersagefehler (APE) liegt bei 17,8 % (Interquartilbereich 2,4 bis 25,7 %. Die mittlere relative Abweichung (MRD) beträgt 1,25. Die numerische Evaluation bestätigt damit die insgesamt gute Übereinstimmung von Simulation und beobachteten Werten, die sich auch im Visual predictive Check und in den Goodness-of-Fit-Plots zeigt. Dies entspricht insofern den Erwartungen, als das Modell auf Basis der gezeigten beobachteten Daten erstellt wurde. Das Ausmaß der beschriebenen Übereinstimmung charakterisiert damit die interne Vorhersagekraft. Für eine externe Überprüfung mit nicht zur Anpassung verwendeten Daten s. Abschnitt 4.3.3.2.

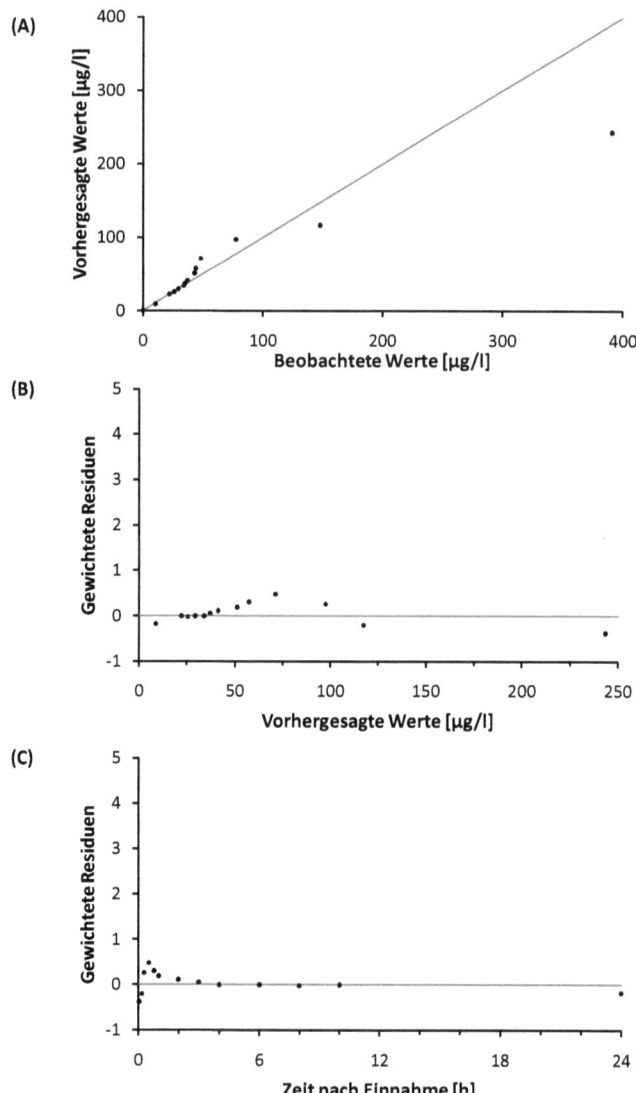

Abbildung 15: Goodness-of-Fit-Plots für das i. v.-Modell
(A) Die beobachteten Werte entsprechen den von Leopold et al. berichteten Mittelwerten, die vorhergesagten Werten dem Mittelwert der jeweils entsprechenden simulierten Konzentrationen (s. Abbildung 14). Graue Linie: Line of Identity (B) Gewichtete Residuen der jeweils mittleren Konzentrationen über der vorhergesagten Werten bzw. über der nach intravenöser Gabe von Bisoprolol vergangenen Zeit (C). Graue Linie in (B) und (C): Nulllinie.

Abbildung 16 zeigt den Datensatz für die perorale Applikation von Bisoprolol von Deroubaix et al. zusammen mit der entsprechenden Simulation, zur deutlichen Darstellung der Absorption mit linearer Ordinatenskalierung Die Simulation wurde für 1000 virtuelle Probanden mit den gleichen Probandencharakteristika und Einnahmemodalitäten durchgeführt, die für die zwölf realen Probanden beschrieben wurden: Das Alter der virtuellen Probanden lag im Bereich von 22 bis 43 Jahren, die Körpergröße im Bereich von 162 bis 182 cm, der Body-Mass-Index im Bereich von 19,3 bis 25,4 kg/m^2 und je die Hälfte der Population war männlich respektive weiblich. Auf nüchternen Magen wurde eine Einzeldosis Bisoprololfumarat entsprechend 10 mg Bisoprolol freier Base eingenommen (Deroubaix et al. 1996).

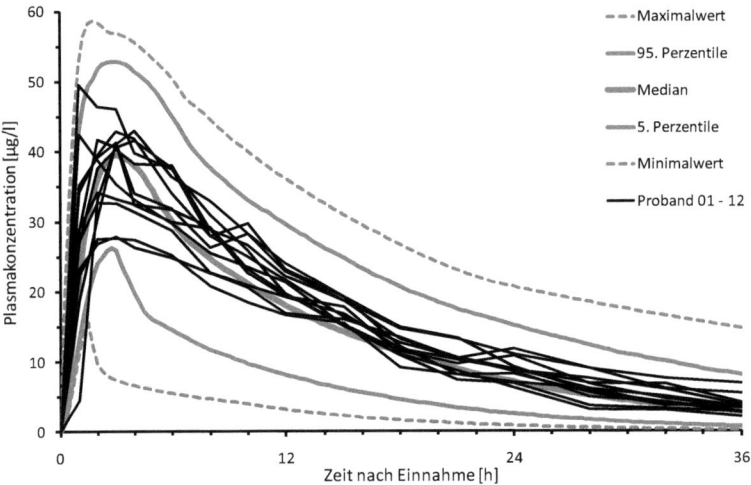

Abbildung 16: Modell für die perorale Applikation von Bisoprolol
Dargestellt ist der Plasmakonzentrationszeitverlauf nach peroraler Bisoprololgabe in einem Literaturdatensatz und in der entsprechenden PBPK-Simulation (s. Text). In schwarz sind die zwölf veröffentlichten Einzelprofile dargestellt (Deroubaix et al. 1996), in grau die 5., 50. und 95. Perzentile sowie Minimal- und Maximalwerte aller simulierten Plasmakonzentrationen (zur Darstellung der Simulationsergebnisse s. Abschnitt 4.3.1).

Der Simulationsbereich schließt die zwölf realen Probandenprofile bis auf einen einzelnen Datenpunkt in der frühen Absorptionsphase vollständig ein und gibt auch den Konzentrationsabfall in der Eliminationsphase korrekt wieder.

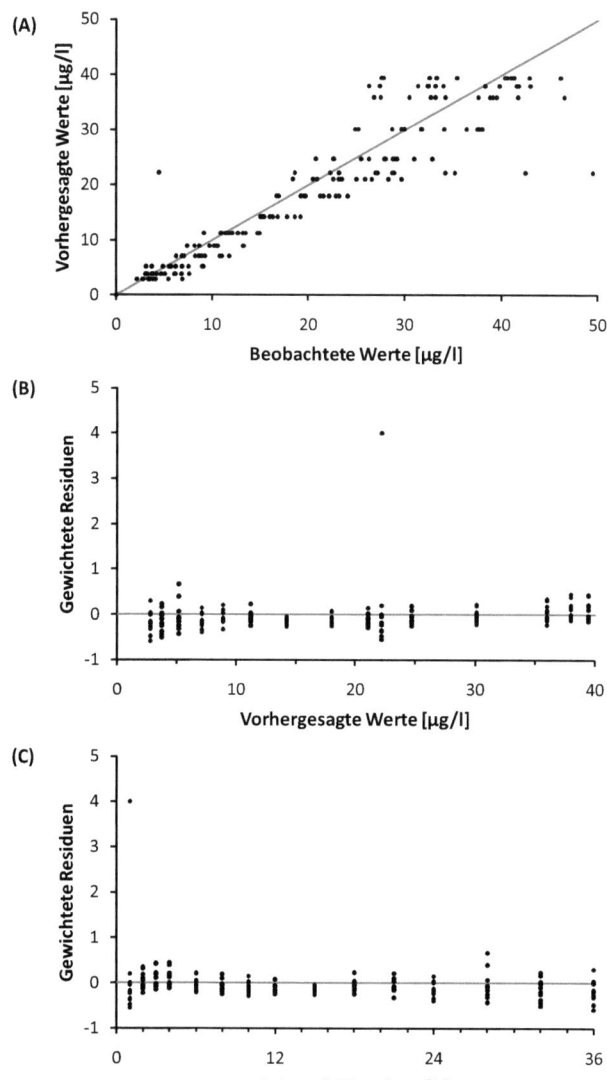

Abbildung 17: Goodness-of-Fit-Plots für das p. o.-Modell
(A) Die beobachteten Werte entsprechen den von Deroubaix et al. berichteten einzelnen Konzentrationswerten, die vorhergesagten Werte dem Median der in Abbildung 16 gezeigten Simulation für das Studienkollektiv (s. Text). Graue Linie: Line of Identity. (B) Gewichtete Residuen der einzelnen Konzentrationen über dem Median der vorhergesagten Werte bzw. über der nach peroraler Gabe von Bisoprolol vergangenen Zeit (C). Graue Linie in (B) und (C): Nulllinie.

Die Goodness-of-Fit-Plots für die Simulation des Datensatzes sind in Abbildung 17 gezeigt; wiederum abgesehen von dem einzelnen Ausreißerdatenpunkt zeigt sich eine sehr gute Übereinstimmung von Simulationen und Messwerten in Absorptions- wie in Eliminationsphase. Für den medianen Vorhersagefehler (PE) beträgt -9,2 % (Interquartilbereich -20,2 bis 2,5 %). Die Präzision, angegeben als medianer Absoluter Vorhersagefehler (APE) beträgt 15,7 % (Interquartilbereich 7,9 bis 23,3 %. Die mittlere relative Abweichung (MRD) beträgt 1,32. Auch für die perorale Gabe von Bisoprolol zeigen damit numerische Evaluation, Visual predictive Check und Goodness-of-Fit-Plots eine gute Übereinstimmung von Simulation und beobachteten Werten. Wie beim i. v.-Modell gilt auch hier, dass das Modell auf Basis der gezeigten beobachteten Daten erstellt wurde, es sich also um eine interne Überprüfung der Vorhersagekraft handelt. Für eine externe Überprüfung mit nicht zur Modellanpassung verwendeten Daten s. Abschnitt 4.3.3.2.

Mit dem im Rahmen der vorliegenden Arbeit entwickelten PBPK-Modell für Bisoprolol können damit Literaturdatensätze zur intravenösen wie zur peroralen Applikation insgesamt treffend wiedergegeben werden.

4.3.3.2 Validierung des Erwachsenenmodells für Bisoprolol

Das im vorangegangenen Abschnitt vorgestellte PBPK-Modell für Bisoprolol wurde nach der beschriebenen Anpassung an Literaturdatensätze nicht mehr verändert. Zur Überprüfung der Vorhersagekraft dieses Modells für gesunde Erwachsene im Sinne einer externen Validierung wurde im nächsten Schritt eine klinische Probandenuntersuchung durchgeführt. Die in der Probandenstudie erstellten fünf Erwachsenenprofile wurden bereits in Abschnitt 4.2.4 vorgestellt.

Zur Darstellung dieses Datensatzes wurde der Plasmakonzentrationszeitverlauf nach peroraler Einmalgabe von 8,5 mg freier Base Bisoprolol in einer Population von 1000 virtuellen Individuen simuliert. Entsprechend den in Tabelle 13 (Abschnitt 4.2.2) zusammengestellten Charakteristika der realen Probanden lag auch das Alter der virtuellen Probanden im Bereich von 26,0 bis 32,3 Jahren, die Körpergröße im Bereich von 147 bis 185 cm und der Body-Mass-Index im Bereich von 21,6 bis 25,8 kg/m^2; 60 % der Population waren weiblich. Das Ergebnis der Simulation ist gemeinsam mit den Messdaten in Abbildung 18 gezeigt. Der simulierte Konzentrationsbereich umfasst alle Messwerte mit Ausnahme von drei Konzentrationen der frühen Absorptionsphase, die knapp unterhalb des Simulationsbereiches liegen. Im Eliminationsteil liegen die experimentellen Werte vollständig im vorhergesagten Bereich, auch der Abfall der logarithmierten Konzentrationen in diesem Bereich und damit die Elimination entspricht der Vorhersage.

In Abbildung 19 sind die Goodness-of-Fit-Plots für diese gemeinsame populationspharmakokinetische Simulation der Probandenprofile gezeigt. Sie zeigen wie auch die numerische Evaluation einen geringen systematischen Fehler (medianer Vorhersagefehler (PE) 1,7 %, Interquartilbereich -14,2 bis 17,9 %) und mit 16,9 % eine ähnliche Präzision (medianer Absoluter Vorhersagefehler (APE), Interquartilbereich 7,2 bis 25,1 %) wie die zuvor besprochenen Simulationen der Literaturdatensätze (etwa 16 bis 18 %) wobei die mittlere relative Abweichung (MRD) mit 1,51 höher liegt als bei den genannten Simulationen, jedoch deutlich unterhalb der angestrebten Obergrenze von 2,0 (s. Abschnitt 2.3.2.2) bleibt. Insgesamt ist die Vorhersage damit als gut zu bewerten; bei der Interpretation der Goodness-of-Fit-Plots und der Ergebnisse der numerischen Evaluation ist zu beachten, dass es sich mit lediglich fünf Profilen um eine sehr kleine Stichprobe handelt, so dass der Vergleich dieser wenigen Datenpunkte mit dem Median der Simulation nicht zur abschließenden Quantifizierung der Vorhersagequalität ausreicht, sondern vielmehr als ungefährer Hinweis zu werten ist.

Durch die sehr geringe Zahl an Messpunkten fallen Besonderheiten einzelner Profile bei der Auswertung besonders ins Gewicht. So wird die gemeinsame Auswertung aller Probandenprofile wesentlich durch den auffälligen Verlauf des Profils von Proband 06 beeinflusst. Dieses Profil zeigt im Vergleich einen besonders hohen Konzentrationsanstieg und einen steilen Abfall. Die entsprechende Probandin hatte mit 147 cm die geringste Körpergröße und mit 55 kg das geringste Körpergewicht des Kollektivs und daher bei gleicher absoluter Dosis Bisoprolol relativ die höchste Dosierung erhalten. Um zu überprüfen, ob das PBPK-Modell auch für die Vorhersage eines solchen spezifischen Profils geeignet ist, wurden für die fünf Probanden getrennte Simulationen durchgeführt:

Für jeden der fünf Probanden wurde eine Population von 100 virtuellen Individuen generiert, die jeweils Geschlecht, Lebensalter, Körpergröße und Körpergewicht des entsprechenden Probanden besaßen (s. Tabelle 13 in Abschnitt 4.2.2) und je eine peroral applizierte Einfachdosis von 8,5 mg freier Base Bisoprolol erhielten. In Abbildung 20 und Abbildung 21 sind die gemessenen Profile im Vergleich mit den jeweiligen Simulationen dargestellt.

Im Ergebnis fällt jedes der fünf gemessenen Profile vollständig in den jeweiligen Vorhersagebereich (mit Ausnahme des jeweils ersten Messwertes bei Proband 04 und 07, die knapp unterhalb der Minimalwertkurve liegen). Auch das im Vergleich mit der Gruppe auffällige Profil von Proband 06 wird sowohl im Hinblick auf die Höhe der Konzentrationen als auch im Hinblick auf den steilen Verlauf korrekt vorhergesagt. Insgesamt bestätigen die fünf Probandenprofile im Sinne einer Stichprobe die mit dem PBPK-Modell getroffenen Vorhersagen. Die korrekte Vorhersage des Profils von Proband 06 deutet dabei darauf hin, dass sich das Modell auch dafür eignet, die Auswirkung der individuellen Physiologie auf die Pharmakokinetik von Bisoprolol vorherzusagen.

Die verbesserte Vorhersage durch Simulationen von individuellen Populationen für die einzelnen Probanden zeigt sich auch in den entsprechenden Goodness-of-Fit-Plots (Abbildung 25) sowie in der numerischen Evaluation; der mediane Vorhersagefehler (PE) beträgt -5,6 % (Interquartilbereich -15,4 bis 12,9 %), die Präzision 15,3 % (medianer Absoluter Vorhersagefehler (APE), Interquartilbereich 9,6 bis 20,1 %). Insbesondere liegt die mittlere relative Abweichung (MRD) mit 1,33 deutlich niedriger als bei der gemeinsamen Simulation für alle fünf Probanden.

Im Sinne einer externen, stichprobenartigen Überprüfung kann der vorgenommene Vergleich von fünf Plasmakonzentrationszeitprofilen nach peroraler Bisoprololeinnahme gesunder Erwachsener als Hinweis darauf gewertet werden, dass das entwickelte PBPK-Modell zur Vorhersage der Pharmakokinetik von Bisoprolol bei Erwachsenen verwendet werden kann.

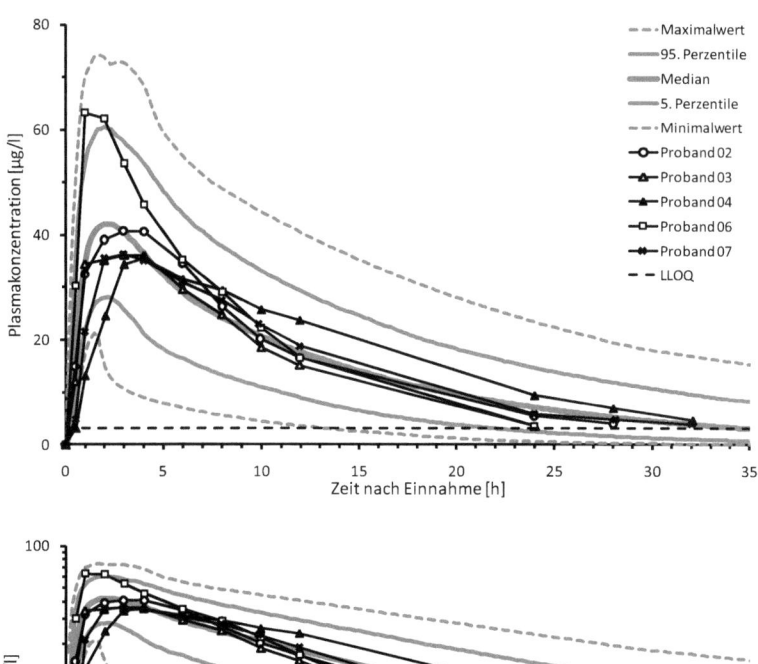

Abbildung 18: Gemeinsame Simulation der Probandenprofile für Bisoprolol
Dargestellt ist der Plasmakonzentrationszeitverlauf nach peroraler Einmalgabe von 8,5 mg Bisoprolol freier Base jeweils durch simulierte Werte und im Probandenkollektiv gemessene Werte (s. Text), je einmal in linearer und halblogarithmischer Darstellung. In grau sind die Simulationsergebnisse durch 5., 50. und 95. Perzentile sowie Minimal- und Maximalwert aller simulierten Plasmakonzentrationen repräsentiert (Erläuterung zur Darstellung in Abschnitt 4.3.1). „LLOQ" bezeichnet die untere Bestimmungsgrenze der eingesetzten Analytikmethode. Die Legende gilt für beide Graphen.

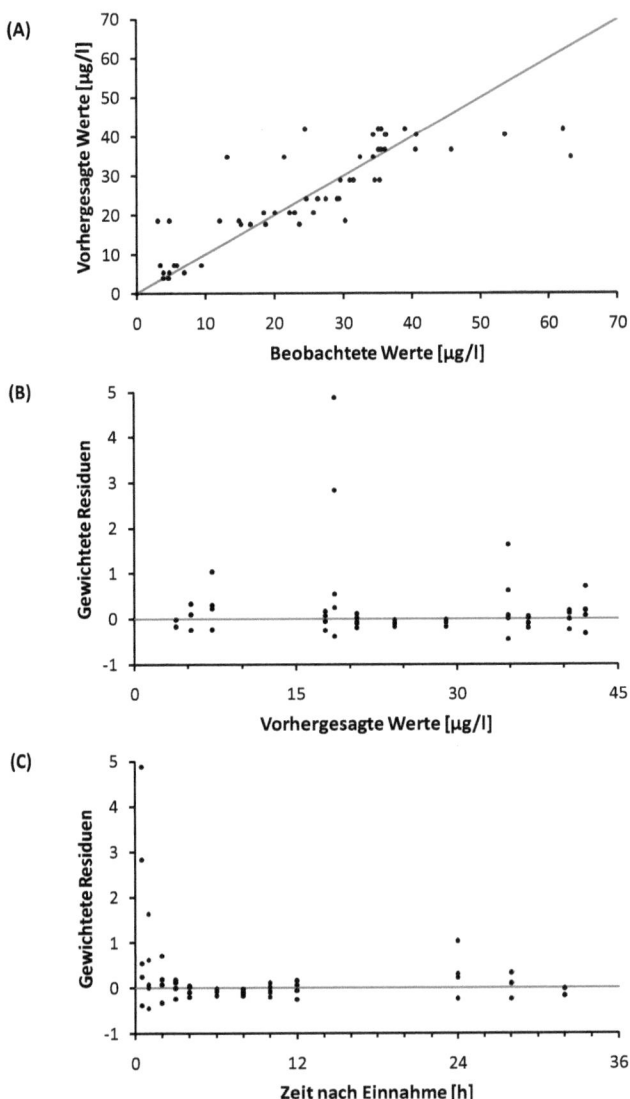

Abbildung 19: Goodness-of-Fit-Plots für die gemeinsame Simulation aller Probanden
(A) Die beobachteten Werte sind die einzelnen bei den Probanden gemessenen Bisoprololkonzentrationen, die vorhergesagten Werte der Median der gemeinsamen Simulation für alle Probanden (s. Text und Abbildung 18). Graue Linie: Line of Identity. (B) Gewichtete Residuen der einzelnen Konzentrationen über dem Median der vorhergesagten Werte bzw. über der nach p. o.-Gabe vergangenen Zeit (C). Graue Linie in (B) und (C): Nulllinie.

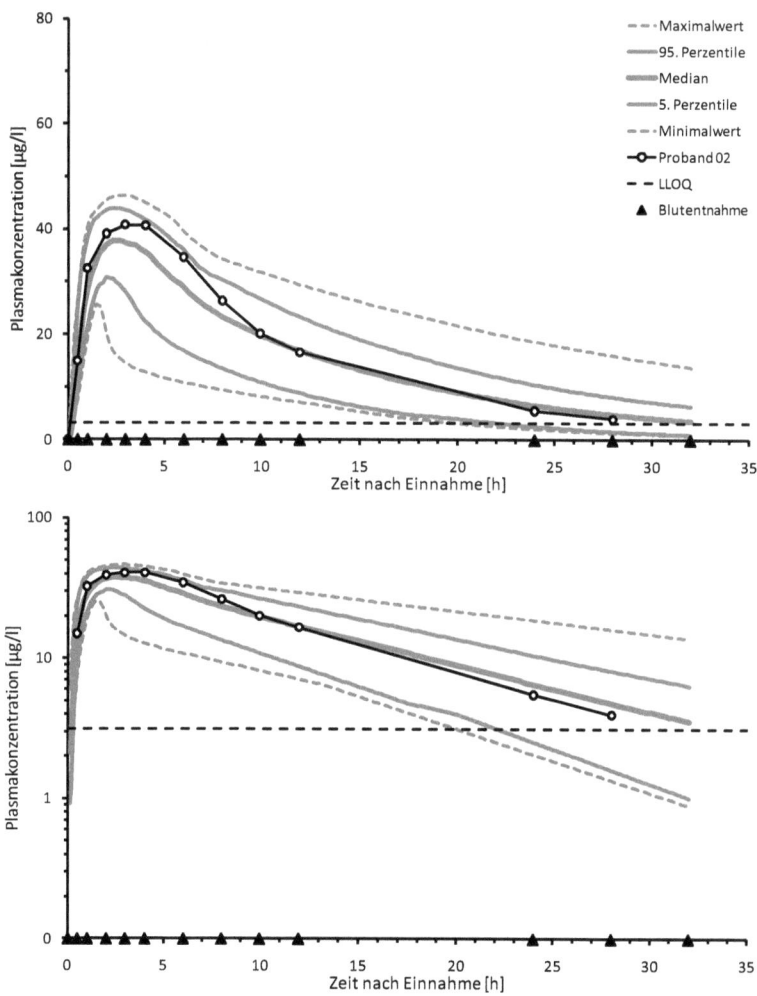

Abbildung 20: Bisoprololprofil Proband 02
Dargestellt ist der Plasmakonzentrationszeitverlauf nach peroraler Bisoprololgabe jeweils durch gemessene und simulierte Werte (s. Text), einmal linear, einmal halblogarithmisch. Die Simulationsergebnisse sind in grau dargestellt (Erläuterung zur Darstellung in Abschnitt 4.3.1). „LLOQ" bezeichnet die untere Bestimmungsgrenze. Die genauen Blutentnahmezeitpunkte sind durch Dreiecke auf der Abszisse gekennzeichnet; die Legende gilt für beide Graphen.

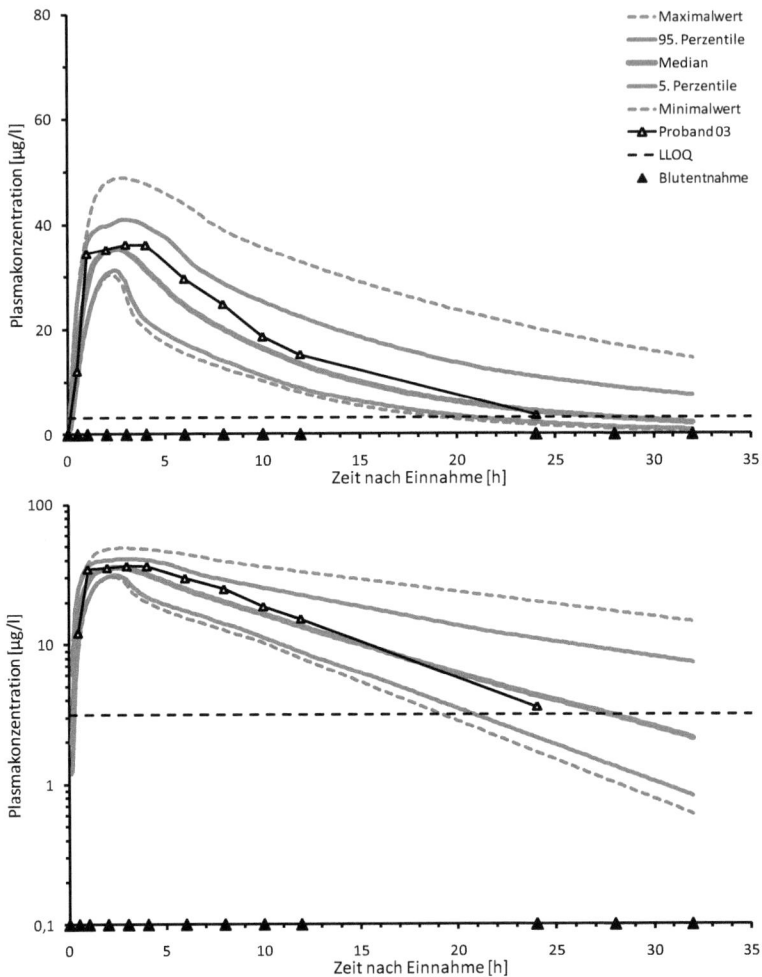

Abbildung 21: Bisoprololprofil Proband 03
Dargestellt ist der Plasmakonzentrationszeitverlauf nach peroraler Bisoprololgabe jeweils durch gemessene und simulierte Werte (s. Text), einmal linear, einmal halblogarithmisch. Die Simulationsergebnisse sind in grau dargestellt (Erläuterung zur Darstellung in Abschnitt 4.3.1). „LLOQ" bezeichnet die untere Bestimmungsgrenze. Die genauen Blutentnahmezeitpunkte sind durch Dreiecke auf der Abszisse gekennzeichnet; die Legende gilt für beide Graphen.

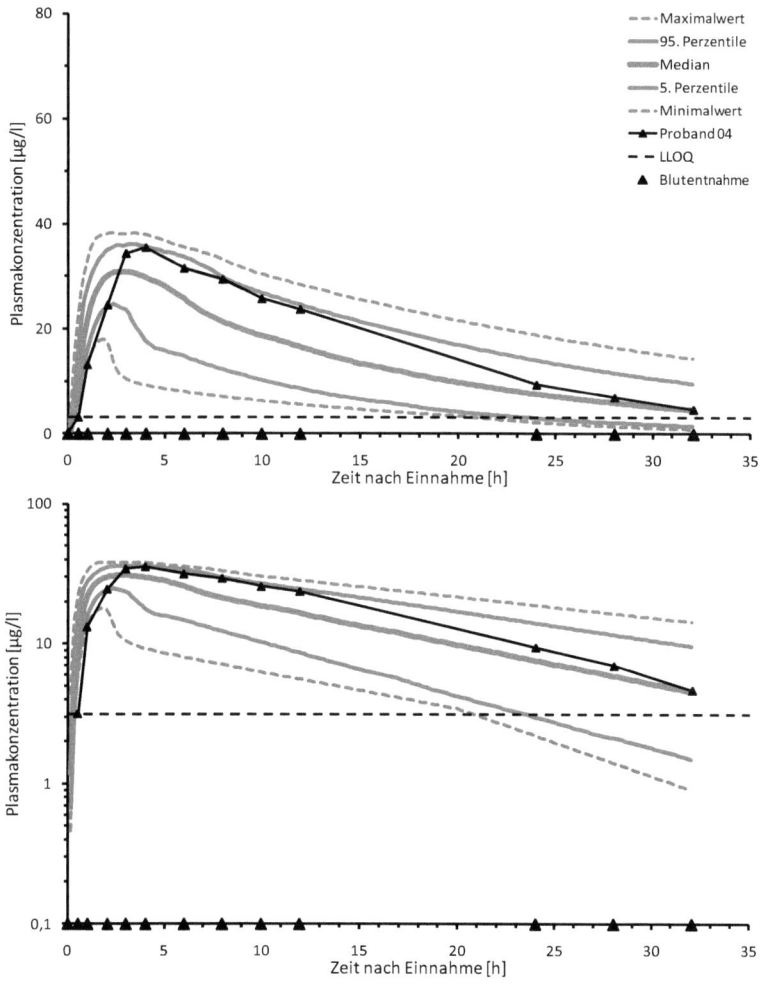

Abbildung 22: Bisoprololprofil Proband 04
Dargestellt ist der Plasmakonzentrationszeitverlauf nach peroraler Bisoprololgabe jeweils durch gemessene und simulierte Werte (s. Text), einmal linear, einmal halblogarithmisch. Die Simulationsergebnisse sind in grau dargestellt (Erläuterung zur Darstellung in Abschnitt 4.3.1). „LLOQ" bezeichnet die untere Bestimmungsgrenze. Die genauen Blutentnahmezeitpunkte sind durch Dreiecke auf der Abszisse gekennzeichnet; die Legende gilt für beide Graphen.

4 ERGEBNISSE — 4.3 Ergebnisse der PBPK-Simulationen

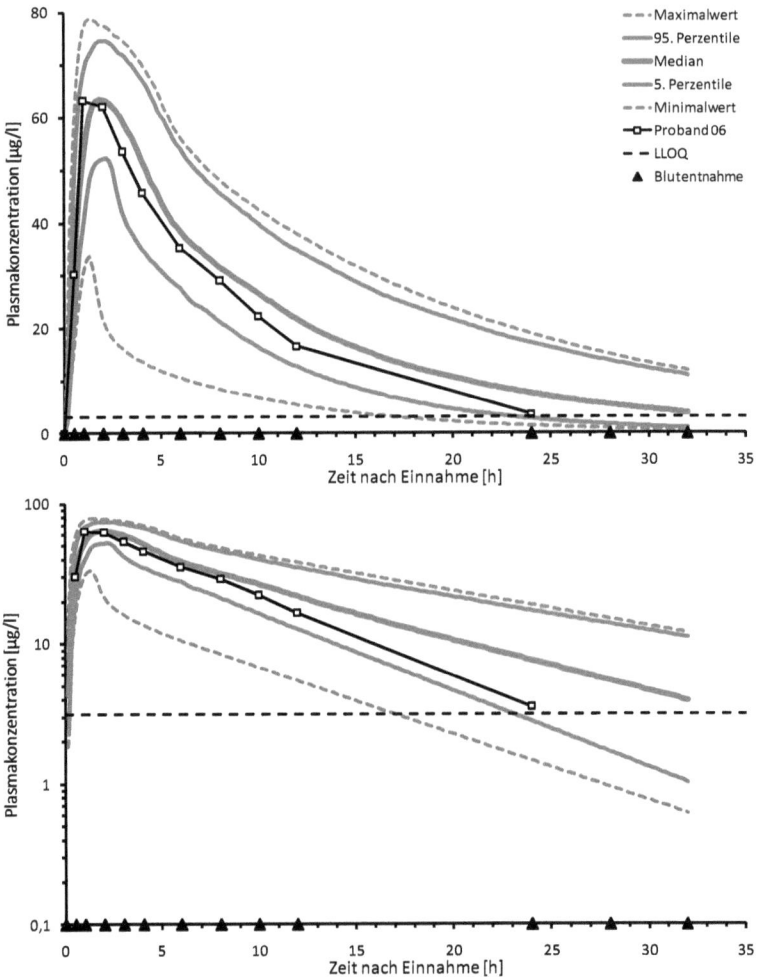

Abbildung 23: Bisoprololprofil Proband 06
Dargestellt ist der Plasmakonzentrationszeitverlauf nach peroraler Bisoprololgabe jeweils durch gemessene und simulierte Werte (s. Text), einmal linear, einmal halblogarithmisch. Die Simulationsergebnisse sind in grau dargestellt (Erläuterung zur Darstellung in Abschnitt 4.3.1). „LLOQ" bezeichnet die untere Bestimmungsgrenze. Die genauen Blutentnahmezeitpunkte sind durch Dreiecke auf der Abszisse gekennzeichnet; die Legende gilt für beide Graphen.

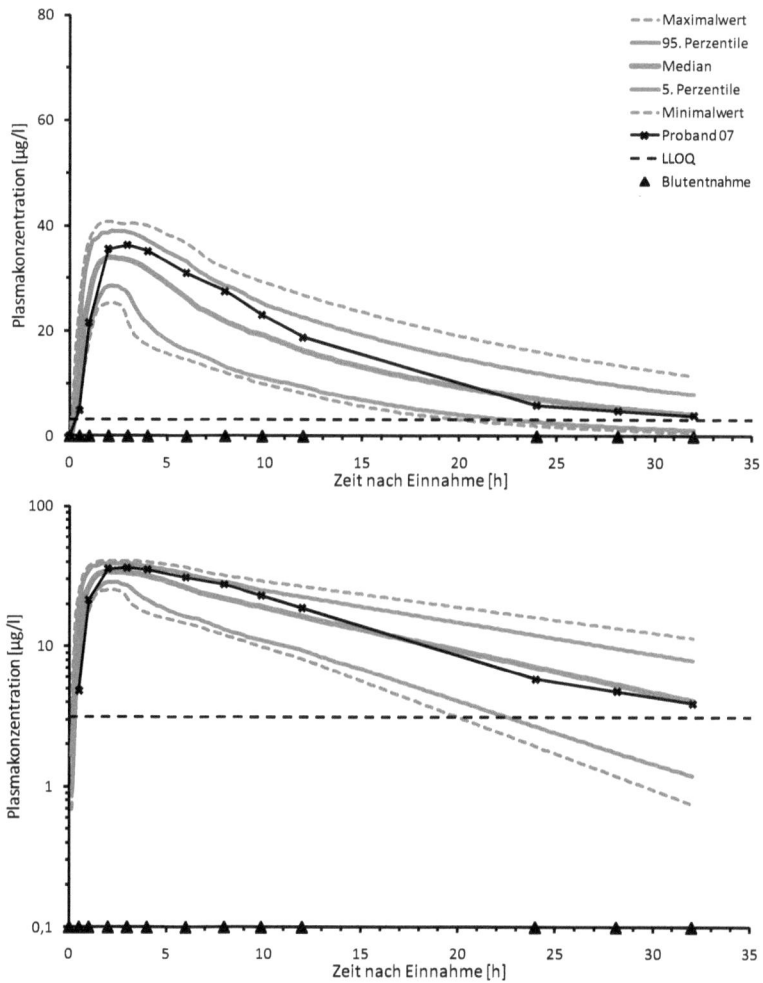

Abbildung 24: Bisoprololprofil Proband 07
Dargestellt ist der Plasmakonzentrationszeitverlauf nach peroraler Bisoprololgabe jeweils durch gemessene und simulierte Werte (s. Text), einmal linear, einmal halblogarithmisch. Die Simulationsergebnisse sind in grau dargestellt (Erläuterung zur Darstellung in Abschnitt 4.3.1). „LLOQ" bezeichnet die untere Bestimmungsgrenze. Die genauen Blutentnahmezeitpunkte sind durch Dreiecke auf der Abszisse gekennzeichnet; die Legende gilt für beide Graphen.

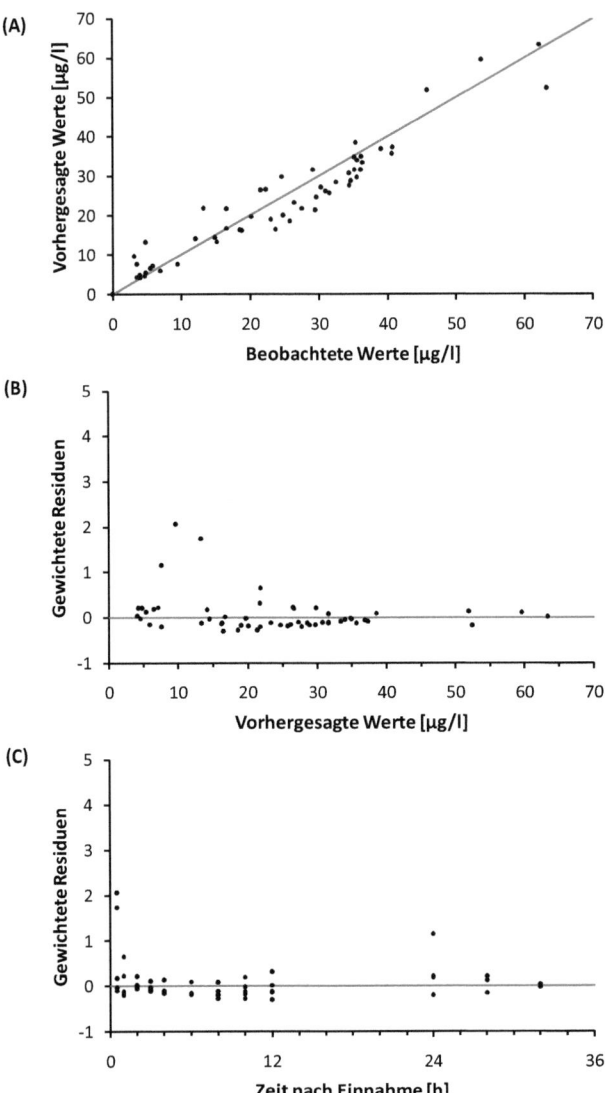

Abbildung 25: Goodness-of-Fit-Plots für die individuellen Simulationen der Probanden
(A) Die beobachteten Werte sind die einzelnen bei den Probanden gemessenen Bisoprololkonzentrationen, die vorhergesagten Werte sind die Mediane der jeweiligen individuellen populationspharmakokinetischen Simulationen für die Probanden (s. Text) aus Abbildung 20 bis Abbildung 24. Graue Linie: Line of Identity. (B) Gewichtete Residuen der einzelnen Konzentrationen über den Medianen der vorhergesagten Werte bzw. über der nach p. o.-Gabe vergangenen Zeit (C). Graue Linie in (B) und (C): Nulllinie.

4.3.4 Kinder-PBPK-Modell für Bisoprolol

4.3.4.1 Altersabhängige Veränderungen der Bisoprololclearance

Nach der Überprüfung seiner Vorhersagekraft für Erwachsene wurde das PBPK-Modell für Bisoprolol wie in Abschnitt 2.3.1.2 beschrieben an Kinder angepasst. Abbildung 26 zeigt das Ergebnis der altersentsprechenden Anpassung der Clearance. Sowohl Gesamtclearance als auch renale und hepatische Clearance verändern sich abhängig vom Lebensalter. Die Gesamtclearance für Bisoprolol setzt sich aus der renalen Clearance per glomerulärer Filtration und aus der hepatischen Clearance per Metabolisierung über CYP3A4 zusammen. Bei Normierung der Gesamtclearance auf ein Kilogramm Körpergewicht ergibt sich dabei für den ersten Lebenstag ein Wert von etwa 47 % der Gesamtclearance bei 18-jährigen Erwachsenen. Es folgt ein steiler Anstieg; zwischen erstem und zweiten Lebensmonat werden ähnliche Werte wie bei Erwachsenen erreicht und danach überschritten: Im Bereich des ersten bis vierten Lebensjahres erreicht die körpergewichtsnormierte Gesamtclearance von Bisoprolol laut Simulation Maximalwerte von bis zu 173 % der Erwachsenenwerte. Danach fällt die Kurve wieder ab; zunächst recht steil, sodass bei ca. 4,5-Jährigen etwa 150 % erreicht werden, dann immer flacher werdend mit 118 % bei Elf- und 107 % bei 14-Jährigen.

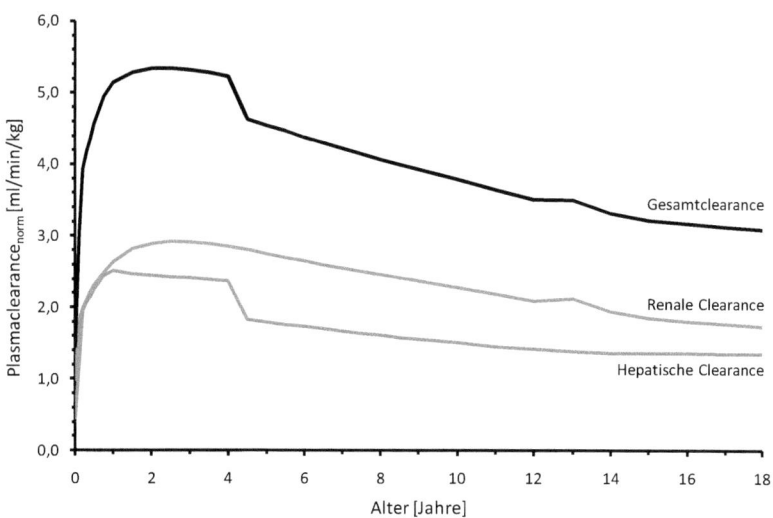

Abbildung 26: Simulierte Altersabhängigkeit der Bisoprololclearance
Der Graph zeigt die durch das PBPK-Modell vorhergesagte Plasmaclearance von Bisoprolol in Abhängigkeit vom Lebensalter. Dargestellt sind jeweils die körpergewichtsnormierte renale und hepatische Plasmaclearance sowie ihre Summe, die Gesamtclearance.

Auf Grundlage dieser Vorhersage für die Bisoprololclearance bei verschiedenen Altersstufen sind mit diesem Modell simulierte Konzentrationszeitprofile bei Neugeborenen durch eine (im Vergleich zu Erwachsenenprofilen) besonders langsame, bei Ein- bis Vierjährigen durch eine besonders schnelle Elimination charakterisiert (s. Abbildung 26). Da Kinder im Modell jedoch nicht nur durch Anpassung der Clearance, sondern (wie detailliert in Abschnitt 2.3.1.2 beschrieben) auch durch - unter anderem - veränderte Organvolumina und Gewebezusammensetzungen dargestellt werden, zeigen die simulierten Profile altersabhängig auch im Absorptionsteil charakteristische Veränderungen.

Um dies beispielhaft zu zeigen, wurden acht verschiedene Altersstufen als Vertreter verschiedener Altersklassen ausgewählt, und es wurden für jeweils 100 virtuelle Individuen einer jeden Altersstufe Simulationen des Plasmakonzentrationszeitverlaufes nach Bisoprololgabe simuliert (s. Abbildung 27).

Für die Auswahl der Altersstufen wurden Einteilungen der Europäischen Arzneimittelagentur (EMA) und der Weltgesundheitsorganisation (WHO) herangezogen und zudem die Vorhersage für altersabhängige Veränderungen der Bisoprololclearance berücksichtigt (EMA 2001; WHO 2008): Gemäß EMA (ICH Topic E 11) werden termingerecht geborene Säuglinge bis zu ihrem 27. Lebenstag als Neugeborene bezeichnet, im Altersbereich von 28 Tagen bis einschließlich 23 Monaten handelt es sich um Säuglinge und Kleinkinder, von zwei bis elf Jahren um Kinder und von zwölf Jahren bis zur Volljährigkeit (16 oder 18 Jahre) um Heranwachsende. Um den weiten Bereich von zwei bis elf Jahren weiter zu unterteilen, bezeichnet die WHO die Zwei- bis Fünfjährigen als Vorschulkinder und die Sechs- bis Elfjährigen als Schulkinder (WHO 2008). Auf diese Weise ergeben sich fünf verschiedene Altersklassen. Für die Simulationen sollte jede dieser Altersklassen vertreten sein, zugleich sollten die Auswirkungen der vorhergesagten altersabhängigen Clearanceveränderungen (s. Abbildung 26) abgebildet werden. Für die Altersklassen der Schulkinder und der Heranwachsenden wurde jeweils eine Altersstufe aus der Mitte des jeweiligen Bereiches gewählt (neun und 15 Jahre), da für diese Bereiche trotz ihrer relativen Größe nur geringe Veränderungen der Clearance simuliert worden waren. Bei den Vorschulkindern dagegen schien die Auswahl einer einzigen Altersstufe wegen des vorhergesagten Clearanceabfalls bei etwa vier Jahren nicht geeignet, den gesamten Bereich zu repräsentieren. Daher wurden zwei Altersstufen ausgewählt (drei und fünf Jahre), um jeweils den Bereich vor und nach besagtem Abfall zu charakterisieren. Aufgrund analoger Überlegungen wurden auch für die Gruppe der Säuglinge und Kleinkinder zwei Altersstufen (drei Monate respektive ein Jahr) so ausgewählt, dass erwartete Clearanceänderungen in diesem Altersbereich abgebildet werden konnten. Für die Klasse der Neugeborenen, die ohnehin den kleinsten Altersbereich umspannte, wurde wieder die Altersstufe in der Mitte des Bereiches (14 Tage) gewählt. Zum Vergleich wurde den Simulationen für die so ausgewählten sieben Altersstufen die Simulation bei 18-jährigen Erwachsenen gegenübergestellt.

Für die Simulationen wurden jeweils 1000 virtuelle Individuen pro Altersstufe generiert. Von diesen war je die Hälfte männlich respektive weiblich; Größe und Gewicht wurden bei der Eingabe nicht festgelegt, so dass sich entsprechend den hinterlegten Referenzpopulationen altersgemäße Normalwerte ergaben (ausführlich beschrieben in Abschnitt 2.3.1.1.1). Sämtliche Individuen in allen acht Altersgruppen erhielten jeweils dieselbe körpergewichtsnormierte typische Dosis von 0,12 mg freier Base Bisoprolol pro Kilogramm Körpergewicht. Da Bisoprolol typischerweise Bestandteil einer langfristigen Therapie ist, wurden die Verhältnisse unter Gleichgewichtsbedingungen (im Steady State) simuliert. Unter der Annahme, dass das Steady State nach Ablauf von etwa fünf Eliminationshalbwertszeiten erreicht ist, kann bei den für Bisoprolol beschriebenen Halbwertszeiten von etwa acht bis zwölf Stunden (s. Tabelle 1 in Abschnitt 1.2.2.2) ab dem dritten Therapietag von Gleichgewichtsbedingungen ausgegangen werden. Um diese Bedingungen sicher voraussetzen zu können, wurden die Simulationen daher für fünf Tage durchgeführt. Die folgende Auswertung bezieht sich auf den fünften Therapietag.

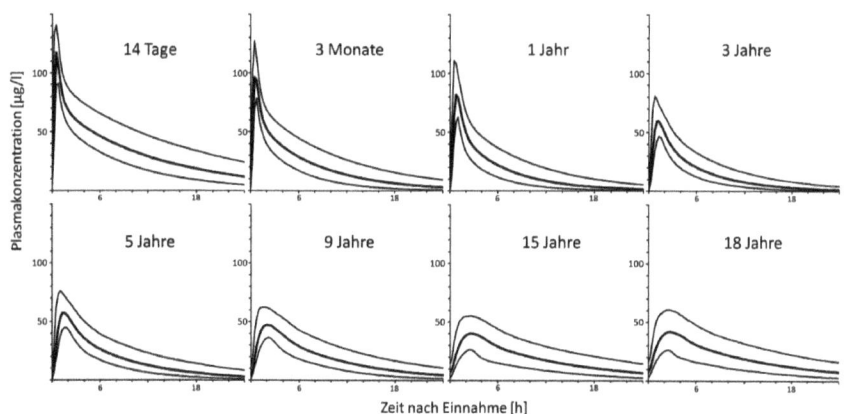

Abbildung 27: Form der Bisoprololprofile bei verschiedenen Altersstufen
Vergleich der simulierten Plasmakonzentrationszeitprofile nach Bisoprololgabe bei immer derselben körpergewichtsnormierten Dosis für acht verschiedene Altersstufen. Die Simulationen wurden für je 1000 virtuelle typische Vertreter des jeweiligen Alters durchgeführt (s. Text) und sind jeweils durch 5. Perzentile (untere Linie), Median (mittlere Linie) und 95. Perzentile (obere Linie) aller simulierten Konzentrationen repräsentiert. Die Profile korrespondieren mit den in Abbildung 28 dargestellten AUCs. Abszissen- und Ordinatenbeschriftung gelten für jedes der acht Diagramme. Die Achsen sind jeweils identisch und linear skaliert. Die Abszisse reicht jeweils von 0 bis 24 Stunden nach Bisoprololeinnahme (am fünften Tag, s. Text), auf der Ordinate ist ein Konzentrationsbereich von 0 bis 150 µg/l dargestellt.

Abbildung 27 zeigt die simulierten Plasmakonzentrationszeitverläufe nach Bisoprololgabe für die acht verschiedenen Altersstufen unter den beschriebenen Bedingungen. Alle virtuellen Individuen erhielten dieselbe Dosis pro Kilogramm Körpergewicht. Der auffallend schnelle Konzentrationsabfall bei den dreijährigen Vorschulkindern und der besonders langsame Abfall bei den 14 Tage alten Neugeborenen spiegelt die zuvor beschriebenen Maximal- respektive Minimalbereiche der Werte für die körpergewichtsnormierte Clearance wider. Darüber hinaus ergeben sich jedoch auch für den Absorptionsteil altersabhängige Veränderungen: Laut Simulation resultieren im ersten Kurventeil umso steilere Konzentrationsanstiege und umso höhere Maximalkonzentrationen, je geringer das Lebensalter ist.

Diese Entwicklung beeinflusst gemeinsam mit den altersabhängigen Veränderungen der körpergewichtsnormierten Clearance die Fläche unter der jeweiligen Konzentrationszeitkurve (AUC). Dies ist in Abbildung 28 dargestellt. Mit dem Wilcoxon-Rangsummentest wurden die einzelnen Altersgruppen jeweils mit den 18-Jährigen verglichen. Die AUCs der Altersstufen Drei Monate und 18 Jahre unterschieden sich nicht signifikant (p = 0.79), für alle übrigen Altersstufen ergab sich dagegen im Vergleich mit den 18-Jährigen jeweils ein höchst signifikanter Unterschied (in allen Fällen p < 0,001). Die Simulation sagt vorher, dass die mediane AUC bei Neugeborenen im Vergleich zu 18-jährigen Erwachsenen erhöht ist, dann mit steigendem Lebensalter absinkt, ein Minimum im Bereich der Klein- und Vorschulkinder durchläuft und sich schließlich Erwachsenenwerten annähert. Die höchste mediane AUC im Vergleich der acht untersuchten Altersstufen wurde mit 167 % des medianen Erwachsenenwertes für die 14 Tage alten Neugeborenen berechnet, die tiefste mit 68 % für die dreijährigen Vorschulkinder.

Wie bereits zuvor beschrieben, gelten diese (simulierten) Ergebnisse für die Gabe körpergewichtsnormierter Bisoprololdosen; interindividuellen Unterschieden des Körpergewichts wurde also bereits durch Dosisanpassung Rechnung getragen.

Der Ausblick auf eine mögliche Verwendung dieser Simulationsergebnisse als Grundlage für das Design zukünftiger pädiatrischer Studien wird im Diskussionsteil dieser Arbeit beschrieben.

4 ERGEBNISSE — 4.3 Ergebnisse der PBPK-Simulationen

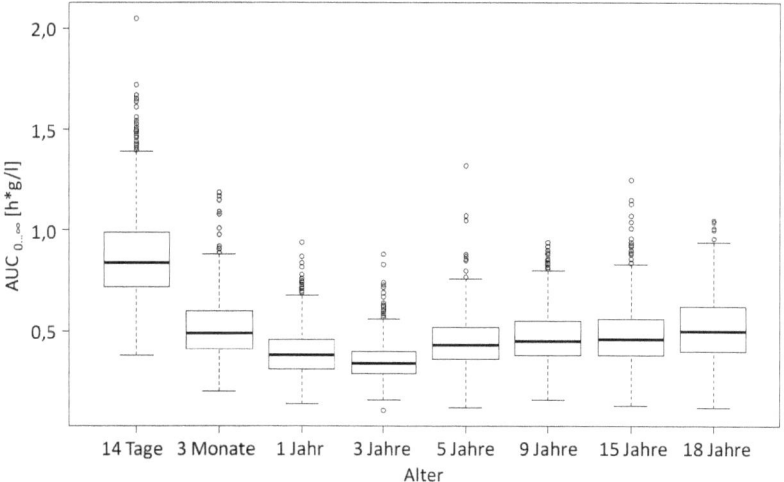

Abbildung 28: Bisoprololexposition bei verschiedenen Altersstufen
Simulierte Exposition ($AUC_{0...\infty}$) nach Bisoprololgabe bei immer derselben körpergewichtsnormierten Dosis für je 1000 virtuelle typische Vertreter acht verschiedener Altersstufen (s. Text). Zwischen den verschiedenen Altersstufen liegen jeweils unterschiedlich große Abstände, die Abszisse ist also nicht linear eingeteilt. Die dargestellte Exposition korrespondiert mit den jeweils entsprechenden Plasmakonzentrationszeitkurven aus Abbildung 27. Die „Box-and-Whisker-Plots" zeigen die simulierten AUC-Werte als Median (Mittellinie), Interquartilsbereich (Unter- und Oberkante der „Box") sowie Minimal- und Maximalwerte („Whiskers"), sofern diese nicht um mehr als das 1,5-Fache des Interquartilabstands vom Median abweichen; Datenpunkte außerhalb dieses Ranges werden als Ausreißer (Kreise) dargestellt.

4.3.4.2 Simulation von Literaturdatensätzen

Das beschriebene Bisoprololmodell für Kinder wurde nun eingesetzt, um bereits vorhandene Daten aus der Literatur zu simulieren. In einer japanischen Zeitschrift wurde 1993 über eine Untersuchung zur Pharmakokinetik von Bisoprolol bei zwölf pädiatrischen Patienten im Alter von fünf bis 17 Jahren berichtet (Miura et al. 1993). Für fünf Patienten im Alter von zehn, acht (zwei Fälle), sechs und fünf Jahren wurden Plasmakonzentrationszeitprofile dargestellt (im Folgenden wird die Nummerierung aus der Publikation verwendet: Patient 06, 07, 11, 12 und 13).

Gemäß den in der Publikation gemachten Angaben wurden in der vorliegenden Arbeit zu jedem der Patienten 100 virtuelle asiatische Individuen generiert, die dem jeweiligen Patienten in Alter, Geschlecht und Körpergewicht entsprachen. Die Körpergröße war nicht angegeben und wurde daher bei der Generierung der Populationen nicht festgelegt, sodass den hinterlegten Referenzdatensätzen entsprechende Normalwerte für asiatische Kinder in die Simulationen eingingen.

Die Publikation enthält keine Beschreibung der eingesetzten Arzneiformen, der Flüssigkeitsmenge, mit der die Einnahme erfolgte, oder des Füllungszustandes des Magens zum Einnahmezeitpunkt. So ist es nicht möglich, auszuschließen, dass eine unzerkleinerte, mit nur wenig Flüssigkeit eingenommene Tablette längere Zeit unaufgelöst im Magen verblieb. Es wird weder über die Durchführung der Blutentnahmen noch die verwendete Analytik berichtet und es wird nicht angegeben, wie lange die Patienten bereits die Bisoprololtherapie erhielten. Da in allen Profilen für den Zeitpunkt „null" ein Konzentrationswert angegeben ist, handelt es sich offenbar nicht um die erstmalige Gabe; es ist jedoch nicht auszuschließen, das die Profile nicht im Gleichgewicht, sondern während der Dosisanpassung erstellt wurden, dass also vor dem Profiltag eine unbekannte Anzahl von Dosen unbekannter Höhe verabreicht wurde. Keine dieser Fragen konnte durch Rücksprache mit dem Erstautor beantwortet werden.

Es wurden daher verschiedene Simulationsszenarien unter alternativen Annahmen zu unbekannten Parametern durchgeführt und einander gegenübergestellt. Die Simulationen wurden für jeden der Patienten jeweils für Gabe auf nüchternen und gefüllten Magen sowie für erstmalige Gabe und für Gleichgewichtsbedingungen (Steady State) simuliert. Das Steady State wurde simuliert, indem auf Grundlage derselben Überlegungen wie im vorangegangenen Abschnitt ebenfalls eine Simulationszeit von fünf Tagen eingesetzt und das Profil des fünften Tages ausgewertet wurde. Auf diese Weise ergeben sich für jeden der Patienten vier „extreme" Szenarien, mit denen „mittlere" Fälle eingegrenzt werden, beispielsweise ein unklarer Füllungszustand des Magens oder Akkumulation ohne Erreichen des Steady States.

Die simulierten Profile haben somit hypothetischen Charakter. Eine ungefähre Übereinstimmung eines Simulationsszenarios mit den entsprechenden Messwerten kann als Hinweis darauf gedeutet werden, dass das Modell die Messwerte unter Umständen korrekt vorhersagen könnte, zumindest jedoch durch diese nicht widerlegt wird.

In Abbildung 29 bis Abbildung 33 sind die Ergebnisse der Simulationsszenarien mit den entsprechenden Literaturprofilen dargestellt. Für Patient 06 (zehn Jahre alt), Patient 11 (acht Jahre) und Patient 13 (fünf Jahre) zeigt sich für mindestens eines der vier Simulationsszenarien vollständige Übereinstimmung mit den gemessenen Werten. Für Patient 07 (acht Jahre) liegen drei Messwerte außerhalb der zutreffendsten der Simulationen; das reale Profil zeigt dabei ein vergleichsweise spätes Maximum (höchster gemessener Wert 4,2 Stunden nach Gabe), das von keiner der Simulationen vorhergesagt wird. Für Patient 12 (sechs Jahre) werden in den zutreffendsten Simulationen zwei Messwerte nicht erfasst. Dabei handelt es sich um jeweils unterschiedliche Werte; die Simulationen liegen je nach Szenario teils unterteils oberhalb des gemessenen Profils. Die Simulationen dienen so als Hinweis, dass die beobachteten Abweichungen der Vorhersagen von den Messwerten bei Patient 12 grundsätzlich durch Veränderungen der Magenfüllung erklärt werden könnten. Sowohl bei Patient 07 als auch bei Patient 12 betreffen die beobachteten Abweichungen den Absorptionsteil der Profile. Ohne genauere Informationen zur Durchführung der Untersuchung kann dies nicht abschließend bewertet werden. Die Kurvenabfälle der Eliminationsphase werden dagegen in allen fünf Fällen treffend vorhergesagt.

Dies kann als Hinweis gedeutet werden, dass Eliminationsvorgänge durch das Modell besser vorhergesagt werden können als Absorptionsvorgänge, wobei letzteres auch im Zusammenhang mit dem beschriebenen Informationsmangel stehen könnte. Auf Basis der fünf betrachteten Fälle im Altersbereich von fünf bis zehn Jahren gibt es keinen Anhaltspunkt auf eine unterschiedliche Vorhersagekraft für verschiedene Altersstufen.

Insgesamt deuten diese Ergebnisse – unter Vorbehalt im Hinblick auf die besagten fehlenden Informationen – darauf hin, dass die überwiegende Mehrzahl der von Miura et al. berichteten Konzentrationen mit dem entwickelten PBPK-Modell vorhersagbar sein könnte; auf Grundlage der vorliegenden Daten ist dies zumindest nicht auszuschließen. In vier von fünf Fällen kann auf Basis der Simulationen eine hypothetische Erklärung für das resultierende Profil gegeben werden.

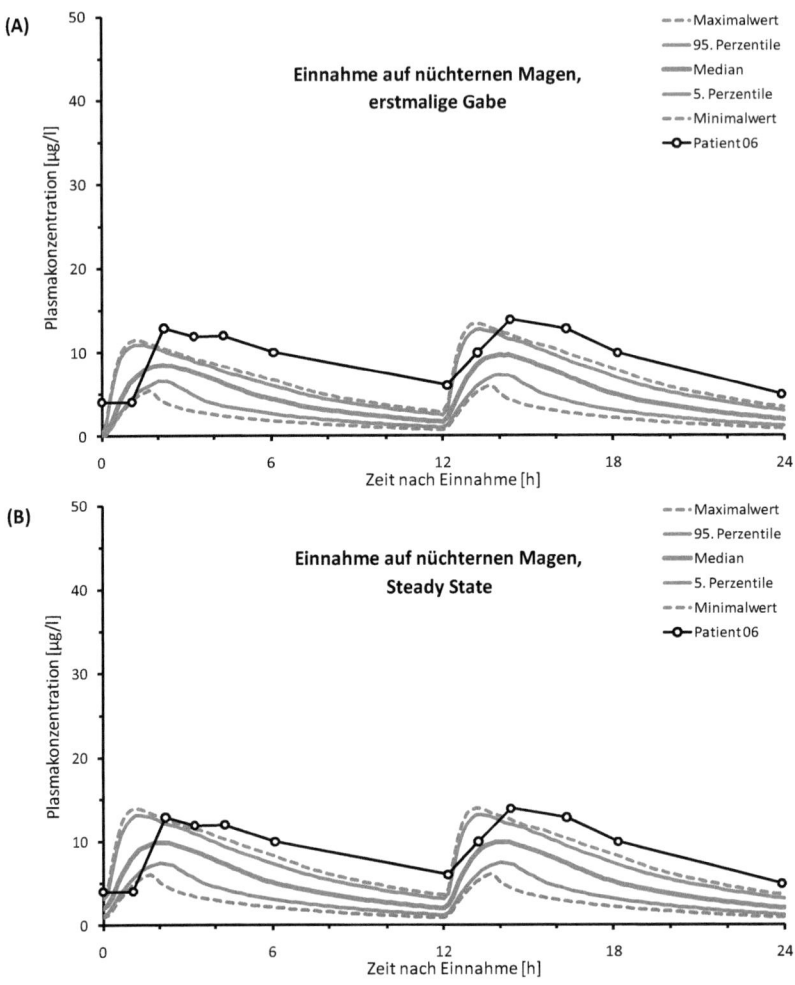

[Teil von Abbildung 29, gemeinsame Beschriftung s. folgende Seite]

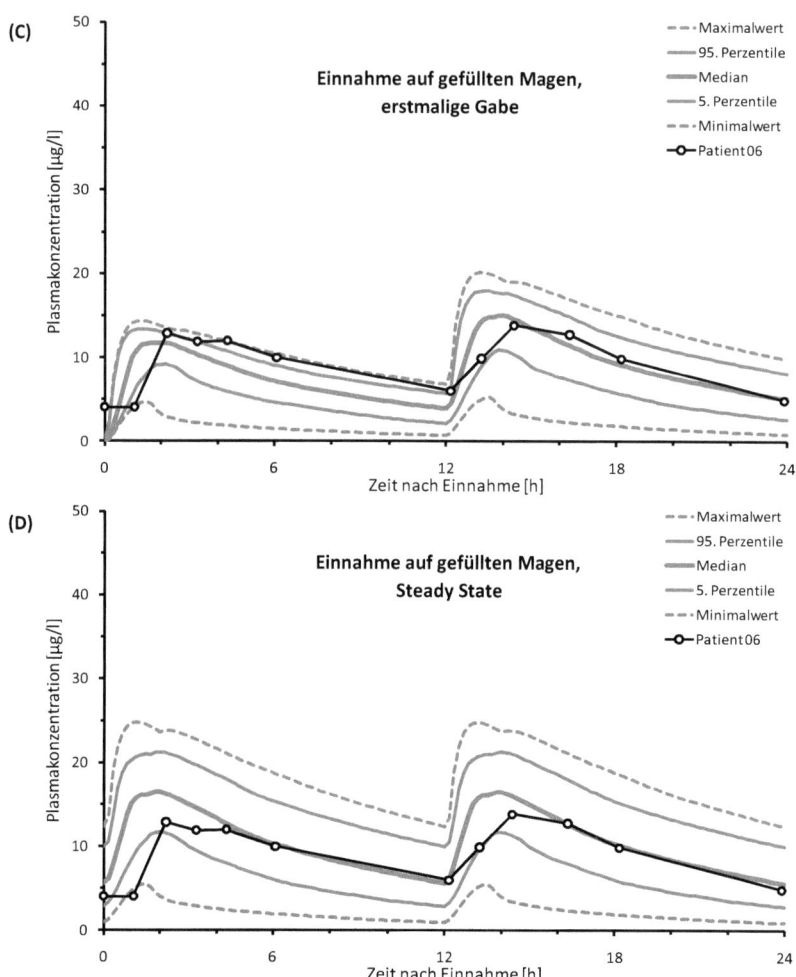

Abbildung 29: Simulation von Bisoprolol-Kinderprofilen aus der Literatur (Patient 06)
[Fortsetzung von Abbildung auf vorangegangener Seite] Von Miura et al. berichtete Bisoprololkonzentrationen für Patient 06, zehn Jahre alt; Bisoprololdosis 2,5 mg verteilt auf zwei Gaben. Im Vergleich sind vier verschiedene Simulationsszenarien für jeweils 100 virtuelle entsprechende Kinder in grau (5., 50. und 95. Perzentile sowie Minimal- und Maximalwerte gemäß Abschnitt 4.3.1) gezeigt (s. Text): (A) Einnahme auf nüchternen Magen, erstmalige Gabe; (B) Einnahme auf nüchternen Magen, Steady State; (C) Einnahme auf gefüllten Magen, erstmalige Gabe; (D) Einnahme auf gefüllten Magen, Steady State.

4 ERGEBNISSE — 4.3 Ergebnisse der PBPK-Simulationen

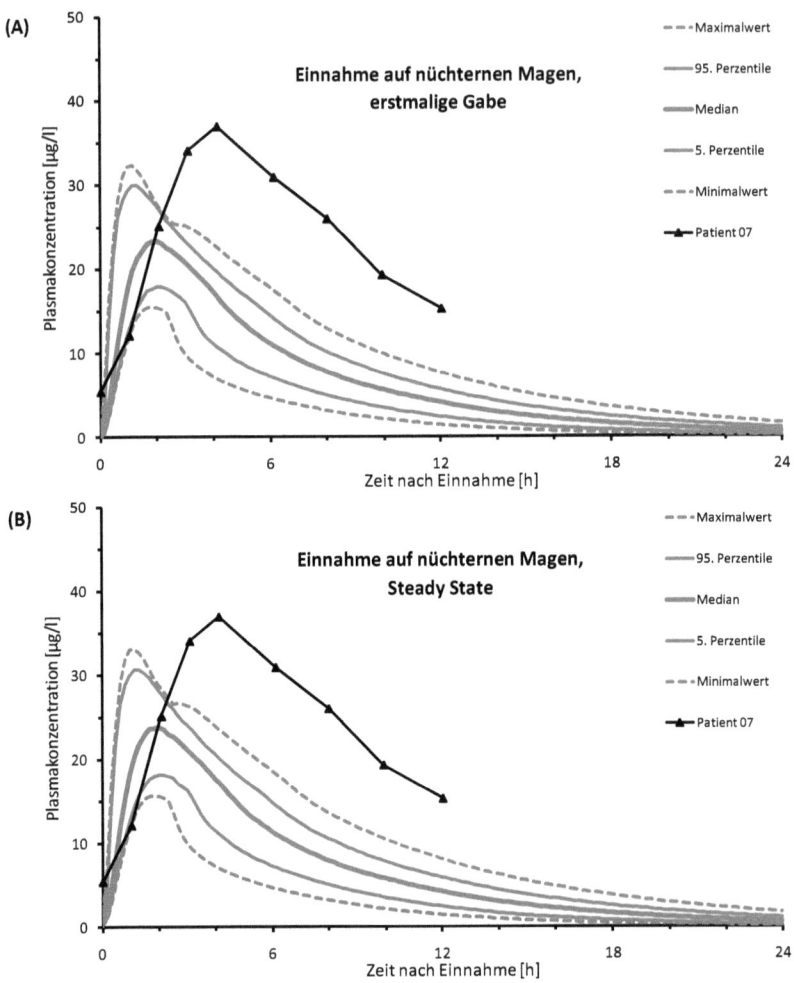

[Teil von Abbildung 30, gemeinsame Beschriftung s. folgende Seite]

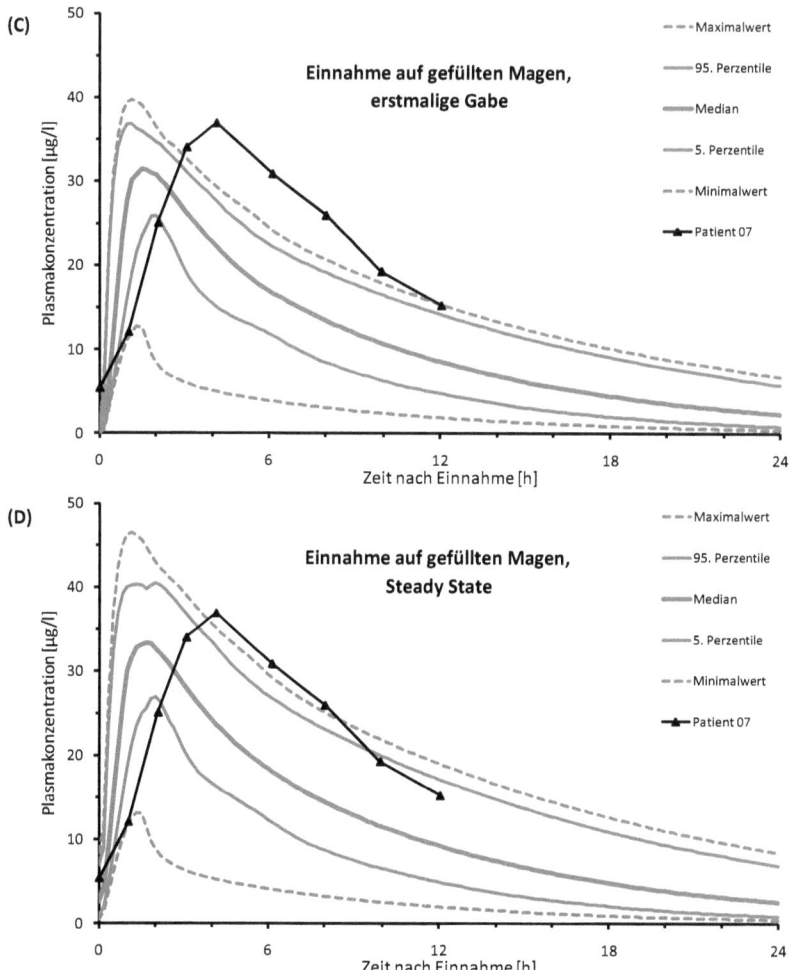

Abbildung 30: Simulation von Bisoprolol-Kinderprofilen aus der Literatur (Patient 07)
[Fortsetzung von Abbildung auf vorangegangener Seite] Von Miura et al. berichtete Bisoprololkonzentrationen für Patient 07, acht Jahre alt; Bisoprololdosis 2,5 mg in einer einzelnen Gabe. Im Vergleich sind vier verschiedene Simulationsszenarien für jeweils 100 virtuelle entsprechende Kinder in grau (5., 50. und 95. Perzentile sowie Minimal- und Maximalwerte gemäß Abschnitt 4.3.1) gezeigt (s. Text): (A) Einnahme auf nüchternen Magen, erstmalige Gabe; (B) Einnahme auf nüchternen Magen, Steady State; (C) Einnahme auf gefüllten Magen, erstmalige Gabe; (D) Einnahme auf gefüllten Magen, Steady State. Zur besseren Vergleichbarkeit ist der Verlauf aller Profile auch dann über 24 Stunden dargestellt, wenn Messdaten nur für einen Teil des Zeitraums vorlagen.

4 ERGEBNISSE — 4.3 Ergebnisse der PBPK-Simulationen

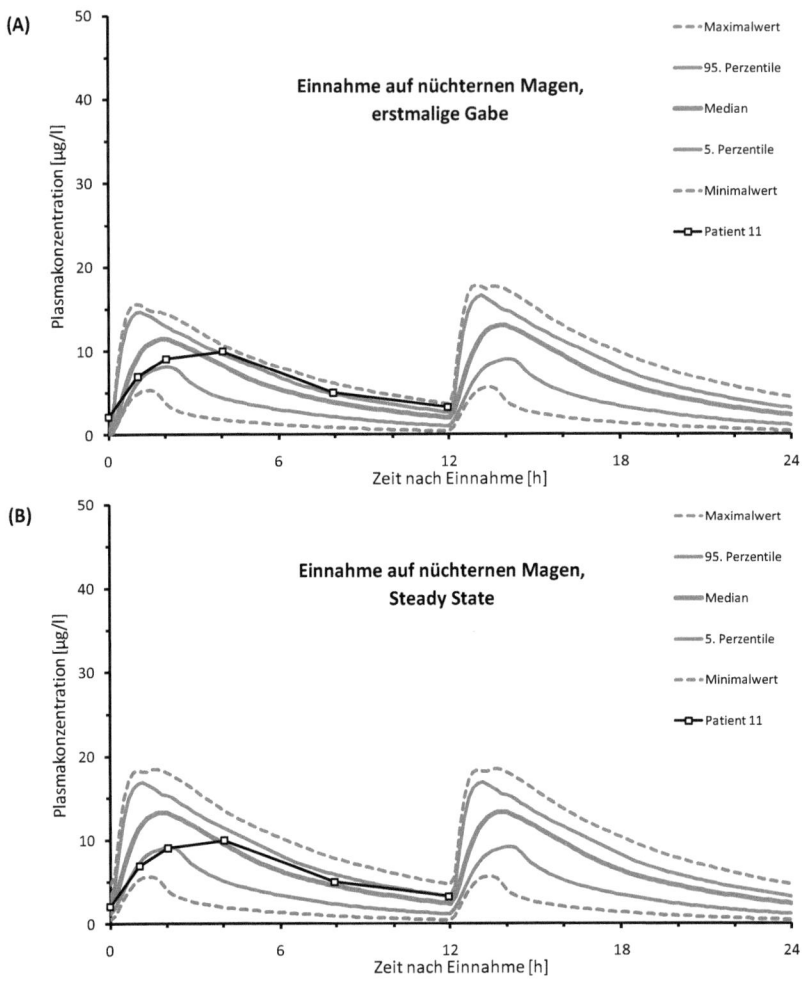

[Teil von Abbildung 31, gemeinsame Beschriftung s. folgende Seite]

4 ERGEBNISSE — 4.3 Ergebnisse der PBPK-Simulationen

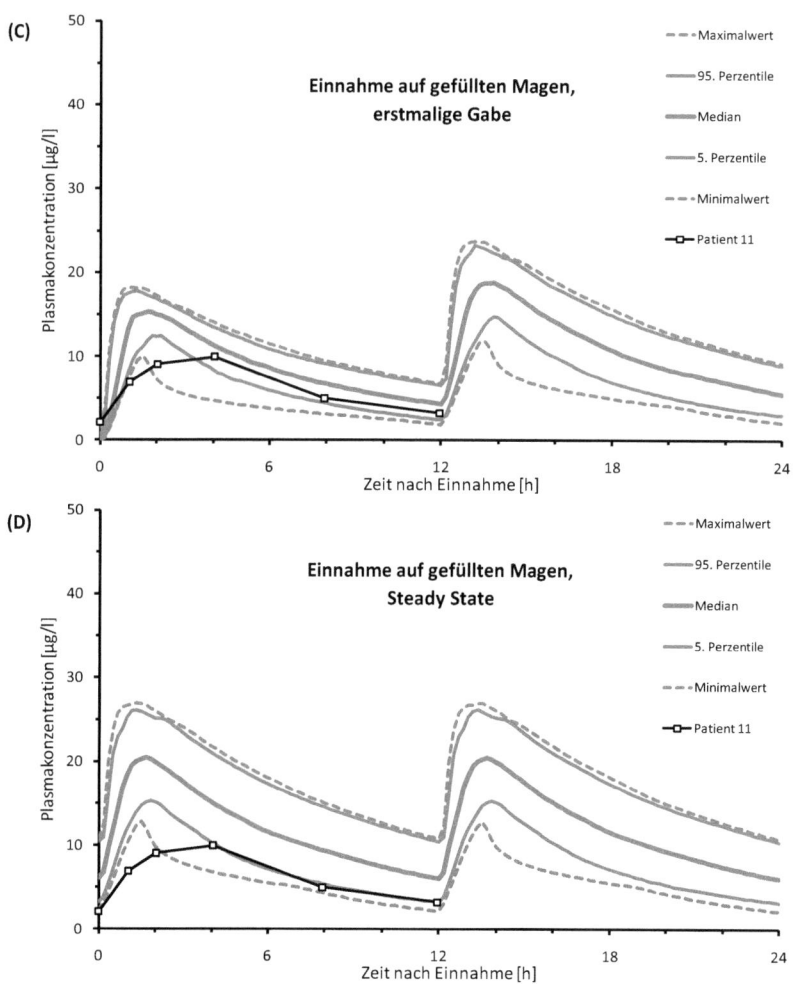

Abbildung 31: Simulation von Bisoprolol-Kinderprofilen aus der Literatur (Patient 11)
[Fortsetzung von Abbildung auf vorangegangener Seite] Von Miura et al. berichtete Bisoprololkonzentrationen für Patient 11, acht Jahre alt; Bisoprololdosis 2,5 mg verteilt auf zwei Gaben. Im Vergleich sind vier verschiedene Simulationsszenarien für jeweils 100 virtuelle entsprechende Kinder in grau (5., 50. und 95. Perzentile sowie Minimal- und Maximalwerte gemäß Abschnitt 4.3.1) gezeigt (s. Text): (A) Einnahme auf nüchternen Magen, erstmalige Gabe; (B) Einnahme auf nüchternen Magen, Steady State; (C) Einnahme auf gefüllten Magen, erstmalige Gabe; (D) Einnahme auf gefüllten Magen, Steady State. Zur besseren Vergleichbarkeit ist der Verlauf aller Profile auch dann über 24 Stunden dargestellt, wenn Messdaten nur für einen Teil des Zeitraums vorlagen.

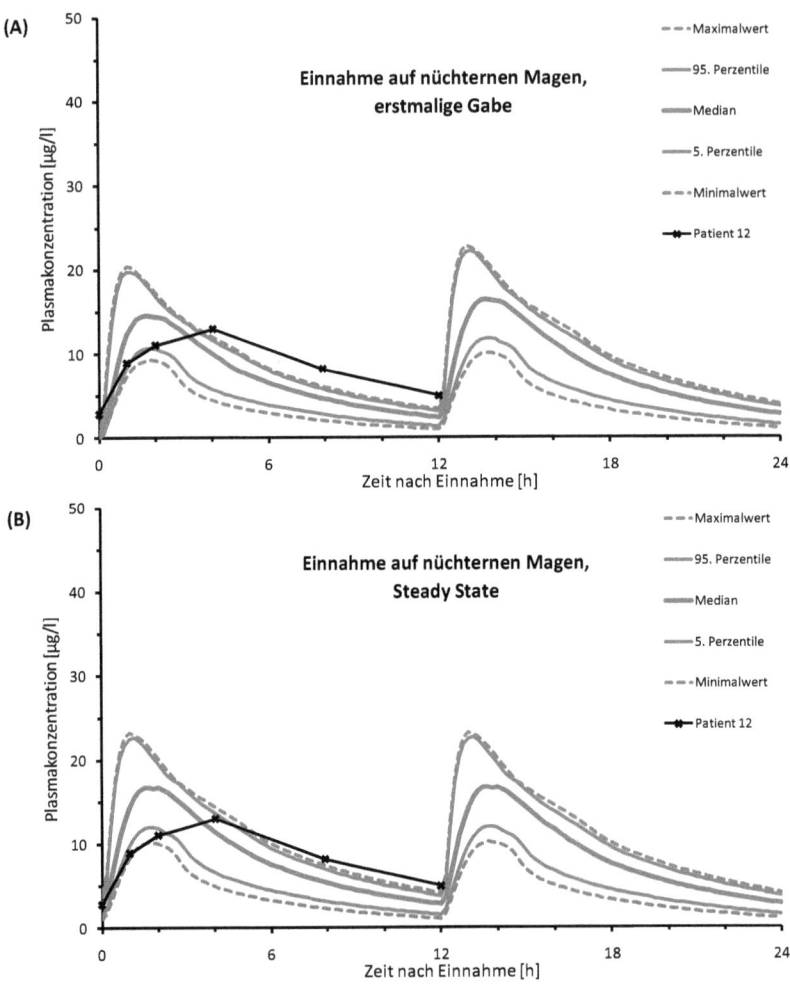

[Teil von Abbildung 32, gemeinsame Beschriftung s. folgende Seite]

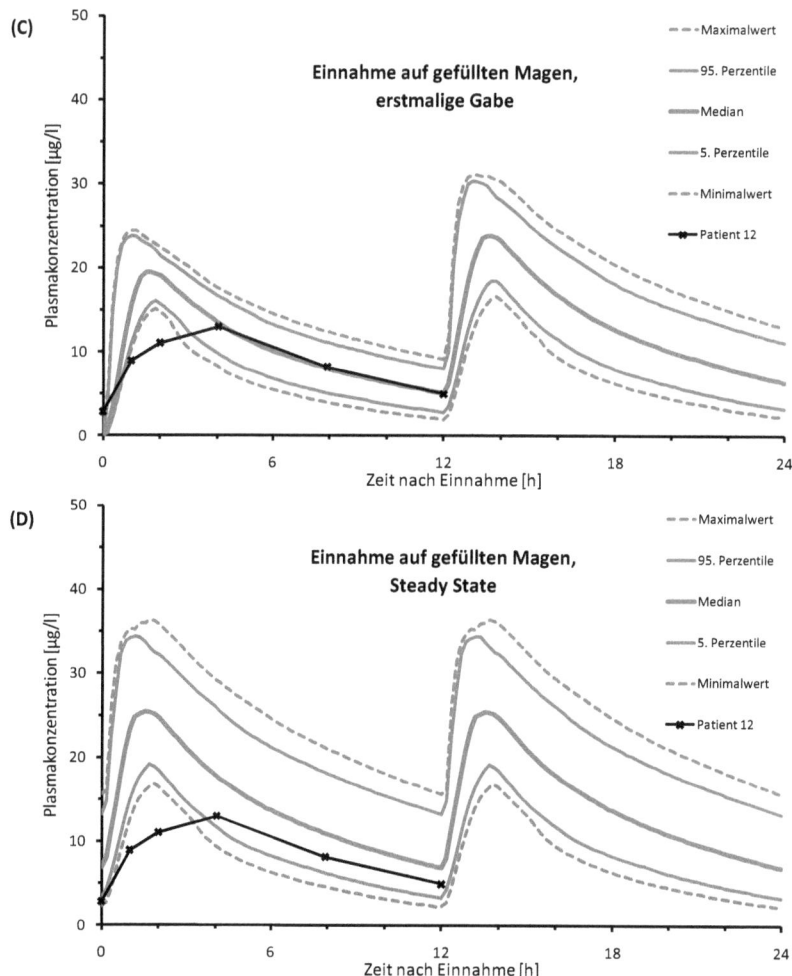

Abbildung 32: Simulation von Bisoprolol-Kinderprofilen aus der Literatur (Patient 12)
[Fortsetzung von Abbildung auf vorangegangener Seite] Von Miura et al. berichtete Bisoprololkonzentrationen für Patient 12, sechs Jahre alt; Bisoprololdosis 2,5 mg verteilt auf zwei Gaben. Im Vergleich sind vier verschiedene Simulationsszenarien für jeweils 100 virtuelle entsprechende Kinder in grau (5., 50. und 95. Perzentile sowie Minimal- und Maximalwerte gemäß Abschnitt 4.3.1) gezeigt (s. Text): (A) Einnahme auf nüchternen Magen, erstmalige Gabe; (B) Einnahme auf nüchternen Magen, Steady State; (C) Einnahme auf gefüllten Magen, erstmalige Gabe; (D) Einnahme auf gefüllten Magen, Steady State. Zur besseren Vergleichbarkeit ist der Verlauf aller Profile auch dann über 24 Stunden dargestellt, wenn Messdaten nur für einen Teil des Zeitraums vorlagen.

4 ERGEBNISSE — 4.3 Ergebnisse der PBPK-Simulationen

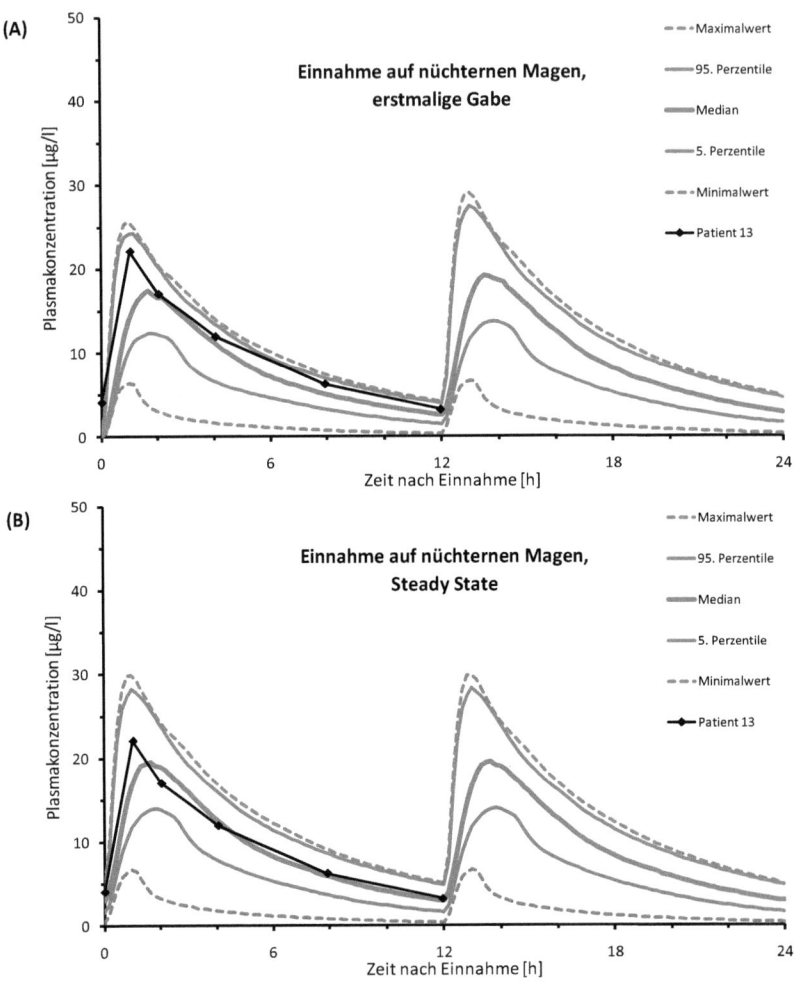

[Teil von Abbildung 33, gemeinsame Beschriftung s. folgende Seite]

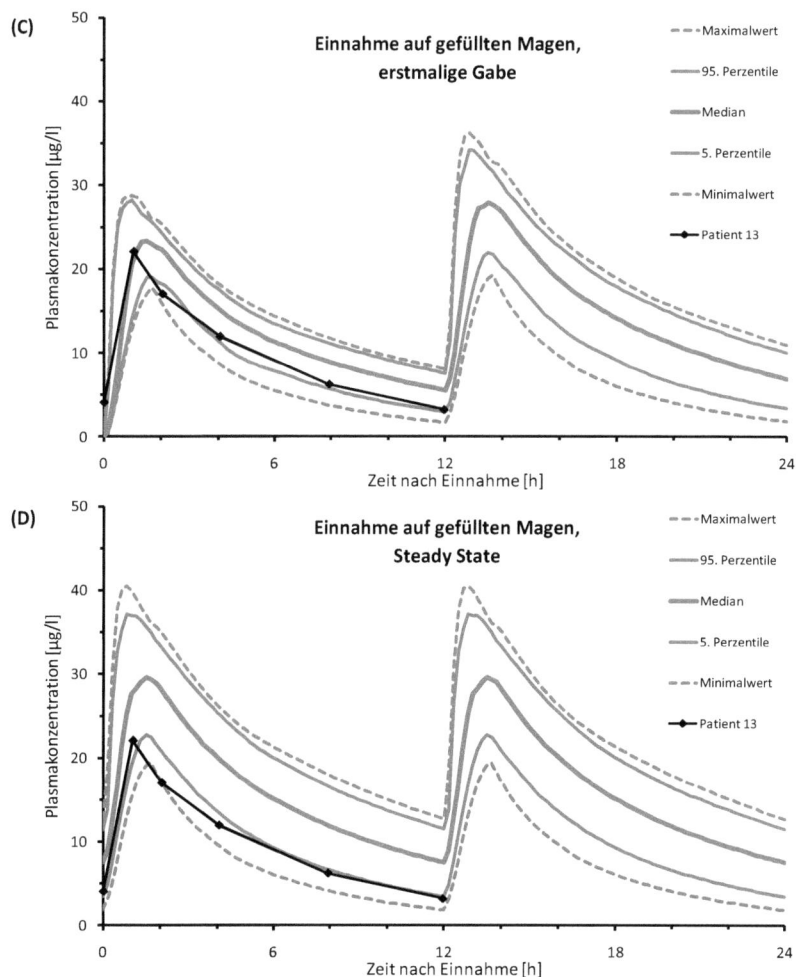

Abbildung 33: Simulation von Bisoprolol-Kinderprofilen aus der Literatur (Patient 13)
[Fortsetzung von Abbildung auf vorangegangener Seite] Von Miura et al. berichtete Bisoprololkonzentrationen für Patient 13, fünf Jahre alt; Bisoprololdosis 2,5 mg verteilt auf zwei Gaben. Im Vergleich sind vier verschiedene Simulationsszenarien für jeweils 100 virtuelle entsprechende Kinder in grau (5., 50. und 95. Perzentile sowie Minimal- und Maximalwerte gemäß Abschnitt 4.3.1) gezeigt (s. Text): (A) Einnahme auf nüchternen Magen, erstmalige Gabe; (B) Einnahme auf nüchternen Magen, Steady State; (C) Einnahme auf gefüllten Magen, erstmalige Gabe; (D) Einnahme auf gefüllten Magen, Steady State. Zur besseren Vergleichbarkeit ist der Verlauf aller Profile auch dann über 24 Stunden dargestellt, wenn Messdaten nur für einen Teil des Zeitraums vorlagen.

4.4 Ergebnisse der DuMBO-Studie

4.4.1 Überblick: Patientencharakteristika und Profilbedingungen

Im Zeitraum von Januar 2010 bis Juli 2010 konnten acht Patienten in die DuMBO-Studie eingeschlossen werden. Für einen direkten Vergleich sind in Tabelle 19 charakteristische Angaben zu den Patienten und zur Bisoprololeinnahme am Profiltag zusammengestellt. In Abschnitt 4.4.2 werden die gemessenen Profile zunächst im Überblick dargestellt, in den folgenden Abschnitten 4.4.3.1 bis 4.4.3.8 werden die Patienten einzeln besprochen und es werden Detailangaben gemacht – unter anderem zu Diagnosen und Komedikation – die in der Übersichtstabelle nicht detailliert darstellbar waren. Dabei werden jeweils die vorhergesagten und die tatsächlich gemessenen Profile verglichen.

Wie in Abschnitt 2.4.1 erläutert, war es ausdrückliches Ziel der DuMBO-Studie, mit den eingeschlossenen Patienten einen möglichst großen Altersbereich abzudecken. Vor dem Hintergrund der Ergebnisse des Cochrane-Reviews wurde zudem angestrebt, Beobachtungen für den Einsatz von Bisoprolol bei verschiedenen Diagnosen zu machen. Aus Tabelle 19 geht hervor, dass dies umgesetzt werden konnte: Der älteste Patient war 18,2 Jahre, der jüngste zwölf Tage alt. Vier der Patienten waren weiblich, vier männlich. Alle eingeschlossenen Patienten waren europäischer Abstammung. Zur Einordnung von Körpergröße, Körpergewicht und Body-Mass-Index (BMI) der Patienten für das jeweilige Lebensalter wurden die von der Weltgesundheitsorganisation (WHO) veröffentlichen Perzentilen verwendet (WHO 2006; 2010). Gemäß diesen Perzentilen lagen drei der Patienten mit ihrem BMI im Bereich zwischen 25. und 75. Perzentile, also in dem Bereich, in den 50 % der Kinder gleichen Alters und Geschlechts fallen. Der BMI dreier Patienten lag dagegen besonders hoch (über der 95. Perzentile) und der der zwei übrigen Patienten besonders niedrig (unter der 5. Perzentile), wobei hier in einem Fall (Patient VII) eine schwere Wachstums- und Entwicklungsretardierung vorlag, sodass sich sowohl Größe als auch Gewicht deutlich unterhalb der 1. Perzentile für das entsprechende Alter befanden.

Ebenso unterschieden sich Art und Schwere der jeweiligen Erkrankung stark zwischen den Patienten; dementsprechend bestand bei zwei Patienten über das Bisoprolol hinaus kein Medikationsbedarf, während die übrigen sechs Patienten eine Komedikation aus bis zu sechs Medikamenten erhielten. Unter diesen Medikamenten befanden sich keine Substanzen, für die mit einer Veränderung der Pharmakokinetik von Bisoprolol zu rechnen ist (beispielsweise durch wesentliche Beeinflussung der Aufnahme oder der Elimination per CYP3A4-Metabolisierung oder glomerulärer Filtration).

Bei fünf der acht Patienten erfolgte die Bisoprololgabe erstmalig, bei drei Patienten war mit der Therapie bereits vor dem Profiltag begonnen worden. Drei der Patienten erhielten also eine Erhaltungsdosis, die übrigen eine Startdosis; zudem unterschied sich die kardiale Stabilität der jeweiligen Patienten entsprechend den sehr unterschiedlichen Diagnosen ebenfalls deutlich, sodass teilweise einschleichend dosiert wurde. Die pro Kilogramm Körpergewicht eingesetzten Dosen an freier Base Bisoprolol unterschieden sich daher bis zu neunfach (Bereich von 0,015 bis 0,136 mg/kg).

Die fünf älteren Patienten nahmen eine schnell freisetzende Tablette mit Wasser ein; bei den drei jüngeren Patienten wurde der Inhalt einer in der Krankenhausapotheke hergestellten Kapsel in Wasser suspendiert. Der jeweilige Füllungszustand des Magens zum Einnahmezeitpunkt ist in Tabelle 19 angegeben.

Tabelle 19: Patientencharakteristika, Kurzübersicht

	Patient I	Patient II	Patient III	Patient IV
BASALE PATIENTENDATEN				
Alter [Jahre]	18,2	13,8	10,3	9,9
Geschlecht	Männlich	Weiblich	Weiblich	Männlich
Größe [cm] (Perzentilen)	172 (> 25., < 50.)	158 (> 25., < 50.)	152 (> 95., < 97.)	140 (> 50., < 75.)
Gewicht [kg] (Perzentilen)	68,5 N. a.	71 N. a.	32,0 N. a.	40,0 (> 85., < 95.)
BMI [kg/m^2] (Perzentilen)	23,2 (> 50., < 75.)	28,4 (> 97., < 99.)	13,9 (> 3., < 5.)	20,4 (> 95., < 97.)
DIAGNOSEN/MEDIKATION				
Diagnosen	Trikuspidalatresie, Sick-Sinus-Syndrom, Z. n. VCI-Thrombose, Thrombophilie	Rezidivierende Synkopen	Dilatative Kardiomyopathie, V. a. Myokarditis, Herzinsuffizienz NYHA-Klasse II	Wolff-Parkinson-White-(WPW)-Syndrom
Indikation für Bisoprolol	Erhöhte Herzfrequenz	V. a. hypersympathikotone Dysreg.	Herzinsuffizienz	Rezidivierende Tachykardien
Komedikation	3 Medikamente	Keine	3 Medikamente	Keine
BISOPROLOLEINNAHME				
Erstmalige Gabe	Ja	Ja	Ja	Ja
Dosis [mg]	4,25	4,25	0,53	2,13
Dosis$_{norm}$ [mg/kg]	0,062	0,060	0,017	0,053
Arzneiform	Tablette	Tablette	Geteilte Tablette	Tablette
Applikationsart	Als Ganzes mit 250 ml Wasser	Als Ganzes mit 300 ml Wasser	Als Ganzes mit 100 ml Wasser	Als Ganzes mit 250 ml Wasser
Magenzustand	Nüchtern	Nüchtern	Uneindeutig	Nüchtern
DETAILS ZU MAHLZEITEN				
Art der Nahrung	Erwachsenenkost	Erwachsenenkost	Erwachsenenkost	Erwachsenenkost
Mahlzeiten vor Einnahme	Nahrungskarenz über Nacht	Nahrungskarenz über Nacht	Wenig Brot 0,1 h vor Gabe	Nahrungskarenz über Nacht
Mahlzeiten nach Einnahme	Frühstück 2,2 h nach Gabe	Frühstück 2,2 h nach Gabe	Wenig Brot 2,5 h nach Gabe	Frühstück 1,8 h nach Gabe
Besonderheiten	Keine	Keine	Keine	Keine
FOLGEABSCHNITTE				
Weitere Details s.	4.4.3.1	4.4.3.2	4.4.3.3	4.4.3.4

Die Tabelle dient der Übersicht und enthält daher stark verkürzte Angaben. Sämtliche Angaben gelten für den Tag des Bisoprololprofils. Für Körpergröße, -gewicht und Body-Mass-Index (BMI) sind in Klammern die nächst-tiefere und -höhere Perzentile für das jeweilige Alter gemäß Weltgesundheitsorganisation angegeben; Gewichtsperzentilen wurden nur für Kinder unter zehn Jahren veröffentlicht (WHO 2006; 2010). „N. a." steht für nicht angegeben; „<" für kleiner als, „>" für größer als, „V. a." für Verdacht auf, „VCI" für Vena cava inferior, „NYHA" für New York Heart Association. [Fortsetzung s. nächste Seite]

Fortsetzung Tabelle 19

	Patient V	Patient VI	Patient VII	Patient VIII
BASALE PATIENTENDATEN				
Alter [Jahre]	7,1	6,1	0,8 (10 Monate)	0,0 (12 Tage)
Geschlecht	Männlich	Weiblich	Weiblich	Männlich
Größe [cm] (Perzentilen)	128 (> 85., < 95.)	110 (> 5., < 15.)	57 (< 1.)	52 (> 25., < 50.)
Gewicht [kg] (Perzentilen)	31,2 (> 97., < 99.)	18,0 (> 15., < 25.)	4,4 (< 1.)	3,5 (> 25., < 50.)
BMI [kg/m^2] (Perzentilen)	19,0 (> 97., < 99.)	14,9 (> 25., < 50.)	13,5 (< 1.)	12,9 (> 25., < 50.)
DIAGNOSEN/MEDIKATION				
Diagnosen	Rheumatisches Fieber mit kardialer Beteiligung	Dilatative Kardiomyopathie, Myokarditis, Herzinsuffizienz NYHA-Klasse II-III	Komplexe Fehlbildungen, Wachstums- und Entwicklungsretardierung	Fallot-Tetralogie, Vorhofseptumdefekt
Indikation für Bisoprolol	Herzinsuffizienz	Herzinsuffizienz	Verminderte O$_2$-Sättigung	Verminderte O$_2$-Sättigung
Komedikation	6 Medikamente	5 Medikamente	4 Medikamente	1 Medikament
BISOPROLOLEINNAHME				
Erstmalige Gabe	Nein	Ja	Nein	Nein
Dosis [mg]	4,25	0,27	0,43	0,34
Dosis$_{norm}$ [mg/kg]	0,136	0,015	0,098	0,097
Arzneiform	Tablette	Kapsel	2 Kapseln	2 Kapseln
Applikationsart	Als Ganzes mit 200 ml Saft	Suspension, dazu < 50 ml Wasser	Suspension direkt nach Mahlzeit	Suspension direkt nach Mahlzeit
Magenzustand	Gefüllt	Uneindeutig	Gefüllt	Gefüllt
DETAILS ZU MAHLZEITEN				
Art der Nahrung	Erwachsenenkost	Erwachsenenkost	Fertigmilch	Muttermilch
Mahlzeiten vor Einnahme	Schokolade 1,5 h vor Gabe	Frühstück 3,0 h vor Gabe	90 ml Milch 0,1 h vor Gabe	110 ml Milch 0,3 h vor Gabe
Mahlzeiten nach Einnahme	Frühstück 0,1 h nach Gabe	Milchgetränk 2,0 h nach Gabe	100 ml Milch 2,8 h nach Gabe	130 ml Milch 3,3 h nach Gabe
Besonderheiten	Keine	Sehr wenig getrunken	Erbrechen 0,3 h nach Gabe	Keine
FOLGEABSCHNITTE				
Weitere Details s.	4.4.3.5	4.4.3.6	4.4.3.7	4.4.3.8

[Fortsetzung Fußnote Tabelle 19] „Dysreg." steht für Dysregulation, „O$_2$-Sättigung" für transkutan gemessene Sauerstoffsättigung im Blut. Bisoprolol wurde als Fumarat verabreicht; in der Tabelle ist die jeweilige Menge freie Base absolut sowie körpergewichtsnormiert angegeben („Dosis$_{norm}$"). „Suspension" bedeutet, dass der Kapselinhalt in Wasser suspendiert wurde. „Magenzustand" ist kurz für „Füllungszustand des Magens zum Einnahmezeitpunkt". Angegeben sind alle Mahlzeiten im Zeitraum von je vier Stunden vor und nach Bisoprololeinnahme.

4.4.2 Gegenüberstellung der Patientenprofile und Vergleich der Pharmakokinetik

Um zunächst einen Überblick über die Ergebnisse der Profilerstellung im Rahmen der DuMBO-Studie zu geben, werden die Profile im Folgenden einander gegenübergestellt. Da sehr unterschiedliche Dosierungen eingesetzt wurden (0,015 bis 0,136 mg/kg), spiegelt ein direkter Vergleich der Profile im Wesentlichen die Dosisunterschiede wider und ist damit nicht geeignet, mögliche altersabhängige Unterschiede der Exposition erkennen zu lassen.

Daher wurde eine Normierung auf eine Standarddosis von 0,12 mg/kg freier Base Bisoprolol vorgenommen. Dieser Wert ergibt sich durch Division der üblichen absoluten Standarddosis für Erwachsene von 8,5 mg freier Base Bisoprolol durch ein typisches Körpergewicht von 73 kg. Auf diese Weise wird auch in den Studienzentren Düsseldorf und Hamburg die allgemeine Zieldosis für Kinder bestimmt. Für die Dosisnormierung wurde die körpergewichtsnormierte Standarddosis jeweils als Vielfaches der körpergewichtsnormierten individuellen Patientendosis angegeben und als Korrekturfaktor für die Messwerte verwendet. Das Resultat sind fiktive Plasmakonzentrationszeitverläufe, die veranschaulichen, welche Konzentrationen sich bei Gabe der Standarddosis von 0,12 mg/kg theoretisch ergeben hätten. Hierzu ist die Annahme einer linearen Pharmakokinetik nötig. Eine solche ist in der Literatur grundsätzlich beschrieben worden (Leopold 1986); dies wird in Abschnitt 5.6.1 diskutiert.

Abbildung 34 und Abbildung 35 zeigen die besagten fiktiven Plasmakonzentrationszeitverläufe und zum Vergleich die Profile der gesunden Probanden nach analoger Normierung. In Tabelle 20 sind die berechneten Halbwertszeiten aufgeführt, da sie sich unter der Voraussetzung einer linearen Pharmakokinetik ebenfalls zum dosisunabhängigen Vergleich eignen. Tabelle 21 zeigt die aus den dosisnormierten Profilen berechneten AUCs sowie im Vorgriff auf die folgenden Kapitel die für die einzelnen Patienten simulierten AUCs.

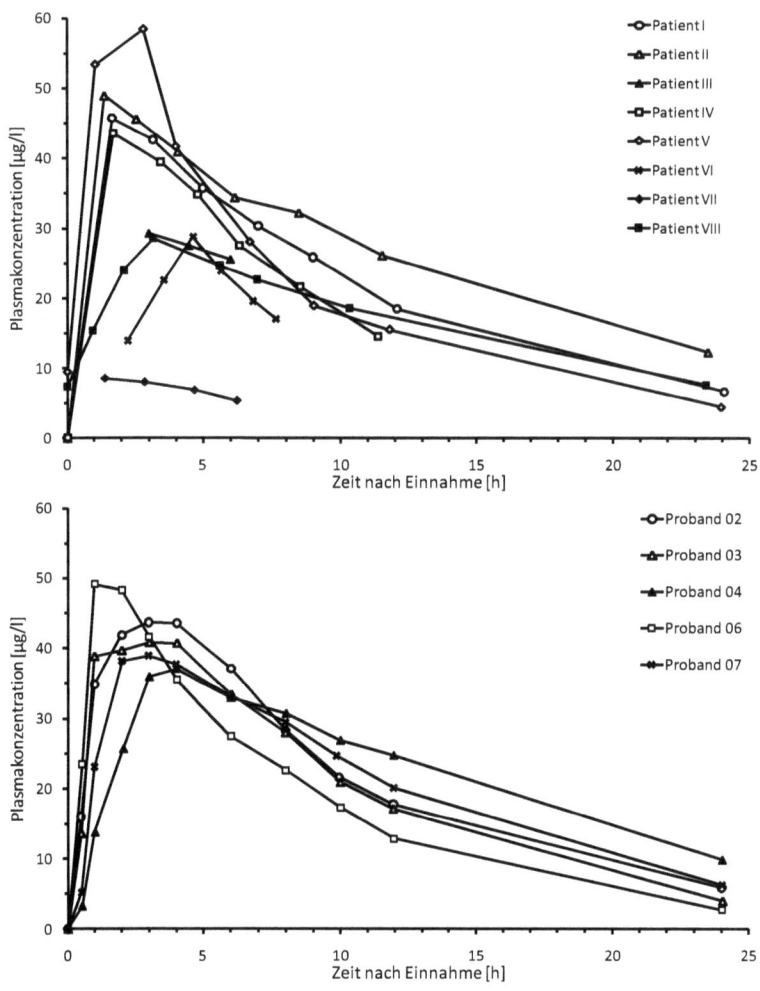

Abbildung 34: Vergleich der dosisnormierten Bisoprololprofile (linear)
Dargestellt sind die fiktiven Plasmakonzentrationszeitverläufe nach Bisoprololeinnahme der pädiatrischen Patienten (oberer Graph) und der erwachsenen Probanden (unterer Graph) bei Normierung der gemessenen Konzentrationen auf eine körpergewichtsnormierte Standarddosis von 0,12 mg/kg freier Base Bisoprolol (s. Text). Da alle zugrunde liegenden Profile in den folgenden Abschnitten detailliert besprochen werden, wurde der Übersichtlichkeit halber in dieser Darstellung auf die Angabe einer unteren Bestimmungsgrenze und der Blutentnahmezeitpunkte verzichtet; für eine bessere Vergleichbarkeit mit den Patientenprofilen sind die Probandenprofile nur über einen Zeitraum von 24 Stunden abgebildet.

4 ERGEBNISSE — 4.4 Ergebnisse der DuMBO-Studie

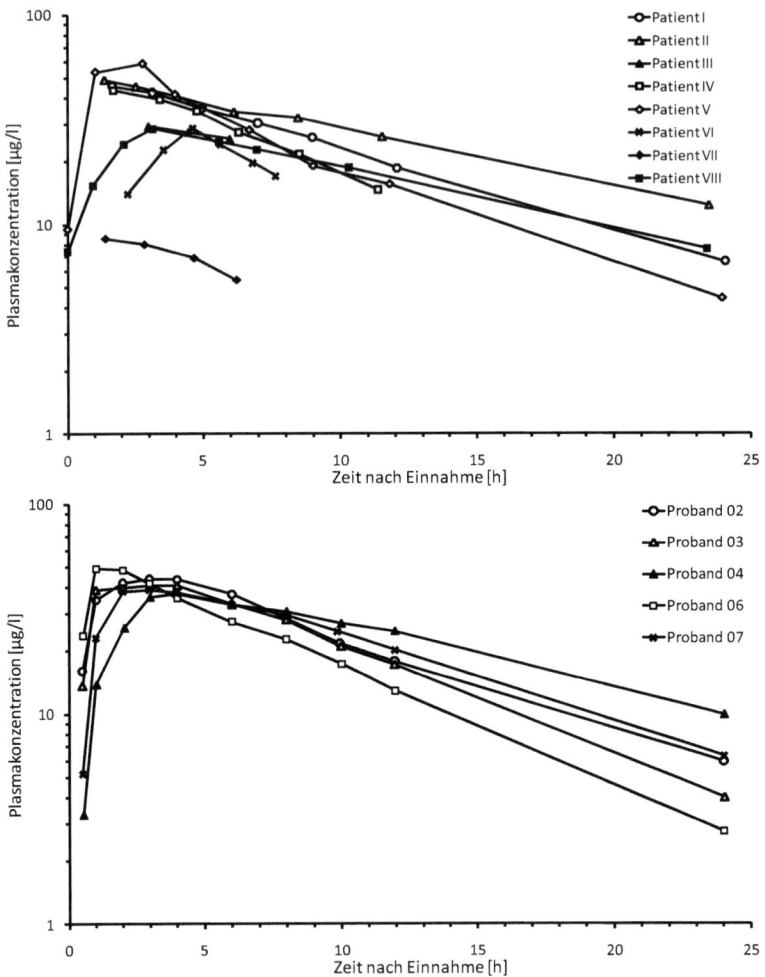

Abbildung 35: Vergleich der dosisnormierten Bisoprololprofile (halblogarithmisch)
Dargestellt sind die fiktiven Plasmakonzentrationszeitverläufe nach Bisoprololeinnahme der pädiatrischen Patienten (oberer Graph) und der erwachsenen Probanden (unterer Graph) bei Normierung der gemessenen Konzentrationen auf eine körpergewichtsnormierte Standarddosis von 0,12 mg/kg freier Base Bisoprolol (s. Text). Die Ordinaten sind logarithmisch skaliert. Da alle zugrunde liegenden Profile in den folgenden Abschnitten detailliert besprochen werden, wurde der Übersichtlichkeit halber in dieser Darstellung auf die Angabe der unteren Bestimmungsgrenze und der Blutentnahmezeitpunkte verzichtet; für eine besseren Vergleichbarkeit mit den Patientenprofilen sind die Probandenprofile nur über einen Zeitraum von 24 Stunden abgebildet.

Die höchsten der nach Normierung resultierenden Konzentrationen wurden von Patient I (18,2 Jahre alt) und Patient II (13,8 Jahre alt), den beiden ältesten der Patienten, erreicht. Beide Profile ähneln – im Fall des volljährigen Patienten erwartungsgemäß – sowohl im Absorptions- also auch im Eliminationsteil denen der erwachsenen Probanden. Im Absorptionsteil sehr ähnlich verläuft das Profil des 9,9-jährigen Patient IV. Der weitere Kurvenverlauf fällt vergleichsweise schnell ab; in der halblogarithmischen Darstellung deutet sich eine im Vergleich zu Patient I und Patient II beschleunigte Elimination an. Die Konzentration im 24-Stunden-Wert von Patient IV lag unterhalb der unteren Bestimmungsgrenze und konnte daher für die Berechnung der Halbwertszeit nicht verwendet werden; stattdessen wurde der Wert nach 6,32 Stunden eingesetzt (s. Tabelle 20).

Tabelle 20: Vergleich der Halbwertszeiten der Patientenprofile

Patient	Halbwertszeit [h]	Eingegangene Zeitpunkte [h]
Patient I	7,9	9,00 / 12,08 / 24,08
Patient II	10,8	8,48 / 11,53 / 23,47
Patient IV	5,5	6,32 / 8,52 / 11,37
Patient V	7,0	9,03 / 11,82 / 23,97
Patient VI	4,1	5,65 / 6,82 / 7,65
Patient VIII	10,5	6,97 / 10,33 / 23,38

„Halbwertszeit" ist kurz für Eliminationshalbwertszeit, dazu angegeben sind (durch die entsprechenden Zeitpunkte nach Bisoprololgabe) die jeweiligen in die Berechnung eingegangenen Messwerte; die Erklärung der Berechnungsmethode findet sich in Abschnitt 2.4.4. Aus den Profilen von Patient III und Patient VII wurden keine Halbwertszeiten berechnet, da die Eliminationsphase nicht ausreichend charakterisiert war.

Für Patient III (10,3 Jahre alt) konnte die erste Konzentration 3,00 Stunden nach Bisoprololgabe quantifiziert werden, der Kurvenverlauf im Zeitfenster zwischen null und drei Stunden ist in den Abbildungen daher nicht dargestellt, doch wurde nach 1,50 Stunden eine Blutprobe entnommen, in der die Bisoprololkonzentration unterhalb der unteren Bestimmungsgrenze lag (s. Abschnitt 4.4.3.3). Das Ausmaß der Absorption ist damit deutlich geringer als beim etwa gleichaltrigen Patienten IV. Bezüglich der Elimination lässt sich wegen der unzureichenden Charakterisierung des späteren Kurvenverlaufs keine Aussage treffen.

Patient V (7,1 Jahre alt) hatte bereits vor dem Profiltag Bisoprolol erhalten; ebenso Patient VII und Patient VIII. Bei der Höhe der einzelnen Konzentrationen muss daher Akkumulation berücksichtigt werden und es besteht keine direkte Vergleichbarkeit mit den übrigen Profilen. Es zeigt sich ein vergleichsweise steiler Anstieg im Absorptionsteil und wiederum ein steiler Abfall im Eliminationsteil.

Tabelle 21: Vergleich von gemessener und simulierter Exposition und Clearance

	AUC [h*µg/l]	Cl/F [l/h]	AUC$_{norm}$ [h*µg/l]
Patient I			
Realer Patientenwert	283,4	14,99	592,2
5. Perzentile der Simulation	150,8	28,18	315,2
50. Perzentile der Simulation	275,8	15,41	576,3
95. Perzentile der Simulation	408,0	10,42	852,5
Patient II			
Realer Patientenwert	409,4	10,38	820,7
5. Perzentile der Simulation	221,4	19,20	443,8
50. Perzentile der Simulation	343,6	12,37	688,8
95. Perzentile der Simulation	485,3	8,76	973,0
Patient IV			
Realer Patientenwert	189,4	11,22	427,7
5. Perzentile der Simulation	150,8	14,09	340,7
50. Perzentile der Simulation	263,2	8,07	594,6
95. Perzentile der Simulation	390,5	5,44	882,2
Patient V			
Realer Patientenwert	577,0	7,37	508,3
5. Perzentile der Simulation	353,4	12,03	311,3
50. Perzentile der Simulation	566,5	7,50	499,1
95. Perzentile der Simulation	937,4	4,53	825,8
Patient VIII			
Realer Patientenwert	324,9	1,05	399,0
5. Perzentile der Simulation	321,5	1,06	394,9
50. Perzentile der Simulation	608,3	0,56	747,2
95. Perzentile der Simulation	1021,5	0,33	1254,7

Die berechnete Exposition (AUC) ist für die Patienten V und VIII bei Steady-State-Bedingungen die AUC$_{0...24}$, für die übrigen drei Patienten, die erstmalig Bisoprolol erhielten, die AUC$_{0...\infty}$, „Cl/F" ist die jeweils entsprechende orale Clearance (zur Berechnung s. Abschnitt 2.4.4). Für die Berechnung der dosisnormierten Exposition „AUC$_{norm}$" wurden die in dieser Tabelle angegebenen AUCs mit demselben Korrekturfaktor für eine typische körpergewichtsnormierte Dosis von 0,12 mg/kg freie Base Bisoprolol extrapoliert wie die Konzentrationen in Abbildung 34 (s. Text zu Beginn von Abschnitt 4.4.2). Die in der zweiten und dritten Spalte angegebenen Parameter ermöglichen für jeden der vier Patienten den Vergleich der jeweils gemessenen AUC und Clearance mit den entsprechenden simulierten Parametern. Die Angabe der dosisnormierten Exposition in der vierten Spalte ermöglicht den Vergleich unter den Patienten.

4 ERGEBNISSE — 4.4 Ergebnisse der DuMBO-Studie

Patient VI (6,1 Jahre alt) erreicht ähnliche Maximalkonzentrationen wie Patient III, jedoch zu einem im Vergleich mit sämtlichen übrigen Profilen auffällig späten Zeitpunkt (4,65 Stunden nach Bisoprololgabe). Neben dieser besonders langsamen Absorption fällt auch ein im Vergleich sehr steiler Abfall im Eliminationsteil auf. Die Halbwertszeit wurde mit 4,1 Stunden berechnet, wobei der früheste eingesetzte Wert 5,65 Stunden nach Gabe gemessen wurde (s. Tabelle 20). Patient VI zeigte damit die schnellste Elimination im Patientenkollektiv.

Die Dosisnormierung hebt die besonderen Verhältnisse im Fall des schwerkranken zehn Monate alten Säuglings Patient VII hervor: Die Kurvenform unterscheidet sich deutlich von allen übrigen Profilen. Die erreichten Konzentrationen liegen weit unter denen der anderen Patienten zu entsprechenden Zeitpunkten, obwohl bereits vor dem Profiltag Bisoprolol gegeben worden war und möglicherweise akkumuliert hatte. Das Ausmaß der Absorption erscheint im Vergleich sehr gering; der gekrümmte Verlauf in der halblogarithmischen Darstellung zumindest bis 4,70 Stunden nach Gabe deutet darauf hin, dass sie bis dahin andauert. Für eine Einschätzung der Elimination fehlen Daten zu späteren Zeitpunkten.

Wie bereits erwähnt muss bei der Höhe der Konzentrationen bei Patient VIII (zwölf Tage alt) Akkumulation berücksichtigt werden. Die Halbwertszeit ähnelt mit 10,5 Stunden der der 13,8-Jährigen (s. Tabelle 20), wohingegen die dosisnormierte Exposition deutlich niedriger liegt (s. Tabelle 21). In diesen Parametern spiegelt sich somit die bereits in der graphischen Darstellung augenfällige vergleichsweise geringe Absorption wider.

Um die bei diesem und bei einigen der Profile beobachtete vergleichsweise langsame respektive späte Absorption einordnen und eine mögliche Altersabhängigkeit beurteilen zu können, ist in Abbildung 36 das Lebensalter sämtlicher in dieser Arbeit untersuchter Patienten und Probanden über dem jeweiligen Bereich für das Maximum der Plasmakonzentrationszeitkurve (t_{max}) aufgetragen. Der genaue Zeitpunkt für t_{max} wird durch den gewählten Blutentnahmezeitpunkt bestimmt und ist daher isoliert betrachtet nicht aussagekräftig. Daher wurde jeweils die Spanne zwischen den Zeitpunkten unmittelbar vor und nach t_{max} angegeben, um das „wahre" t_{max} einzugrenzen. Auch diese Zeitpunkte sind willkürlich durch den Untersucher gewählt, sodass die Längen der Zeitspannen nicht aussagekräftig sind. Mögliche altersabhängige Phänomene wären in dieser Darstellung in einer altersabhängigen Verschiebung der Lage der Zeitbereiche erkennbar. Abbildung 36 zeigt jedoch in erster Linie eine große Variabilität der Daten ohne klare Hinweise auf eine Altersabhängigkeit von t_{max}. Die vorliegenden experimentellen Daten bilden so einen ersten Hinweis darauf, dass die Vorhersage einer Verschiebung des Kurvenmaximums zu früheren Werten hin, die das Modell für die unteren Altersstufen macht (s. Abschnitt 4.3.4.1), möglicherweise nicht generell zutrifft.

4 ERGEBNISSE — 4.4 Ergebnisse der DuMBO-Studie

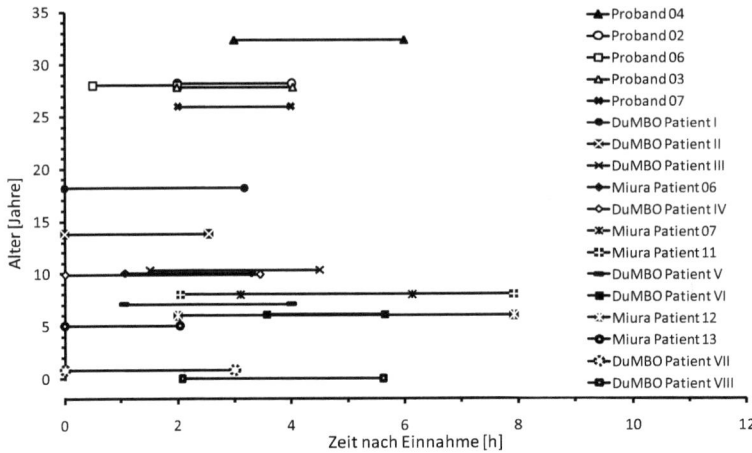

Abbildung 36: Vergleich von t_{max} zwischen den Profilen der Patienten und Probanden
Dargestellt sind für sämtliche Probanden und Patienten jeweils der Zeitpunkt vor und nach dem Zeitpunkt der maximalen gemessenen Bisoprololkonzentration („t_{max}"). Die Ordinate zeigt das jeweilige Lebensalter; entsprechend ist die Legende nach dem Alter sortiert. „Miura" kennzeichnet den Literaturdatensatz von Miura et al. (s. Abschnitt 4.3.4.2), „DuMBO" die im Rahmen der vorliegenden Arbeit erstellten Patientenprofile.

- **Einordnung der Informationen aus der dosisnormierten Darstellung**

Die Gegenüberstellung der dosisnormierten Profile dient dem Ergebnisüberblick. Aus ihr wird insbesondere deutlich, dass das Profil von Patient VII eine Sonderposition einnimmt; für diesen Fall ist davon auszugehen, dass die beobachtete Pharmakokinetik wesentlich durch pathologische Vorgänge bestimmt ist (s. Abschnitt 4.4.3.7).

Auf der Ebene der reinen Beschreibung der gemessenen Profile zeigen sich vielfach Ähnlichkeiten zwischen den verschiedenen Altersstufen. Im Hinblick auf das mit den aktuellen wissenschaftlichen Erkenntnissen erreichbare Verständnis der zugrunde liegenden Mechanismen besteht jedoch eine große Diskrepanz, die aus dieser Darstellung nicht hervorgehen kann. Zur Einordnung der Ergebnisse ist daher der in den folgenden Abschnitten vorgenommene Vergleich der Profile mit den individuellen Simulationen wesentlich; die Diskussion der hier angesprochenen Aspekte folgt in Abschnitt 5.8.3.

4.4.3 Vorstellung der einzelnen Profile und Simulationen

4.4.3.1 Bisoprololprofil Patient I

Patient I war mit 18,2 Jahren der älteste in die DuMBO-Studie eingeschlossene Patient. Körpergröße und Body-Mass-Index lagen im mittleren Bereich der WHO-Perzentilen für das entsprechende Alter (zwischen 25. und 75. Perzentile, s. Tabelle 19). Die Diagnosen sind in Tabelle 22 aufgelistet. Die stationäre Aufnahme erfolgte zur Revision des implantierten Herzschrittmachers Bisoprolol wurde angesetzt, um die Herzfrequenz des Patienten zu senken, da diese mit einem Ruhewert von etwa 80 Schlägen pro Minute mit der Funktion des Schrittmachers interferierte.

Tabelle 22: Diagnosen und Medikation Patient I

Diagnosen und Grund der stationären Aufnahme	
Diagnosen	- Trikuspidalatresie mit subvalvulärer Pulmonalstenose (Zustand nach mehreren Operationen) - Sick-Sinus-Syndrom (Zustand nach Schrittmacherimplantation) - Zustand nach Vena-Cava-Inferior-Thrombose und Lebervenenthrombose - Protein-C-Mangel - Positives Lupusantikoagulans
Aufnahmegrund	Herzschrittmacheraggregatwechsel und Neuimplantation epikardialer Schrittmacherelektroden

Medikation (Dosierung, Applikationsart, Arzneistoff)			
Medikation am Profiltag	1 x 5 mg	p. o.	Bisoprololfumarat
	1 x 10 mg	p. o.	Enalaprilmaleat
	2 x 20 mg	p. o.	Furosemid
	1 x 3 mg	p. o.	Phenprocoumon
Vorangegangene Bisoprololgaben	keine		

„x" mit vorangestellter Zahl kennzeichnet die Anzahl der täglichen Gaben; „p. o." ist kurz für perorale Applikation.

Es gab klinisch keine Hinweise auf eine Einschränkung von Leber- oder Nierenfunktion (entsprechende Laborparameter wurden nicht bestimmt). Am Profiltag nahm der Patient 5 mg Bisoprololfumarat (4,25 mg freie Base) in Form einer schnell freisetzenden Tablette auf leeren Magen mit etwa 250 ml Wasser ein und blieb bis zur ersten Mahlzeit 2,2 Stunden nach Einnahme nüchtern. Blutentnahmen erfolgten vor der Einnahme („null Stunden") sowie nach 1,67 / 3,17 / 5,00 / 7,00 / 9,00 / 12,08 und nach 24,08 Stunden.

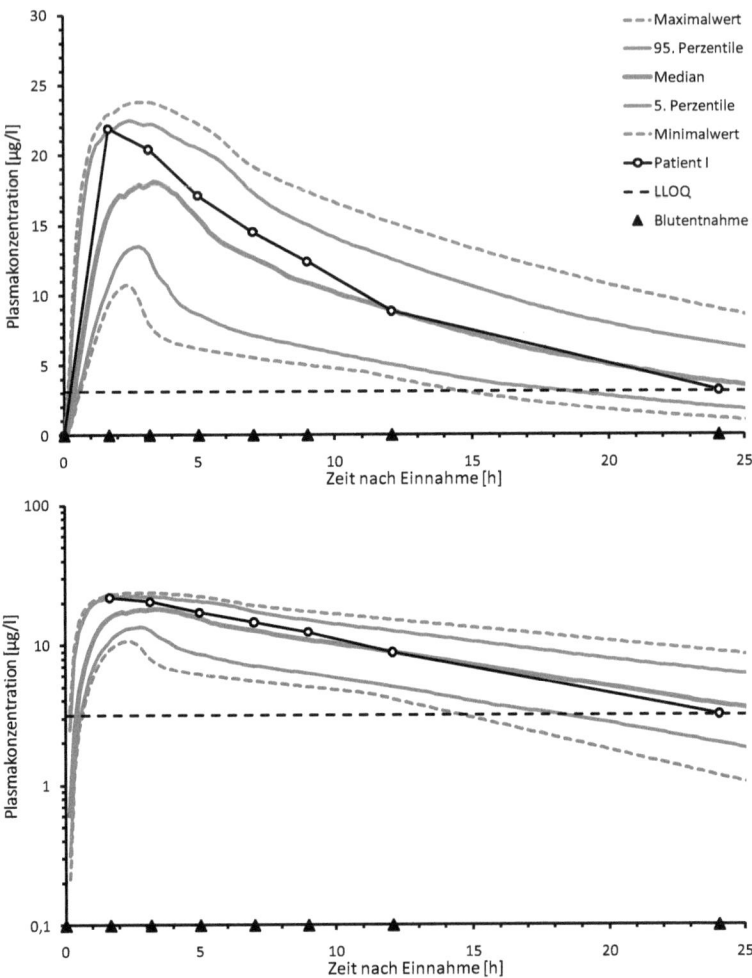

Abbildung 37: Bisoprololprofil und Simulation Patient I
Dargestellt ist der Plasmakonzentrationszeitverlauf nach peroraler Bisoprololgabe jeweils durch gemessene und simulierte Werte (s. Text), einmal linear, einmal halblogarithmisch. Die Simulationsergebnisse sind in grau dargestellt (Erläuterung zur Darstellung in Abschnitt 4.3.1). „LLOQ" bezeichnet die untere Bestimmungsgrenze. Die genauen Blutentnahmezeitpunkte sind durch Dreiecke auf der Abszisse gekennzeichnet; die Legende gilt für beide Graphen.

In Abbildung 37 ist das für Patient I resultierende Plasmakonzentrationszeitprofil nach Bisoprololgabe zusammen mit der entsprechenden PBPK-Simulation dargestellt. Da der Patient Bisoprolol zum ersten Mal eingenommen hatte, wurde für den Zeitpunkt „null" (vor Einnahme) eine Plasmakonzentration von 0,0 µg/l angenommen. Für die übrigen sieben Blutproben wurden Bisoprololkonzentrationen bestimmt, die mit 21,9 µg/l höchste davon 1,67 Stunden nach Einnahme. Für die PBPK-Simulation wurde eine Einmalgabe von 4,25 mg freier Base Bisoprolol in einer Population von 100 männlichen Europäern mit Alter, Größe und Gewicht des Patienten (s. Tabelle 19) simuliert. Der Bereich zwischen 5. und 95. Perzentile aller simulierten Plasmakonzentrationen schließt alle Messpunkte des Profils von Patient I ein.

4.4.3.2 Bisoprololprofil Patient II

Bei Patient II handelte es sich um ein 13,8 Jahre altes Mädchen mit altersentsprechend durchschnittlicher Größe (zwischen 25. und 50. Perzentile), aber einem erhöhten Body-Mass-Index (oberhalb der 97. Perzentile; s. Tabelle 19). Die Patientin war zur Abklärung rezidivierender Synkopen stationär aufgenommen worden (s. Tabelle 23). Die Einstellung auf Bisoprolol erfolgte, da Verdacht auf eine hypersympathikotone Dysregulation als Ursache der Synkopen bestand. Über die Synkopen hinaus zeigte die Patientin keinerlei körperliche Beeinträchtigung und war in einem guten Allgemeinzustand. Es gab klinisch keinerlei Hinweis auf eine Einschränkung von Leber- oder Nierenfunktion (entsprechende Laborparameter wurden nicht bestimmt).

Tabelle 23: Diagnosen und Medikation Patient II

Diagnosen und Grund der stationären Aufnahme			
Aktuelle Diagnosen	Rezidivierende Synkopen		
Aufnahmegrund	Erneute Synkope		
Medikation (Dosierung, Applikationsart und Arzneistoff)			
Medikation am Profiltag	1 x 5 mg	p. o.	Bisoprololfumarat
Vorangegangene Bisoprololgaben	Keine		

„x" mit vorangestellter Zahl kennzeichnet die Anzahl der täglichen Gaben; „p. o." ist kurz für perorale Applikation.

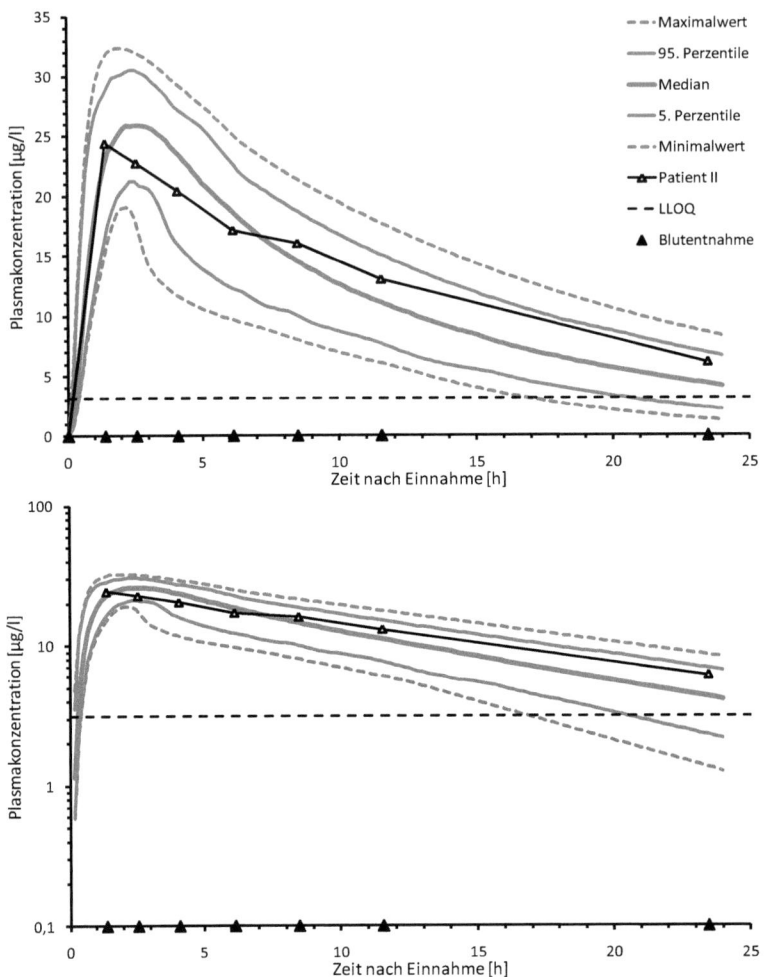

Abbildung 38: Bisoprololprofil und Simulation Patient II
Dargestellt ist der Plasmakonzentrationszeitverlauf nach peroraler Bisoprololgabe jeweils durch gemessene und simulierte Werte (s. Text), einmal linear, einmal halblogarithmisch. Die Simulationsergebnisse sind in grau dargestellt (Erläuterung zur Darstellung in Abschnitt 4.3.1). „LLOQ" bezeichnet die untere Bestimmungsgrenze. Die genauen Blutentnahmezeitpunkte sind durch Dreiecke auf der Abszisse gekennzeichnet; die Legende gilt für beide Graphen.

Die Einnahme von Bisoprolol erfolgte in Form einer schnell freisetzenden Tablette auf nüchternen Magen mit etwa 300 ml Wasser. Bis zur ersten Mahlzeit nach Einnahme vergingen 2,2 Stunden. Blutproben wurden vor der Einnahme sowie 1,38 / 2,55 / 4,08 / 6,15 / 8,48 / 11,53 und 23,47 Stunden danach entnommen.

Abbildung 38 zeigt das für Patient II resultierende Plasmakonzentrationszeitprofil nach Bisoprololgabe zusammen mit der entsprechenden PBPK-Simulation. Da die Patientin erstmalig Bisoprolol erhalten hatte, wurde für den Zeitpunkt „null" (vor Einnahme) eine Plasmakonzentration von 0,0 µg/l angenommen. Für die übrigen sieben Blutproben konnten jeweils Konzentrationen bestimmt werden. Der höchste Wert unter ihnen betrug dabei 24,4 µg/l und wurde 1,38 Stunden nach Gabe gemessen. Für die PBPK-Simulation wurde die einmalige Gabe von 4,25 mg Bisoprolol freier Base in einer Population von 100 europäischen Mädchen mit Alter, Größe und Gewicht der Patientin (s. Tabelle 19) simuliert. Alle Messpunkte liegen im Bereich zwischen 5. und 95. Perzentile der simulierten Konzentrationen.

4.4.3.3 Bisoprololprofil Patient III

Patient III war ein bezogen auf das Alter von 10,3 Jahren vergleichsweise großes Mädchen (Körpergröße oberhalb der 95. Perzentile) mit einem Body-Mass-Index unterhalb der 5. Perzentile (s. Tabelle 19). Patient III wurde wegen neu aufgetretener milder bis mäßiger Herzinsuffizienz entsprechend NYHA-Klasse II und dilatativer Kardiomyopathie unter dem Verdacht auf akute Myokarditis stationär aufgenommen. Es waren keine Vorerkrankungen bekannt (s. Tabelle 24).

Tabelle 24: Diagnosen und Medikation Patient III

Diagnosen und Grund der stationären Aufnahme		
Diagnosen	- Dilatative Kardiomyopathie - Herzinsuffizienz entsprechend NYHA-Klasse II - Verdacht auf Myokarditis	
Aufnahmegrund	Akut eingeschränkte Belastbarkeit	
Medikation (Dosierung, Applikationsart und Arzneistoff)		
Medikation am Profiltag	1 x 0,63 mg	p. o.	Bisoprololfumarat
	2 x 2 mg	p. o.	Enalaprilmaleat
	3 x 5 mg	p. o.	Furosemid
	1 x 25 mg	p. o.	Spironolacton
Vorangegangene Bisoprololgaben	Keine	

„x" mit vorangestellter Zahl kennzeichnet die Anzahl der täglichen Gaben; „p. o." ist kurz für perorale Applikation.

Bei der Patientin wurden keine Ödeme festgestellt. Weder Nieren- noch Leberfunktion waren eingeschränkt: Die glomeruläre Filtrationsrate als Maß für die Nierenfunktion kann für Kinder mit der Formel nach Schwartz aus dem Lebensalter, der Körpergröße und der Kreatininkonzentration im Blutserum abgeschätzt werden (Hogg et al. 2003; Schwartz et al. 1976). Mit dieser Methode ergibt sich für die Patientin auf Basis eines zwei Tage vor dem Profil bestimmten Serumkreatinins von 0,39 mg/dl ein Wert von 214,4 ml/min/1,73 m^2. Gemäß der Leitlinie der amerikanischen National Kidney Foundation entspricht dies einer sehr guten Filtrationsleistung (Mittelwert zuzüglich/abzüglich (+/-) Standardabweichung für Zwei- bis Zwölfjährige 133 +/-27 ml/min/1,73 m^2) (Hogg et al. 2003). Die Serumkonzentrationen für Glutamat-Oxalessigsäure-Transaminase (GOT), Glutamat-Pyruvat-Transaminase (GPT) und Gamma-Glutamyltransferase (Gamma-GT) lagen zwei Tage vor dem Profiltag allesamt im Normalbereich (unter 48 U/l für GOT, unter 34 U/l für GPT, unter 17 U/l für Gamma-GT gemäß dem Labor des Universitätsklinikums Düsseldorf). Insgesamt lagen damit keine Hinweise auf eine Funktionseinschränkung der Leber vor.

Zur Therapie der Herzinsuffizienz wurde Bisoprololfumarat in einer mit 0,63 mg sehr niedrigen Dosierung angesetzt, um die Gefahr einer kardialen Dekompensation zu vermeiden. Da klinisch akuter Handlungsbedarf bestand, blieb keine Zeit, eine Individualrezeptur über die verordnete Bisoprololdosis anfertigen zu lassen. Daher wurde eine schnell freisetzende Tablette der geringsten verfügbaren Stärke (1,25 mg Bisoprololfumarat) mit einem Tablettenteiler geteilt und die Patientin erhielt eine halbe Tablette. Die Einnahme erfolgte mit etwa 100 ml Wasser und unmittelbar nachdem die Patientin „zwei Bissen Weißbrot mit Butter" zu sich genommen hatte. Es ist anzunehmen, dass diese geringe Nahrungsmenge vernachlässigbar ist. Da jedoch ein Einfluss auf die Absorption nicht vollständig ausgeschlossen werden kann, wurde zusätzlich zur Einnahme auf nüchternen Magen auch die bei gefülltem Magen simuliert (s. u.).

Die Kurzfristigkeit der Entscheidung über den Therapiebeginn und die Höhe der Dosis hatte zudem zur Folge, dass keine Zeit blieb, die Blutentnahmezeitpunkte vorzuverlegen oder die gesamte Untersuchung zu verschieben, um den zu erwartenden sehr niedrigen Bisoprololkonzentrationen Rechnung zu tragen. Die Blutentnahmen erfolgten daher wie vor Kenntnis der letztlich verabreichten Dosis festgelegt vor Bisoprololeinnahme sowie 1,50 / 3,00 / 4,50 / 6,00 / 10,00 / 12,00 und 24,00 Stunden danach.

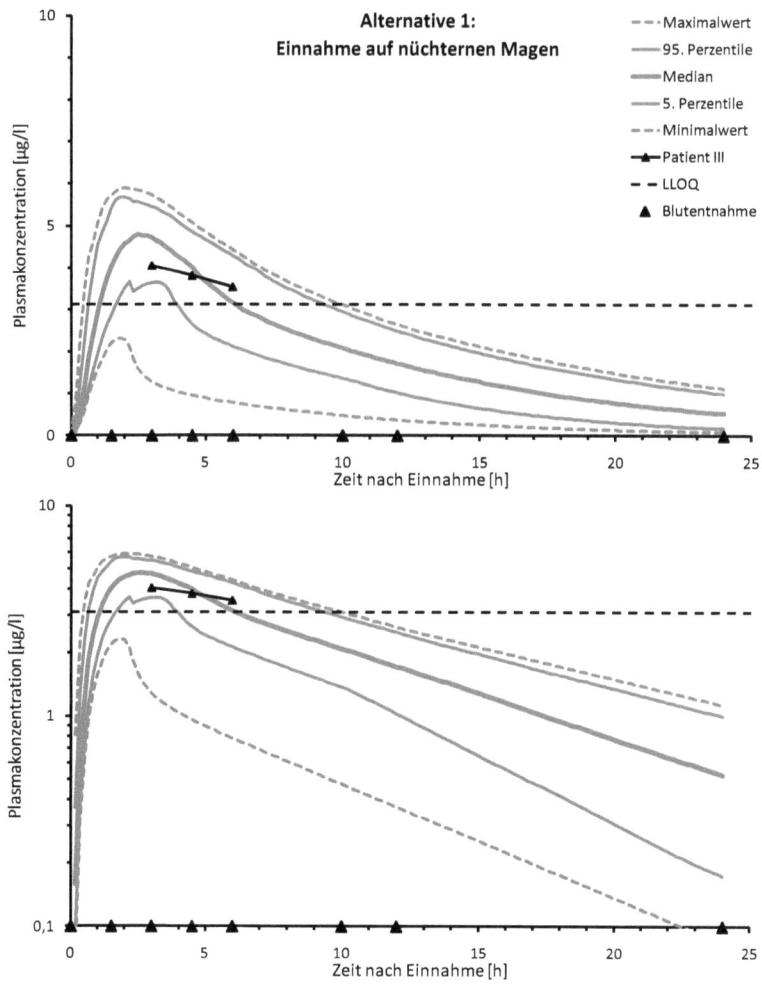

Abbildung 39: Bisoprololprofil und Simulation (Alternative 1) Patient III
Dargestellt ist der Plasmakonzentrationszeitverlauf nach peroraler Bisoprololgabe jeweils durch gemessene und simulierte Werte (s. Text), einmal linear, einmal halblogarithmisch. Für die Simulation wurde die Annahme einer Einnahme auf nüchternen Magen getroffen (s. Text). Die Simulationsergebnisse sind in grau dargestellt (Erläuterung zur Darstellung in Abschnitt 4.3.1). „LLOQ" bezeichnet die untere Bestimmungsgrenze. Die genauen Blutentnahmezeitpunkte sind durch Dreiecke auf der Abszisse gekennzeichnet; die Legende gilt für beide Graphen.

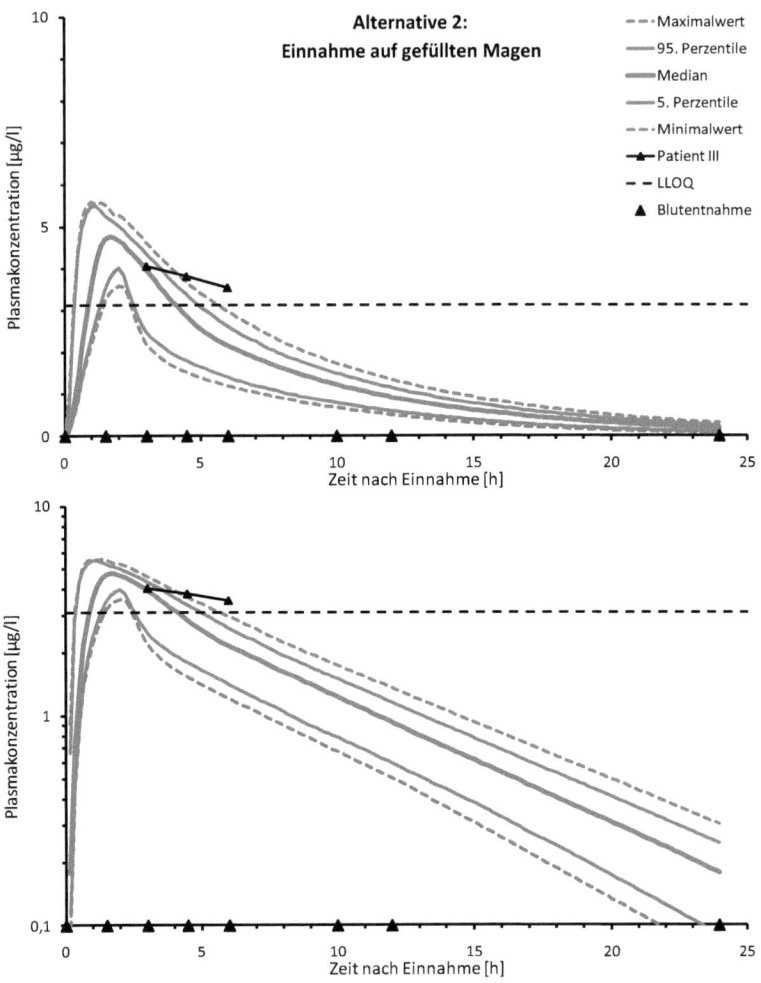

Abbildung 40: Bisoprololprofil und Simulation (Alternative 2) Patient III
Dargestellt ist der Plasmakonzentrationszeitverlauf nach peroraler Bisoprololgabe jeweils durch gemessene und simulierte Werte (s. Text), einmal linear, einmal halblogarithmisch. Für die Simulation wurde die Annahme einer Einnahme auf gefüllten Magen getroffen (s. Text). Die Simulationsergebnisse sind in grau dargestellt (Erläuterung zur Darstellung in Abschnitt 4.3.1). „LLOQ" bezeichnet die untere Bestimmungsgrenze. Die genauen Blutentnahmezeitpunkte sind durch Dreiecke auf der Abszisse gekennzeichnet; die Legende gilt für beide Graphen.

Abbildung 39 und Abbildung 40 zeigen das resultierende Plasmakonzentrationszeitprofil. Der geringen Dosis entsprechend bewegen sich die Konzentrationen im Bereich der unteren Bestimmungsgrenze der verwendeten Methode. Die Konzentrationen zu den Zeitpunkten 1,50 / 10,00 / 12,00 und 24,00 Stunden lagen unter dieser Grenze von 3,125 µg/l und konnten daher nicht quantifiziert werden; dies entspricht jedoch der Vorhersage und hat somit durchaus einen Informationswert. Für die Konzentration zum Zeitpunkt Null kann ein Wert von 0,0 µg/l angenommen werden, da die Patientin Bisoprolol zum ersten Mal erhielt. Für die Zeitpunkte 3,00 / 4,50 und 6,00 Stunden nach Einnahme konnten Bisoprololkonzentrationen gemessen werden, die höchste davon 3,00 Stunden nach Gabe mit einem Wert von 4,1 µg/l. Diese drei Werte liegen vollständig im Bereich zwischen 5. und 95. Perzentile der Simulationen für Einnahme auf nüchternen Magen bei 100 virtuellen Individuen mit Geschlecht, Alter, Größe, Gewicht und Dosierung der Patientin (konkrete Parameter s. Tabelle 19). Für das alternative Szenario einer Einnahme auf gefüllten Magen, das aufgrund der sehr geringen Nahrungsmenge (s. o.) weniger wahrscheinlich, jedoch nicht auszuschließen ist, ergibt sich eine geringere Übereinstimmung von Simulation und Messwerten (s. Abbildung 40).

4.4.3.4 Bisoprololprofil Patient IV

Patient IV war ein 9,9-jähriger Junge mit einem für sein Alter erhöhten Body-Mass-Index (oberhalb der 95. Perzentile, s. Tabelle 19). Die stationäre Aufnahme erfolgte elektiv zur weiteren Diagnostik eines bekannten Wolff-Parkinson-White-(WPW)-Syndroms (s Tabelle 25). Mit Ausnahme vereinzelter Tachykardien in größeren Zeitabständen hatte der Patient keinerlei Beschwerden, war uneingeschränkt belastbar und bis zur Aufnahme ohne Medikation. Zur Prävention künftiger Tachykardien wurde der Patient dann auf Bisoprolol eingestellt. Es gab klinisch keinerlei Hinweis auf eine Einschränkung der Leber- oder der Nierenfunktion (entsprechende Laborparameter wurden nicht bestimmt).

Tabelle 25: Diagnosen und Medikation Patient IV

Diagnosen und Grund der stationären Aufnahme	
Diagnosen	- Wolff-Parkinson-White-(WPW)-Syndrom
	- Persistierendes Foramen Ovale
Aufnahmegrund	Elektiv zur Diagnostik (Transösophagale Stimulation)

Medikation (Dosierung, Applikationsart und Arzneistoff)			
Medikation am Profiltag	1 x 2,5 mg	p. o.	Bisoprololfumarat
Vorangegangene Bisoprololgaben	Keine		

„x" mit vorangestellter Zahl kennzeichnet die Anzahl der täglichen Gaben; „p. o." ist kurz für perorale Applikation.

Am Profiltag erhielt der Patient 2,5 mg Bisoprololfumarat in Form einer schnell freisetzenden Tablette auf nüchternen Magen mit etwa 250 ml Wasser. 1,8 Stunden nach Gabe nahm er die erste Mahlzeit ein. Die Blutentnahmen fanden vor der Einnahme sowie 1,72 / 3,43 / 4,80 / 6,32 / 8,52 / 11,37 und 23,87 Stunden danach statt.

Das gemessene Plasmakonzentrationszeitprofil nach Bisoprololgabe ist gemeinsam mit der korrespondierenden Simulation in Abbildung 41 gezeigt. Da der Patient den Arzneistoff zum ersten Mal erhielt, wurde für den Zeitpunkt Null eine Plasmakonzentration von 0,0 µg/l angenommen. Für die sechs folgenden Zeitpunkte konnten jeweils Konzentrationen bestimmt werden, wobei der mit 19,3 µg/l höchste Wert 1,72 Stunden nach Einnahme bestimmt wurde. Am achten Messpunkt 23,87 Stunden nach Einnahme lag die Bisoprololkonzentration so niedrig, dass sie nicht mehr quantifiziert werden konnte. Es war jedoch noch ein Peak detektierbar, so dass sich für die Konzentration ein Wert unter 3,125 jedoch über 0,00 µg/l angeben lässt. Damit ist nicht auszuschließen, dass auch dieser Messwert wie die übrigen Punkte des Profils innerhalb des durch 5. und 95. Perzentile aller simulierten Konzentrationen begrenzten Vorhersagebereichs liegt. Die Simulationen wurden für 100 virtuelle Jungen mit Alter, Größe, Gewicht und Dosierung von Patient IV (s. Tabelle 19) durchgeführt.

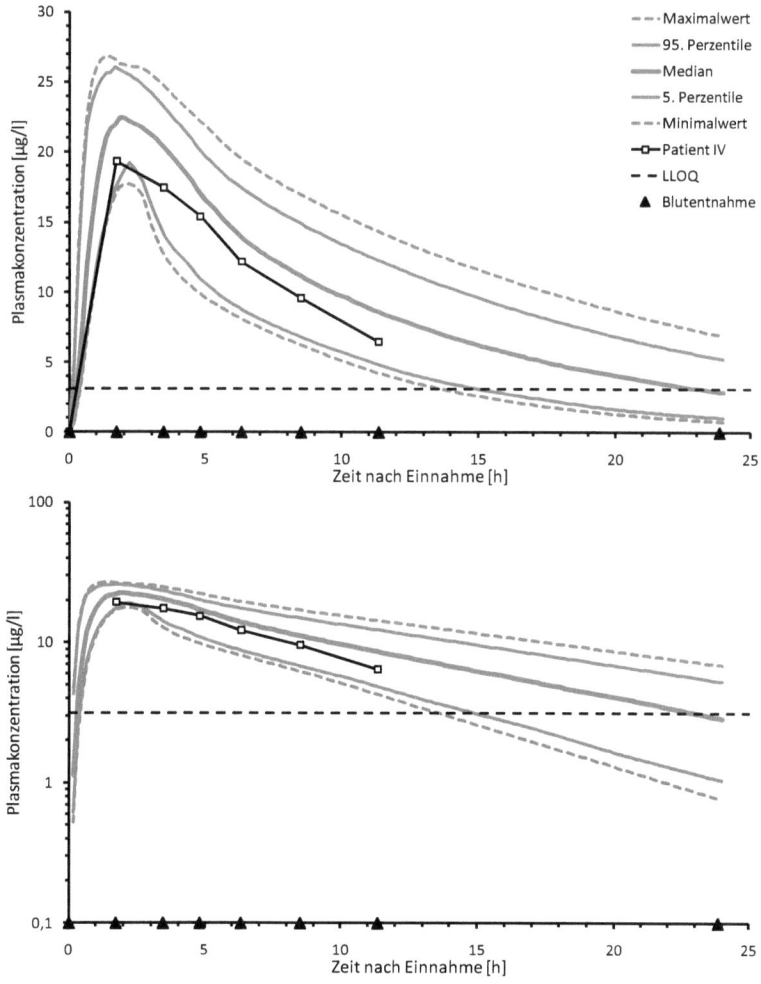

Abbildung 41: Bisoprololprofil und Simulation Patient IV
Dargestellt ist der Plasmakonzentrationszeitverlauf nach peroraler Bisoprololgabe jeweils durch gemessene und simulierte Werte (s. Text), einmal linear, einmal halblogarithmisch. Die Simulationsergebnisse sind in grau dargestellt (Erläuterung zur Darstellung in Abschnitt 4.3.1). „LLOQ" bezeichnet die untere Bestimmungsgrenze. Die genauen Blutentnahmezeitpunkte sind durch Dreiecke auf der Abszisse gekennzeichnet; die Legende gilt für beide Graphen.

4.4.3.5 Bisoprololprofil Patient V

Patient V, ein 7,1 Jahre alter Junge, war für sein Alter groß (zwischen 85. und 95. Perzentile); der Body-Mass-Index war deutlich erhöht (zwischen 97. und 99. Perzentile) (s. Tabelle 19). Der Patient war bei Verdacht auf rheumatisches Fieber mit schwerer kardialer Beteiligung von einem allgemeinen Krankenhaus überwiesen worden. Es wurde eine Herzinsuffizienz infolge des rheumatischen Fiebers diagnostiziert (s. Tabelle 26).

Tabelle 26: Diagnosen und Medikation Patient V

Diagnosen und Grund der stationären Aufnahme			
Diagnosen	- Rheumatisches Fieber - Schwere Mitralinsuffizienz (Grad IV) - Sekundäre Dilatation des linken Vorhofs		
Aufnahmegrund	V. a. rheumatisches Fieber mit kardialer Beteiligung (Überweisung aus allgemeinem Krankenhaus)		
Medikation (Dosierung, Applikationsart und Arzneistoff)			
Medikation am Profiltag	1 x 5 mg	p. o.	Bisoprololfumarat
	3 x 10 mg	i. v.	Furosemid
	1 x 5 mg	p. o.	Lisinopril
	1 x 20 mg	p. o.	Omeprazol
	4 x 850000 I. E.	i. v.	Benzylpenicillin-Natrium
	2 x 20 mg	i. v.	Prednisolon
	1 x 100 mg	p. o.	Spironolacton
Vorangegangene Bisoprololgaben	1 x 5 mg	p. o.	Bisoprololfumarat (1 bis 4 Tage vor Profil; davor Auftitration)

„x" mit vorangestellter Zahl kennzeichnet die Anzahl der täglichen Gaben; „p. o." ist kurz für perorale, „i. v." für intravenöse Applikation, „I. E." steht für internationale Einheiten.

Der Allgemeinzustand des Patienten war stark reduziert. Es hatten sich generalisierte Ödeme gebildet, die als partielle jedoch nicht alleinige Ursache der erhöhten Werte für Gewicht bzw. Body-Mass-Index angesehen werden können.

Die Nierenfunktion wird durch die glomeruläre Filtrationsleistung beschrieben. Für Kinder kann die glomeruläre Filtrationsrate mit der Formel nach Schwartz aus Lebensalter, Körpergröße und Kreatininkonzentration im Blutserum abgeschätzt werden (Hogg et al. 2003; Schwartz et al. 1976). Die Kreatininkonzentration bei Patient V betrug drei Tage vor dem Profiltag 0,7 mg/dl. Hieraus ergibt sich ein Wert von 100,6 ml/min/1,73 m^2. Gemäß der Leitlinie der amerikanischen National Kidney Foundation liegt dieser Wert unterhalb des Durchschnitts (Mittelwert zuzüglich/abzüglich (+/-) Standardabweichung für Zwei- bis Zwölfjährige

133 +/-27 ml/min/1,73 m², wobei jedoch eine Niereninsuffizienz erst vorliegt, wenn die glomeruläre Filtrationsrate Werte unter 60 ml/min/1,73 m² annimmt (Hogg et al. 2003). Eine Niereninsuffizienz konnte für Patient V damit ausgeschlossen werden.

Serumkonzentrationen der Transaminasen wurden ebenfalls drei Tage vor dem Profiltag bestimmt. Die Werte für Glutamat-Oxalessigsäure-Transaminase (GOT) und Glutamat-Pyruvat-Transaminase (GPT) lagen im Normbereich, der für Gamma-Glutamyltransferase (Gamma-GT) war mit 23 U/l leicht erhöht (Obergrenzen gemäß dem Labor des Universitätsklinikums Düsseldorf: GOT 48 U/l, GPT 34 U/l, Gamma-GT 17 U/l). Auch die Gesamteiweiß-Serumkonzentration war mit 6,8 g/dl normwertig (Referenzbereich 6,0 – 8,0 g/dl). Die Leberfunktion kann damit als normal eingeordnet werden.

Der Patient war bereits auf eine Erhaltungsdosis von 5 mg Bisoprololfumarat eingestellt worden und befand sich am Profiltag im Steady State. Er nahm eine schnell freisetzende Tablette zusammen mit 200 ml Saft ein, direkt gefolgt von Frühstück. Über die ersten zwei Stunden nach Bisoprololgabe verteilt trank der Patient weitere 100 ml Saft.

Die Blutentnahmen erfolgten unmittelbar vor Bisoprololgabe sowie 1,05 / 2,80 / 4,00 / 6,70 / 9,03 / 11,82 und 23,97 Stunden danach. Auf Grundlage der im Vorfeld durchgeführten Simulation war eine Blutentnahme für den Zeitpunkt zwei Stunden nach Gabe geplant worden, um den vorhergesagten Anstieg im Absorptionsteil zu überprüfen. Die Blutentnahme gestaltete sich jedoch so langwierig, dass die Probe letztendlich erst zum Zeitpunkt 2,80 Stunden entnommen wurde. Auch dieser Messpunkt beschreibt jedoch die Absorptionsphase des Profils. In allen acht Blutproben konnten Bisoprololkonzentrationen quantifiziert werden. Der mit 66,3 µg/l höchste der Werte wurde für den Zeitpunkt 2,80 Stunden nach Gabe bestimmt.

Das resultierende Plasmakonzentrationszeitprofil im Vergleich mit den entsprechenden PBPK-Simulationen für 100 virtuelle Jungen mit Alter, Größe, Gewicht und Dosis des Patienten (s. Tabelle 19) ist in Abbildung 42 dargestellt. Die Messwerte liegen ausnahmslos innerhalb des simulierten Bereichs und überwiegend in der Nähe des Medians der simulierten Konzentrationen. Sowohl Absorption als auch Elimination werden damit durch die Simulation treffend vorhergesagt.

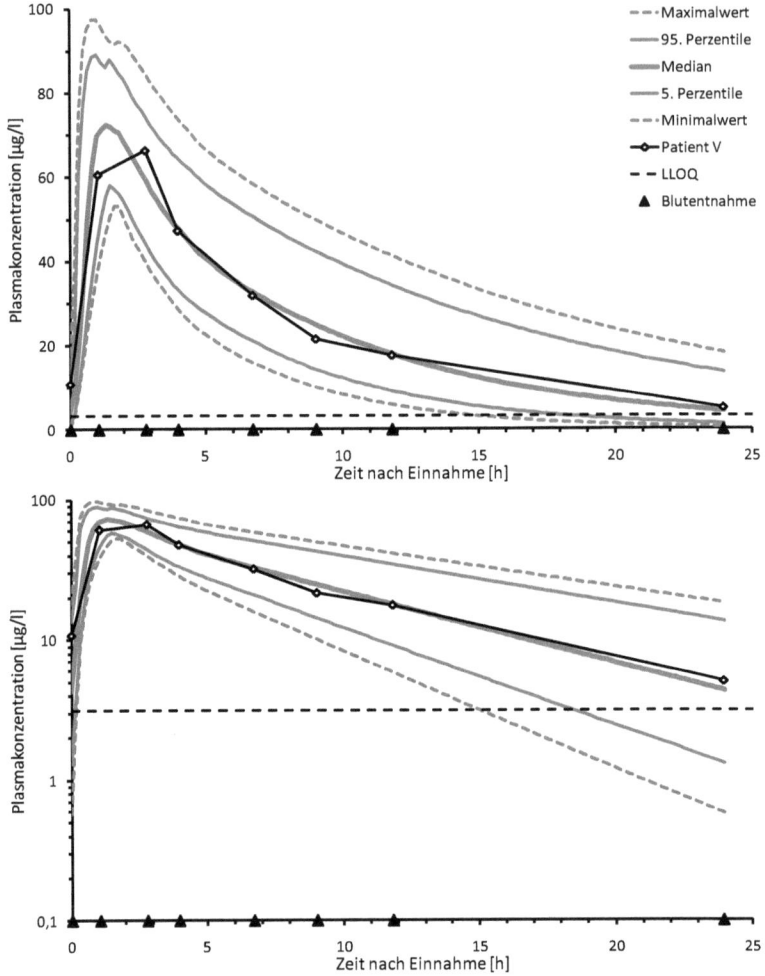

Abbildung 42: Bisoprololprofil und Simulation Patient V
Dargestellt ist der Plasmakonzentrationszeitverlauf nach peroraler Bisoprololgabe jeweils durch gemessene und simulierte Werte (s. Text), einmal linear, einmal halblogarithmisch. Die Simulationsergebnisse sind in grau dargestellt (Erläuterung zur Darstellung in Abschnitt 4.3.1). „LLOQ" bezeichnet die untere Bestimmungsgrenze. Die genauen Blutentnahmezeitpunkte sind durch Dreiecke auf der Abszisse gekennzeichnet; die Legende gilt für beide Graphen.

4.4.3.6 Bisoprololprofil Patient VI

Bei Patient VI handelte es sich um ein 6,1-jähriges Mädchen, das auf Grundlage der WHO-Perzentilen als verhältnismäßig klein für sein Alter (unterhalb der 15. Perzentile), jedoch als weitgehend durchschnittlich im Hinblick auf den Body-Mass-Index (zwischen 25. und 50. Perzentile) eingeordnet werden kann (s. Tabelle 19). Die Patientin war bei Verdacht auf dilatative Kardiomyopathie von einem allgemeinen Krankenhaus überwiesen worden. Es wurde eine Herzinsuffizienz festgestellt, die sich während des Aufenthaltes auf der kinderkardiologischen Station deutlich verschlechterte. Die Schwere der Herzinsuffizienz bei Entlassung wurde NYHA-Klasse II bis III entsprechend bewertet (s. Tabelle 27). Es waren keine Vorerkrankungen bekannt.

Tabelle 27: Diagnosen und Medikation Patient VI

Diagnosen und Grund der stationären Aufnahme			
Diagnosen	- Dilatative Kardiomyopathie - Herzinsuffizienz entsprechend NYHA-Klasse II bis III - Myokarditis		
Aufnahmegrund	Herzinsuffizienz (Überweisung aus allgemeinem Krankenhaus)		
Medikation (Dosierung, Applikationsart und Arzneistoff)			
Medikation am Profiltag	1 x 0,31 mg	p. o.	Bisoprololfumarat
	1 x 10 mg	p. o.	Acetylsalicylsäure
	2 x 2 mg	p. o.	Enalapril
	3 x 15 mg	i. v.	Furosemid
	1 x 10 mg	p. o.	Omeprazol
	1 x 25 mg	p. o.	Spironolacton
Vorangegangene Bisoprololgaben	Keine		

„x" mit vorangestellter Zahl kennzeichnet die Anzahl der täglichen Gaben; „p. o." ist kurz für perorale, „i. v." für intravenöse Applikation.

Bei der Patientin hatten sich generalisierte Ödeme gebildet, zu deren Ausschwemmung Furosemid gegeben wurde. Die Nierenfunktion wird durch die glomeruläre Filtrationsleistung beschrieben. Die glomeruläre Filtrationsrate bei Kindern kann mit der Formel nach Schwartz aus dem Lebensalter, der Körpergröße und der Kreatininkonzentration im Blutserum abgeschätzt werden (Hogg et al. 2003; Schwartz et al. 1976). Für Patient VI wurde am Profiltag eine Kreatininkonzentration von 0,79 mg/dl bestimmt; hiermit ergibt sich ein Wert von 76,6 ml/min/1,73 m^2. Gemäß der Leitlinie der amerikanischen National Kidney Foundation ist dieser Wert als erniedrigt einzuordnen (Mittelwert zuzüglich/abzüglich (+/-) Standardabweichung für Zwei- bis Zwölfjährige 133 +/-27 ml/min/1,73 m^2); wobei jedoch eine Niereninsuffizienz erst vorliegt, wenn die glomeruläre Filtrationsrate Werte unter 60 ml/min/1,73 m^2 annimmt (Hogg et al. 2003). Es ist damit bei Patient VI von einer milden Einschränkung der Nierenfunktion auszugehen, die möglicherweise Einfluss auf die renale Elimination von Bisoprolol gehabt haben könnte; wahrscheinlich ist dies jedoch nicht, da wie erläutert nicht von einer Niereninsuffizienz gesprochen werden kann.

Für den Profiltag liegen weiterhin Serumkonzentrationen für Glutamat-Oxalessigsäure-Transaminase (GOT), Glutamat-Pyruvat-Transaminase (GPT) und Gamma-Glutamyltransferase (Gamma-GT) vor, die allesamt erhöht waren (GOT 277 (48) U/l, GPT 294 (34) U/l, Gamma-GT 41 (17) U/l; in Klammern sind die jeweiligen Obergrenzen gemäß dem Labor des Universitätsklinikums Düsseldorf angegeben). Laut ärztlichem Bericht sind diese Werte als Symptome eines Blutrückstaus im Rahmen der Herzinsuffizienz einzuordnen und können Anzeichen einer leichten hepatischen Funktionseinschränkung darstellen; klinische Hinweise auf eine Leberinsuffizienz lagen jedoch nicht vor. Die Serumkonzentrationen für Gesamteiweiß und Albumin waren normwertig (Gesamteiweiß 7,2 (6,0 – 8,0) g/dl, Albumin 38 (35 - 50) g/l; in Klammern sind die jeweiligen Normbereiche gemäß dem Labor des Universitätsklinikums Düsseldorf angegeben); Werte für Bilirubin und Blutgerinnung (z. B. INR-Wert) lagen nicht vor. Es ist insgesamt von einer normalen Leberfunktion auszugehen.

Um nicht das Risiko einer akuten Dekompensation zu erhöhen, wurde die Betarezeptoren-blockertherapie der Herzinsuffizienz in einer sehr niedrigen Dosierung von 0,31 mg Bisoprololfumarat begonnen. Für diese Dosierung war in der Krankenhausapotheke eine Kapsel hergestellt worden; deren Inhalt wurde als wässrige Suspension verabreicht. Dazu trank die Patientin Wasser, jedoch nur ein geringes Volumen („deutlich unter 50 ml").

Die Patientin hatte drei Stunden vor Bisoprololeinnahme ein halbes Brötchen mit etwa 100 ml Kakao zu sich genommen. Nach Bisoprololeinnahme blieb die Patientin für weitere zwei Stunden nüchtern. Es ist gut vorstellbar, jedoch nicht sicher, dass die Mahlzeit den Magen zum Zeitpunkt der Bisoprololeinnahme bereits wieder verlassen hatte. Es wurden daher in zwei alternativen Szenarien sowohl die Einnahme auf nüchternen als auch die auf gefüllten Magen simuliert.

Da wie beschrieben eine sehr niedrige Dosis verabreicht wurde, war auf Basis der im Vorfeld für die Patientin durchgeführten Simulationen absehbar, dass ein Teil der resultierenden Plasmakonzentrationen mit der eingesetzten Analytik nicht quantifizierbar sein würden: Der Median der für diese Patientin simulierten Plasmakonzentrationen lag nur in einem schmalen Zeitfenster oberhalb der unteren Bestimmungsgrenze (s. Abbildung 43). Um dennoch die Anfrage der behandelnden Ärzte beantworten zu können und eine Einschätzung der bei der Patientin erzielten Bisoprololspiegel zu ermöglichen, wurden alle

Blutentnahmezeitpunkte in den Bereich der ersten acht Stunden nach Einnahme gelegt. Die Auswahl der genauen Zeitpunkte geschah auf Basis der individuellen Simulationen. Zudem wurde für die Quantifizierung ein Plasmavolumen von 1000 µl eingesetzt und dadurch die untere Bestimmungsgrenze auf 1,56 µg/l gesenkt (s. Abschnitt 4.2.1). Dies war in diesem Fall möglich, da etwas größere Probenvolumina verfügbar waren. Geringe Schwankungen der für die Analytik verfügbaren Materialmengen treten auf, da sich in der klinischen Praxis das Probenvolumen in den Blutentnahmeröhrchen nur ungefähr abschätzen lässt.

Die Blutentnahmen erfolgten vor Bisoprololgabe sowie 0,98 / 2,23 / 3,57 / 4,65 / 5,65 / 6,82 und 7,65 Stunden danach. Da die Patientin zuvor kein Bisoprolol erhalten hatte, wurde für die „Nullprobe" eine Plasmakonzentration von 0,0 µg/l angenommen. Während die Konzentration in der 0,98 Stunden nach Gabe entnommenen Blutprobe unterhalb der unteren Bestimmungsgrenze von 1,56 µg/l lag, konnte die Bisoprololkonzentration in den übrigen sechs Proben quantifiziert werden. Der höchste der Werte betrug dabei 3,5 µg/l und wurde nach 4,56 Stunden erreicht.

Abbildung 43 und Abbildung 44 zeigen das resultierende Plasmakonzentrationszeitprofil im Vergleich mit den entsprechenden PBPK-Simulationen für 100 virtuelle Mädchen mit Alter, Größe, Gewicht und Dosis der Patientin (s. Tabelle 19).

Weder die Simulation für die Einnahme auf nüchternen noch die für die Einnahme auf gefüllten Magen stimmen mit den experimentellen Werten überein: Das gemessene Profil ist durch einen auffällig langsamen Anstieg charakterisiert; die Messwerte umreißen eine Konzentrationskurve, die ihr Maximum zwischen 3,57 und 5,65 Stunden nach Bisoprololgabe erreicht. Die simulierten Konzentrationen steigen im Gegensatz dazu deutlich steiler und auf höhere Werte an; der Maximalwert der medianen Konzentration wird mit 6,1 µg/l nach etwa 1,2 Stunden (nüchterner Magen) bzw. mit 7,0 µg/l nach etwa 1,0 Stunden (gefüllter Magen) erreicht. Im Gegensatz zu dieser klaren Fehleinschätzung der Absorption durch das Modell scheint die Elimination grundsätzlich korrekt dargestellt, wie der annähernd parallele Verlauf von logarithmierten Messwerten und simulierten Konzentrationen zeigt. Die Diskussion dieses Ergebnisses erfolgt in Abschnitt 5.6.2.

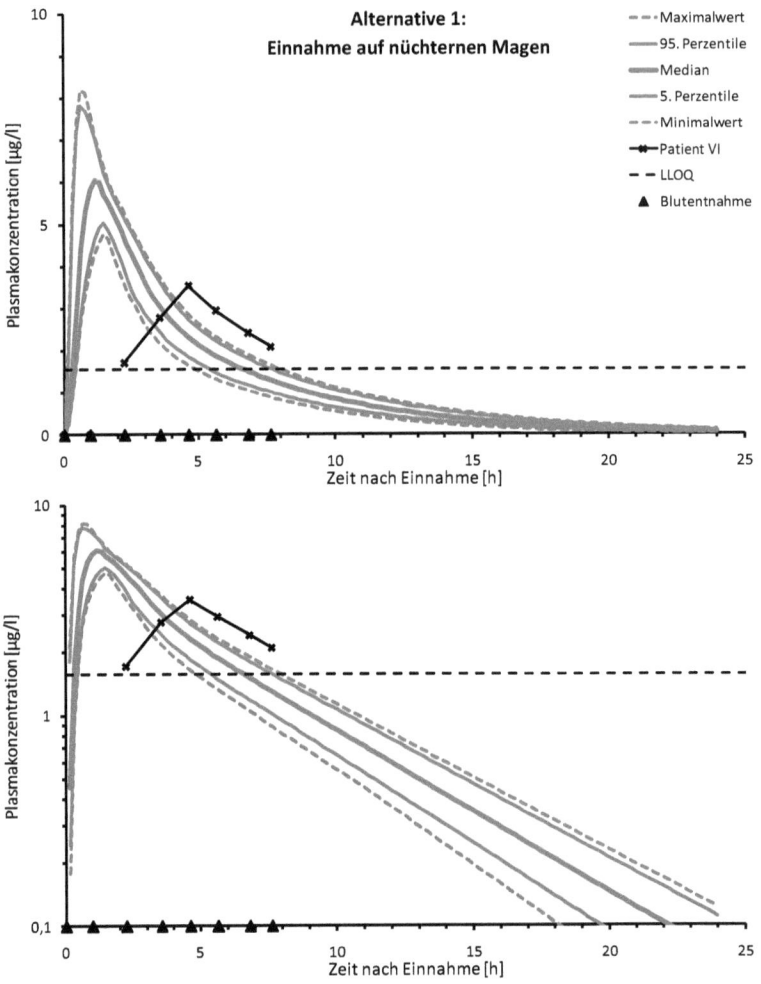

Abbildung 43: Bisoprololprofil und Simulation (Alternative 1) Patient VI
Dargestellt ist der Plasmakonzentrationszeitverlauf nach peroraler Bisoprololgabe jeweils durch gemessene und simulierte Werte (s. Text), einmal linear, einmal halblogarithmisch. Für die Simulation wurde die Annahme der Einnahme auf nüchternen Magen getroffen. Die Simulationsergebnisse sind in grau dargestellt (Erläuterung zur Darstellung in Abschnitt 4.3.1). „LLOQ" bezeichnet die untere Bestimmungsgrenze. Die genauen Blutentnahmezeitpunkte sind durch Dreiecke auf der Abszisse gekennzeichnet; die Legende gilt für beide Graphen.

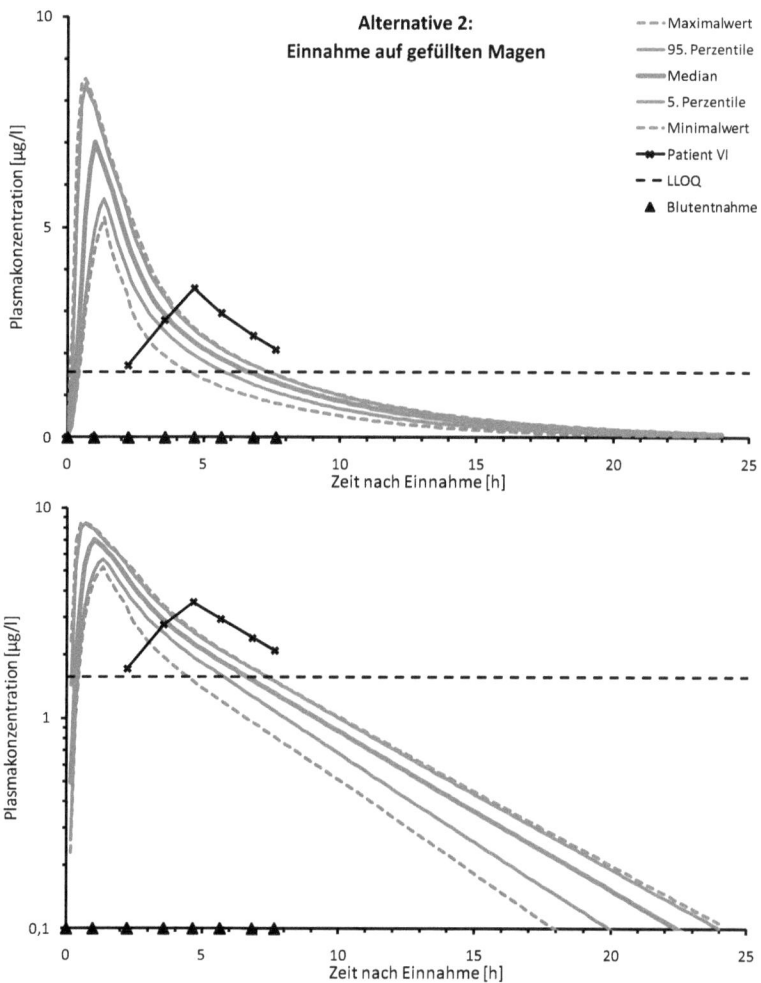

Abbildung 44: Bisoprololprofil und Simulation (Alternative 2) Patient VI
Dargestellt ist der Plasmakonzentrationszeitverlauf nach peroraler Bisoprololgabe jeweils durch gemessene und simulierte Werte (s. Text), einmal linear, einmal halblogarithmisch. Für die Simulation wurde die Annahme der Einnahme auf gefüllten Magen getroffen. Die Simulationsergebnisse sind in grau dargestellt (Erläuterung zur Darstellung in Abschnitt 4.3.1). „LLOQ" bezeichnet die untere Bestimmungsgrenze. Die genauen Blutentnahmezeitpunkte sind durch Dreiecke auf der Abszisse gekennzeichnet; die Legende gilt für beide Graphen.

4.4.3.7 Bisoprololprofil Patient VII

Mit Patient VII wurde ein weiblicher Säugling im Alter von zehn Monaten in die Studie eingeschlossen. Körperlänge, Körpergewicht und Body-Mass-Index des Mädchens lagen jeweils deutlich unterhalb der 1. Perzentile für dieses Alter (s. Tabelle 19). Bei der Patientin war eine partielle Trisomie 15 bekannt. Diese tritt sehr selten auf und geht mit verschiedenen Fehlbildungen einher, zu denen auch die in diesem Fall beobachteten kardialen Fehlbildungen und die ausgeprägte Wachstums- und Entwicklungsretardierung zählen (s. Tabelle 28). Aktuell wurde die bekannte Patientin aufgrund eines zyanotischen Anfalls ins Krankenhaus aufgenommen, wo eine Bronchitis diagnostiziert wurde. Die Gabe eines Betarezeptorenblockers war seit einer Herzoperation etwa zweieinhalb Monate zuvor bereits Bestandteil der Dauertherapie; sechs Tage vor dem Profil war die Therapie dann von Metoprolol auf Bisoprolol umgestellt worden.

Aufgrund der Schwere und Komplexität der Erkrankung der Patientin war es wie im Folgenden beschrieben in mehrfacher Hinsicht nötig, die Durchführung der Untersuchung den speziellen klinischen Gegebenheiten anzupassen. Dennoch entschlossen sich die behandelnden Ärzte dazu, die Patientin in die Studie einzuschließen; dies wird in Abschnitt 5.6.2 dieser Arbeit diskutiert.

Die Patientin wurde wegen eines fehlenden Schluckreflexes per Magensonde ernährt; sie erhielt sogenannte „Pre-Milch", also Fertigmilch, die bereits für Neugeborene geeignet ist, und war nicht an Beikost gewöhnt worden. Die Ernährung der Patientin entsprach daher nicht ihrem Alter von zehn Monaten. Aufgrund dieser speziellen Ernährungssituation sowie des Gesamtbildes vielfältiger Fehlbildungen und Entwicklungsstörungen ist es daher wahrscheinlich, dass die Physiologie des Gastrointestinaltraktes in unbekanntem Ausmaß pathologisch verändert war. Auf eine Einschränkung der Leber- oder der Nierenfunktion gab es klinisch keine Hinweise (entsprechende Laborparameter wurden weder in der Woche vor noch nach dem Profil bestimmt).

Am Profiltag wurden je eine in der Krankenhausapotheke hergestellte Kapsel zu 0,2 und zu 0,3 mg Bisoprololfumarat in etwa 4 ml Wasser suspendiert und im unmittelbaren Anschluss an eine Mahlzeit sondiert. Die nächste Mahlzeit wurde 2,8 Stunden später gegeben. 0,3 Stunden nach Bisoprololgabe erlitt die Patientin einen Hustenanfall und erbrach dabei ein geringes Volumen des Mageninhaltes (Schätzwert etwa 10 ml).

4 ERGEBNISSE — 4.4 Ergebnisse der DuMBO-Studie

Tabelle 28: Diagnosen und Medikation Patient VII

Diagnosen und Grund der stationären Aufnahme	
Diagnosen	- Perimembranöser Ventrikelseptumdefekt, Zustand nach operativem Verschluss
	- Vorhofseptumdefekt vom Sekundumtyp, Zustand nach operativem Verschluss
	- Offener Ductus arteriosus Botalli, Zustand nach operativem Verschluss
	- Erweiterung des Pulmonalarterienhauptstammes bei milder valvulärer Pulmonalstenose, Zustand nach operativer Korrektur
	- Kleiner muskulärer Ventrikelseptumdefekt
	- Pulmonalarterielle Hypertonie
	- Partielle Trisomie 15
	- „Small for gestational age"
	- Gaumenspalte des weichen Gaumens
	- Fehlender Saug- und Schluckreflex
	- Erhöhter Muskeltonus
	- Verdacht auf Hörstörung
Aufnahmegrund	Infekt der oberen Luftwege

Medikation (Dosierung, Applikationsart und Arzneistoff)			
Medikation am Profiltag	1 x 0,5 mg	p. o.	Bisoprololfumarat
	1 x 0,553 mg / 500 I. E.	p. o.	Fluorid/Colecalciferol
	4 x 0,24 mg	inhal.	Salbutamolsulfat
	1 x 10 mg	p. o.	Spironolacton
	2 x 110 mg	p. o.	Sultamicillin
Vorangegangene Bisoprololgaben	1 x 0,5 mg	p. o.	Bisoprololfumarat (1 Tag vor Profil)
	1 x 0,3 mg	p. o.	Bisoprololfumarat (2 bis 6 Tage vor Profil)

„x" mit vorangestellter Zahl kennzeichnet die Anzahl der täglichen Gaben, „I. E." steht für internationale Einheiten, „p. o." ist kurz für perorale Applikation, „inhal." für inhalative Applikation.

Da die Patientin zunächst versorgt und untersucht werden musste, konnte die erste Blutprobe erst 1,40 Stunden nach Bisoprololgabe entnommen werden. Weitere Blutentnahmen folgten 2,85 / 4,70 und 6,23 Stunden nach Gabe; danach war keine weitere venöse Blutentnahme mehr möglich und die Untersuchung wurde beendet.

Für alle vier Blutproben konnten Konzentrationen von Bisoprolol bestimmt werden. Der im Vergleich höchste der Werte betrug 6,9 µg/l und wurde in der ersten der Proben (1,40 Stunden nach Gabe) gemessen. Die folgenden Konzentrationen fallen mit der Zeit stetig, jedoch vergleichsweise flach ab.

Die PBPK-Simulation wurde für eine virtuelle Population von 100 weiblichen, europäischen Säuglingen der Körperlänge und des Gewichtes der Patientin (s. Tabelle 19) durchgeführt. Aufgrund der extremen Wachstumsretardierung der Patientin war es mit der verwendeten Software jedoch nicht möglich, virtuelle Individuen zu generieren, die diese Charakteristika bei einem Lebensalter von zehn Monaten besaßen. Wie in Abschnitt 2.3.1.1 genauer erläutert, werden bei der Generierung von Populationen nur Individuen akzeptiert, deren physiologische Parameter den hinterlegten Referenzdatensätzen von Normalpopulationen entsprechen. Populationen von Individuen mit Länge und Gewicht unterhalb der 1. Perzentile für das jeweilige Alter sind somit nicht darstellbar. Um dennoch eine Grundlage zur Diskussion der PBPK-Simulation für diesen Fall zu schaffen, wurde für die virtuelle Population ein Altersbereich von einem bis zwei Monaten eingesetzt, da laut WHO bei Mädchen dieses Alters das Gewicht der Patientin zwischen 15. und 85. Perzentile läge (WHO 2006; 2010). Die Skalierung der Clearances wurde für das tatsächliche Alter der Patientin durchgeführt. Die Diskussion dieser Vorgehensweise erfolgt in Abschnitt 5.7.

Bei der Simulation wurden Akkumulationsvorgänge berücksichtigt, indem die sechs vorangegangenen Bisoprololgaben (s. Tabelle 28) mit genauen Einnahmezeitpunkten ebenfalls simuliert wurden: Der erstmaligen Gabe von 0,26 mg freier Base Bisoprolol folgten nach 22,67 / 46,90 / 70,67 und 94,90 Stunden weitere Gaben von jeweils 0,26 mg, nach 119,32 Stunden eine Gabe von 0,43 mg freier Base; die Gabe von wiederum 0,43 mg freier Base am Profiltag fand insgesamt 142,95 Stunden nach der allerersten Gabe statt. Für eine einheitliche Auswertung wird jedoch in sämtlichen Ergebnisdarstellungen der Zeitpunkt der Einnahme am Profiltag als Zeitpunkt „Null" bezeichnet.

Die Simulation ergibt einen sehr steilen Anstieg der Plasmakonzentrationszeitkurve im Absorptionsteil; bereits etwa 0,5 Stunden nach Gabe erreicht der Median der simulierten Konzentrationen Maximalwerte im Bereich von 40 µg/l. Dieser Wert liegt nahezu sechsfach höher als der höchste der Messwerte (6,9 µg/l nach 1,40 Stunden). Die ersten beiden der gemessenen Konzentrationen liegen unterhalb, die übrigen beiden oberhalb der 5. Perzentile der simulierten Werte; jeweils vor 1,40 und nach 6,23 Stunden nach Bisoprololgabe liegen keine Messpunkte vor, die mit der Simulation verglichen werden können (s. Abbildung 45).

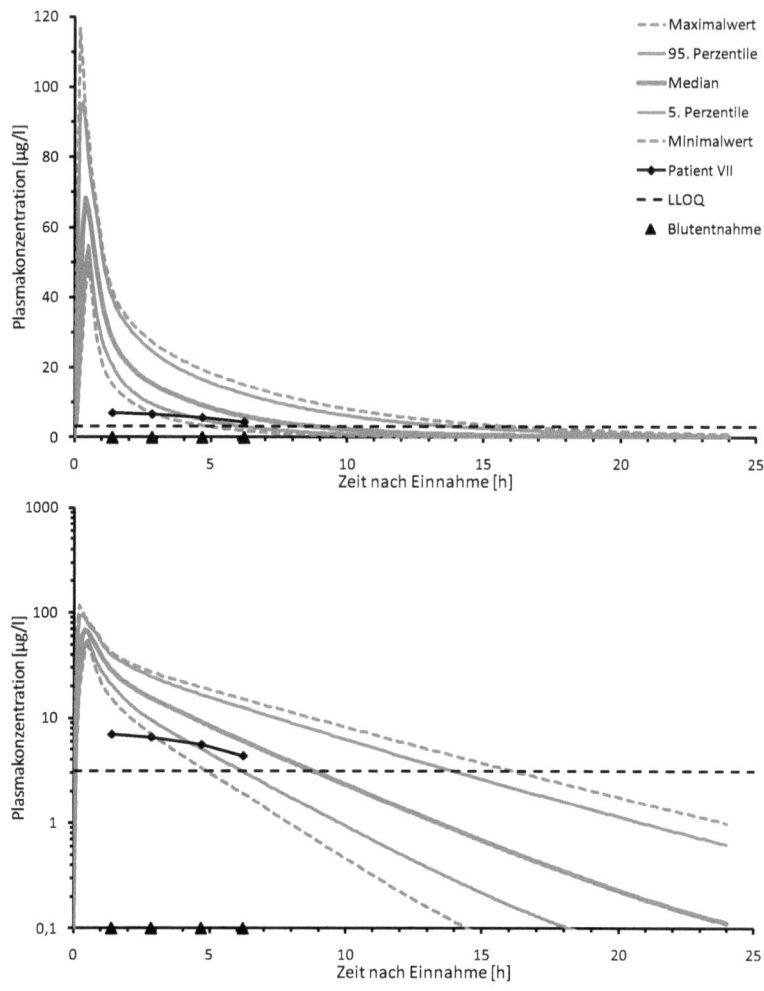

Abbildung 45: Bisoprololprofil und Simulation Patient VII
Dargestellt ist der Plasmakonzentrationszeitverlauf nach peroraler Bisoprololgabe jeweils durch gemessene und simulierte Werte, wobei in diesem speziellen Fall das Alter der virtuellen Individuen (ein bis zwei Monate) von dem der Patientin (zehn Monate) abwich, sodass die Profile nur mit Einschränkungen verglichen werden können (s. Text). Die Darstellung erfolgt einmal linear, einmal halblogarithmisch. Die Simulationsergebnisse sind in grau dargestellt (Erläuterung zur Darstellung in Abschnitt 4.3.1). „LLOQ" bezeichnet die untere Bestimmungsgrenze. Die genauen Blutentnahmezeitpunkte sind durch Dreiecke auf der Abszisse gekennzeichnet; die Legende gilt für beide Graphen.

4.4.3.8 Bisoprololprofil Patient VIII

Mit einem Alter von nur 12 Tagen war Patient VIII der jüngste in die Untersuchung eingeschlossene Patient. Sowohl Gewicht als auch Körperlänge und Body-Mass-Index lagen für sein Alter zwischen 25. und 50. Perzentile (s. Tabelle 19). Aufgrund eines komplexen angeborenen Herzfehlers (s. Tabelle 29) befand sich der Patient seit seiner Geburt in stationärer Behandlung. Um das Auftreten der bei Fallot-Tetralogie charakteristischen Abfälle der Sauerstoffsättigung zu verhindern, wurde eine Therapie mit Bisoprolol begonnen.

Tabelle 29: Diagnosen und Medikation Patient VIII

Diagnosen und Grund der stationären Aufnahme			
Diagnosen	Fallot-Tetralogie mit infundibulärer und valvulärer Pulmonalstenose und Vorhofseptumdefekt		
Aufnahmegrund	Wegen des Herzfehlers seit Geburt stationär		
Medikation (Dosierung, Applikationsart und Arzneistoff)			
Medikation am Profiltag	1 x 0,4 mg	p. o.	Bisoprololfumarat
	1 x 0,553 mg / 500 I. E.	p. o.	Fluorid/Colecalciferol
Vorangegangene Bisoprololgaben	1 x 0,4 mg	p. o.	Bisoprololfumarat (1 Tag vor Profil)
	1 x 0,4 mg	p. o.	Bisoprololfumarat (2 Tage vor Profil)
	1 x 0,2 mg	p. o.	Bisoprololfumarat (3 Tage vor Profil; erstmalige Gabe)

„x" mit vorangestellter Zahl kennzeichnet die Anzahl der täglichen Gaben, „I. E." steht für internationale Einheiten, „p. o." ist kurz für perorale Applikation.

Es gab klinisch keinerlei Hinweis auf eine Einschränkung der Leber- oder der Nierenfunktion (entsprechende Laborparameter wurden nicht bestimmt). Das Plasmakonzentrationszeitprofil wurde am Tag der vierten Bisoprololgabe erstellt. Im direkten Anschluss an eine Mahlzeit (Muttermilch, s. Tabelle 19) erhielt der Patient den Inhalt zweier in der Krankenhausapotheke hergestellter Kapseln zu je 0,2 mg Bisoprololfumarat als Suspension in etwa 3 ml Wasser. Die nächste Mahlzeit trank der Patient 3,3 Stunden nach Gabe. Blutproben wurden unmittelbar vor der Bisoprololeinnahme sowie 0,95 / 2,08 / 3,17 / 5,62 / 6,97 / 10,33 und 23,38 Stunden danach entnommen.

Für alle acht Blutproben konnten Bisoprololkonzentrationen bestimmt werden. Die höchste dieser Konzentrationen betrug 23,2 µg/l und wurde in der 3,17 Stunden nach Gabe entnommenen Probe gemessen. Das resultierende Plasmakonzentrationszeitprofil ist in Abbildung 46 gezeigt. Patient VIII erhielt am Profiltag am dritten Tag in Folge dieselbe Dosis; die für ihn berechnete Eliminationshalbwertszeit beträgt 10,5 Stunden. Unter der Annahme, dass das Steady State nach fünf Halbwertszeiten erreicht ist, kann somit davon ausgegangen werden, dass am Profiltag annähernd Gleichgewichtsbedingungen vorlagen. Dies wird durch die Beobachtung unterstützt, dass die Konzentration unmittelbar vor Einnahme mit 6,0 µg/l etwa der 23,38 Stunden nach Einnahme (6,2 µg/l) entsprach.

Die PBPK-Simulationen wurden für 100 virtuelle männliche Neugeborene mit Alter, Größe, Gewicht und Dosierung von Patient VIII (s. Tabelle 19) durchgeführt. Dabei wurden Akkumulationsvorgänge berücksichtigt, indem die drei vorangegangenen Bisoprololgaben (s. Tabelle 29) mit den genauen Einnahmezeitpunkten ebenfalls simuliert wurden: Der erstmaligen Gabe von 0,17 mg freier Base Bisoprolol folgten nach 24,18 und 44,22 Stunden Gaben von jeweils 0,34 mg freier Base; die erneute Gabe von 0,34 mg freier Base am Profiltag erfolgte 65,65 Stunden nach der allerersten Gabe. Der Einheitlichkeit halber wird in sämtlichen Ergebnisdarstellungen der Zeitpunkt der Einnahme am Profiltag als Zeitpunkt „Null" bezeichnet.

Die erste und die letzten vier der gemessenen Konzentrationen fallen in den Bereich zwischen 5. und 95. Perzentile der simulierten Konzentrationen; die drei übrigen Werte liegen unterhalb dieses Bereiches. Die Simulation sagt für den Absorptionsteil der Plasmakonzentrationszeitkurve einen sehr steilen Anstieg vorher; der Median der simulierten Konzentrationen erreicht bereits nach etwa 0,45 Stunden Maximalwerte im Bereich von 96 µg/l, die damit etwa vierfach über den tatsächlich gemessenen Konzentrationen liegen, welche zudem deutlich später ihr Maximum durchlaufen (s. o.). Im Absorptionsteil der Kurve überschätzt die Simulation den realen Kurvenverlauf somit deutlich. Im Eliminationsteil nähern sich die Messwerte dagegen zunehmend dem Median der Simulationen an und verlaufen in der logarithmierten Darstellung nahezu parallel zur 95. Perzentile der Simulation; dies deutet darauf hin, dass die Elimination im Modell weitgehend korrekt dargestellt wird.

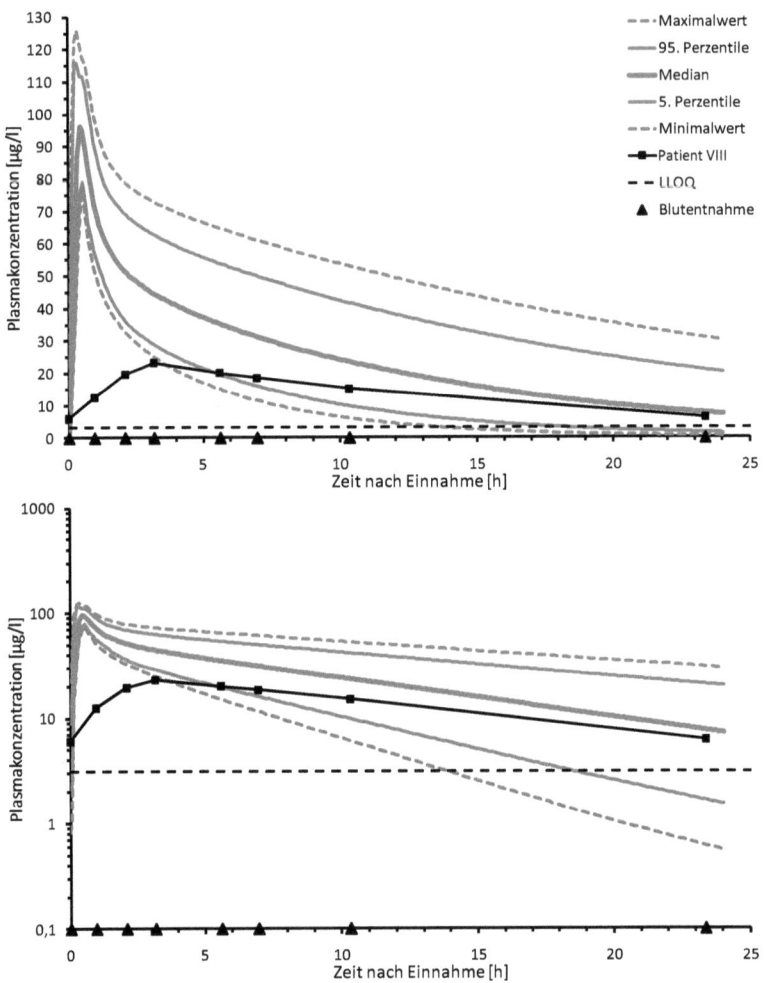

Abbildung 46: Bisoprololprofil und Simulation Patient VIII
Dargestellt ist der Plasmakonzentrationszeitverlauf nach peroraler Bisoprololgabe jeweils durch gemessene und simulierte Werte (s. Text), einmal linear, einmal halblogarithmisch. Die Simulationsergebnisse sind in grau dargestellt (Erläuterung zur Darstellung in Abschnitt 4.3.1). „LLOQ" bezeichnet die untere Bestimmungsgrenze. Die genauen Blutentnahmezeitpunkte sind durch Dreiecke auf der Abszisse gekennzeichnet; die Legende gilt für beide Graphen.

4.4.3.9 Beobachtungen zu Wirksamkeit und Sicherheit der Bisoprololtherapie bei den einzelnen Patienten

Die DuMBO-Studie war als therapiebegleitende Untersuchung der Pharmakokinetik angelegt. Bei jedem der Patienten wurde jedoch die Verträglichkeit der Therapie, auch im Hinblick auf betarezeptorenblockertypische Unerwünschte Wirkungen wie in Abschnitt 2.4.3.3 beschrieben, beobachtet. Die Beobachtungen hierzu sowie zur Wirksamkeit der Bisoprololtherapie bei den einzelnen Patienten werden im folgenden zusammengefasst.

Bei Patient I (18,2 Jahre alt) wurden keine Auffälligkeiten im Zusammenhang mit der Bisoprololgabe beobachtet; der Patient vertrug die Startdosis von 5 mg Bisoprololfumarat am Profiltag wie auch die danach verordnete Erhaltungsdosis von 10 mg gut. Die Ruheherzfrequenz hatte vor Beginn der Bisoprololtherapie mit etwa 80 Schlägen pro Minute so hoch gelegen, dass sie mit der Funktion des Herzschrittmachers interferierte. Durch die Betarezeptorenblockertherapie konnte erreicht werden, dass der atriale Stimulationsanteil bei Entlassung über 99 % lag, die Herzfrequenz also wie therapeutisch gewünscht durch den Schrittmacher vorgegeben wurde.

Patient II (13,8 Jahre alt) berichtete über ein Gefühl von Müdigkeit, das am Profiltag etwa eine Stunde nach Bisoprololeinnahme auftrat, jedoch nach dem Frühstück 2,2 Stunden nach Einnahme verschwand und nicht wiederkehrte. Die Patientin war seit dem vorangegangenen Abend nüchtern geblieben und hatte erst gegen elf Uhr am Vormittag mit dem Frühstück begonnen. Es wurden keine weiteren Auffälligkeiten im Zusammenhang mit der Einnahme beobachtet, auch nicht am folgenden Tag bei Steigerung der Dosis auf 10 mg Bisoprololfumarat. Insbesondere trat im Zusammenhang mit der weiteren Bisoprololgabe keine erneute Müdigkeit auf.

Nach Einnahme wurden am Profiltag mehrfach Blutdruck und Herzfrequenz gemessen; diese Werte sind jedoch nicht aussagekräftig, da sie aufgrund der Gegebenheiten auf der Station unter jeweils unterschiedlichen Bedingungen erhoben wurden: Während des Messzeitraums musste die Patientin zweimal in verschiedene Zimmer verlegt werden und es konnte nicht mit immer demselben Gerät gemessen werden. Zudem stellten diese Unruhe wie auch die Blutentnahmen eine gewisse Aufregung für die Patientin dar. Etwa eine Stunde nach Einnahme lagen die Werte bei 91 (Systole) zu 49 (Diastole) mmHg bei einer Herzfrequenz von 50 Schlägen pro Minute, nach etwa drei Stunden lagen sie bei 96 zu 53 mmHg bei 67 Schlägen pro Minute und damit in einem von der Patientin gut tolerierten Bereich (Bei einem Krankenhausaufenthalt etwa zwei Wochen vor dem Profil, also medikationsfrei, war ein Ruheblutdruck von 100 zu 45 mmHg bei einer Herzfrequenz von 65 Schlägen pro Minute gemessen worden). Die rezidivierenden Synkopen bestanden vor und nach Einstellung auf Bisoprolol gleichermaßen, so dass die Diagnostik fortgesetzt wurde.

Bei Patient III (10,3 Jahre alt) wurden im zeitlichen Zusammenhang mit der Bisoprololgabe keine Auffälligkeiten beobachtet. Blutdruck und Herzfrequenz waren stabil, sind jedoch nicht detailliert dokumentiert. Nachdem die Patientin die Startdosis von 0,63 mg Bisoprololfumarat gut toleriert hatte, wurde im Verlauf ihres Klinikaufenthaltes die Dosis gesteigert und lag bei Entlassung bei 1,25 mg. Da das Bisoprolol angesetzt wurde, als der Zustand der Patientin sich täglich veränderte und zudem Komedikation verordnet war, kann nicht beurteilt werden, ob und inwiefern der Verlauf der Herzinsuffizienz durch die Bisoprololtherapie beeinflusst wurde.

Patient IV (9,9 Jahre alt) vertrug die erstmalige Gabe von 2,5 mg Bisoprololfumarat gut; es kam zu keinerlei Auffälligkeiten oder Beschwerden; ebenso am Folgetag unter 5 mg. Der Blutdruck lag vor Einnahme bei 103 (Systole) zu 77 mmHg (Diastole), 1,22 Stunden nach Gabe bei 97 zu 47 mmHg und nach 3,9 Stunden bei 96 zu 51 mmHg. Diese Werte deuten auf eine Blutdrucksenkung nach Bisoprololgabe hin, sind jedoch unter Vorbehalt zu deuten, da wie auch bei Patient II Unruhe durch die Untersuchung sowie uneinheitliche Bedingungen bei der Messung eine wesentliche Rolle spielten. Die Herzfrequenzmessung blieb aufgrund technischer Probleme ohne Ergebnis. Der Gesamteindruck war der einer sehr guten Verträglichkeit. Da die Tachykardien, die durch die Bisoprololgabe therapiert werden sollten, in mehrmonatigen Zeitabständen aufgetreten waren, war die Beobachtungszeit während des stationären Aufenthaltes für eine Beurteilung der Wirksamkeit zu kurz.

Patient V (7,1 Jahre alt) war bereits vor dem Profiltag auf Bisoprolol eingestellt worden. Für diesen Zeitraum waren keine Auffälligkeiten dokumentiert; auch am Profiltag wurden keine beobachtet. Der Blutdruck lag vor Einnahme bei 115 (Systole) zu 73 mmHg (Diastole) bei einer Herzfrequenz von 109 Schlägen pro Minute, 0,95 Stunden nach Gabe waren die entsprechenden Werte 105 zu 71 mmHg bei 100 Schlägen pro Minute; 5,90 Stunden nach Gabe lagen sie bei 114 zu 87 mmHg und 107 Schlägen pro Minute. Wie zuvor beschrieben sind diese Werte aufgrund von Unruhe während der Messungen wiederum nur von stark eingeschränkter Aussagekraft. Insgesamt ergibt sich das Bild einer guten Verträglichkeit der Bisoprololtherapie. Ähnlich wie bei Patient III ist es in diesem Fall nicht möglich, einen Effekt von Bisoprolol auf die Schwere der Herzinsuffizienz zu beurteilen.

Bei Patient VI (6,1 Jahre alt) wurde die Therapie mit 0,31 mg Bisoprololfumarat begonnen, als sich der Zustand des Mädchens täglich veränderte. Sowohl vor als auch nach Beginn der Therapie waren zwischenzeitlich Verlegungen auf die Intensivstation nötig. Am Profiltag wurden keinerlei Auffälligkeiten im zeitlichen Zusammenhang mit der Bisoprololgabe beobachtet. Ähnlich wie bei Patient III und Patient V ist es in diesem Fall nicht möglich, eine Beeinflussung der Herzinsuffizienz durch die Bisoprololtherapie zu beurteilen.

Patient VII (zehn Monate alt) war bereits seit sechs Tagen mit Bisoprolol und unmittelbar davor für etwa zweieinhalb Monate mit Metoprolol behandelt worden und hatte diese Behandlung, soweit dies bei dem komplexen Krankheitsbild der Patientin beurteilt werden kann, insgesamt gut toleriert. Da die Betarezeptorenblockertherapie im Anschluss an eine Herzoperation begonnen worden war, lassen sich mögliche Effekte dieser Therapie von anderen Einflüssen auf den klinischen Zustand der Patientin nicht trennen.

Patient VIII (zwölf Tage alt) hatte die Bisoprololtherapie ebenfalls schon vor dem Profiltag erhalten und diese gut toleriert. Es wurden am Profiltag keine Auffälligkeiten im zeitlichen Zusammenhang mit der Gabe beobachtet. Blutdruck- und Herzfrequenzmessungen konnten zeitnah zu den bei einem Neugeborenen sehr zeitaufwendigen Blutentnahmen nicht durchgeführt werden. Aussagekräftige Messungen des Ruheblutdruckes waren aufgrund der klinischen Gegebenheiten überhaupt nicht durchführbar, Herzfrequenzwerte sind nur sehr eingeschränkt verwertbar. Insgesamt lag die Herzfrequenz im Tagesverlauf stabil hoch mit Werten um etwa 145 Schläge pro Minute, die transkutan gemessene Sauerstoffsättigung lag mit 91 % in einem für den vorliegenden Herzfehler zu erwartenden Bereich. In den zwei Monaten nach dem Beginn der Bisoprololtherapie lagen bei ambulanten Wiedervorstellungen keine Hinweise auf Herzrhythmusstörungen oder zyanotische Anfälle vor. Trinkverhalten und Gewichtszunahme des Patienten waren in diesem Zeitraum altersgemäß.

4.4.3.10 Hauptergebnisse der DuMBO-Studie

In die DuMBO-Studie wurden für acht pädiatrische Patienten im Alter von zwölf Tagen bis 18,2 Jahren Plasmakonzentrationszeitprofile nach Bisoprololgabe erstellt. Soweit eine Beurteilung im Rahmen dieser pharmakokinetischen Untersuchung möglich war, zeigte sich insgesamt eine gute Verträglichkeit der Therapie. Für jeden der acht Patienten wurden auf Basis der individuellen Patientencharakteristika und Einnahmemodalitäten PBPK-Simulationen durchgeführt.

Diese Vorhersagen wichen im Fall des schwerkranken Patienten VII (zehn Monate alt) deutlich von den experimentellen Daten ab. Für Patient VI (6,1 Jahre alt) und Patient VIII (zwölf Tage alt) ergab sich jeweils eine starke Überschätzung der Absorption, während die Elimination, soweit die Daten eine Beurteilung zuließen, durch die Simulationen dargestellt werden konnte.

Für Patient III (10,3 Jahre alt) ergab sich eine Übereinstimmung unter der Annahme, dass von einer Bisoprololeinnahme auf nüchternen Magen ausgegangen werden kann, was wie in Abschnitt 4.4.3.3 erläutert plausibel ist, aber nicht abschließend beurteilt werden kann. Sowohl für Patient VI als auch für Patient III konnten alternative Simulationsszenarien dafür genutzt werden, die Auswirkungen des Magenfüllungszustandes auf das resultierende Profil zu visualisieren und auf diese Weise die experimentellen Daten konkret und quantitativ zu diskutieren.

In den vier Fällen der Patienten I (18,2 Jahre alt), II (13,8 Jahre), IV (9,9 Jahre) und V (7,1 Jahre) lagen die experimentellen Werte jeweils vollständig im Bereich zwischen 5. und 95. Perzentile der simulierten Konzentrationen und bestätigten somit die jeweiligen Vorhersagen sowohl für den Absorptions- als auch für den Eliminationsteil der Profile. Unter Hinzunahme des Falls von Patient III ergeben sich so bei insgesamt fünf von acht Patienten im Altersbereich von 6,1 bis 18,2 Jahren Übereinstimmungen von Simulation und Vorhersage.

5 DISKUSSION

5.1 Zusammenfassung der Ergebnisse

In der vorliegenden Arbeit wurden eine systematische Literaturanalyse, physiologiebasierte pharmakokinetische (PBPK-)Simulationen und eine klinische Untersuchung der Pharmakokinetik von Bisoprolol bei Kindern dazu eingesetzt, den Bedarf an zukünftigen Studien auf diesem Gebiet aufzuzeigen und zugleich konkrete Wege für ihre Optimierung zu benennen. Dabei wurde zunächst in einem Cochrane-Review die Evidenz für den Einsatz von Betarezeptorenblockern bei pädiatrischer Herzinsuffizienz analysiert. Dann wurden PBPK-Modelle für Bisoprolol und Metoprolol entwickelt. In klinischen Probandenuntersuchungen wurden für beide Substanzen Plasmakonzentrationszeitprofile bei gesunden Erwachsenen erstellt. Mit den Profilen für Metoprolol wurde die interindividuelle Variabilität der Pharmakokinetik von Metoprolol im Modell dargestellt, mit denen für Bisoprolol die Vorhersagekraft des Bisoprololmodells für Erwachsene überprüft. Dieses Modell wurde nun für Kinder weiterentwickelt. Die externe Modellüberprüfung erfolgte durch Simulation 13 pädiatrischer Patientenprofile. Von diesen entstammten fünf der Literatur, acht wurden in einer klinischen Studie erstellt. Die Hauptergebnisse sind im Folgenden zusammengefasst.

- Es gibt in der verfügbaren Literatur keine Evidenz für eine Wirksamkeit von Betarezeptorenblockern bei chronischer Herzinsuffizienz im Kindesalter; weitere randomisierte klinische Studien mit standardisierter Methodik sind hier erforderlich. Diese sollten die Unterschiede in der Ätiologie der Herzinsuffizienz bei verschiedenen Patientengruppen berücksichtigen. Weiterhin besteht Bedarf an Studien zur Pharmakokinetik von Betarezeptorenblockern bei Kindern, um die Basis für eine rationale Dosiswahl in zukünftigen Studien zu liefern.

- Es wurde eine Methode zur Quantifizierung von Bisoprolol aus 500 µl Blutplasma entwickelt und validiert. Mit diesem Volumen ist die Entnahme von acht Proben in 24 Stunden auch bei einem Körpergewicht von lediglich 3 kg ethisch vertretbar.

- Die Pharmakokinetik von Metoprolol zeigt eine ausgeprägte interindividuelle Variabilität. Diese ist bei getrennter Auswertung nach CYP2D6-Phänotyp relativ verringert, jedoch auch unter Normalen Metabolisierern noch deutlich größer als bei Bisoprolol. Dies ist in einem PBPK-Modell darstellbar. Auf Basis der PBPK-Simulationen ist zu erwarten, dass

5 DISKUSSION — 5.1 Zusammenfassung der Ergebnisse

interindividuelle Unterschiede der Pharmakokinetik von Metoprolol größer ausfallen können als altersabhängige Unterschiede.

- Die Pharmakokinetik von Bisoprolol bei gesunden Probanden zeigt eine im Vergleich zu Metoprolol geringe interindividuelle Variabilität. Es wurde ein PBPK-Modell für Bisoprolol erstellt, mit dem Plasmakonzentrationszeitprofile erwachsener Probanden treffend vorhergesagt werden konnten.

- Die Simulation der Pharmakokinetik von Bisoprolol bei Kindern zeigt eine Altersabhängigkeit der körpergewichtsnormierten Clearance mit im Vergleich zu Erwachsenen erniedrigten Werten im Neugeborenenalter sowie erhöhten Werten im Säuglings- und Kleinkindalter. Des Weiteren zeigt laut Simulation der Plasmakonzentrationszeitverlauf nach Bisoprololgabe eine umso steilere Form im Absorptionsteil, je geringer das Lebensalter ist. Nach Gabe einheitlicher körpergewichtsnormierter Dosen ist die simulierte Exposition relativ zu Erwachsenen bei Neugeborenen erhöht, bei Säuglingen und Kleinkindern erniedrigt.

- Das Bisoprololmodell für Kinder wurde mit 13 Plasmakonzentrationszeitprofilen pädiatrischer Patienten extern überprüft. Ein Literaturdatensatz von fünf Profilen fünf- bis zehnjähriger japanischer Kinder konnte mit den Simulationen rational diskutiert und überwiegend zutreffend dargestellt werden, wobei die Aussagekraft hier aufgrund unzureichender Angaben zur Studiendurchführung eingeschränkt ist. In Form alternativer Simulationsszenarien konnten jedoch für vier der fünf Profile hypothetische Erklärungsansätze für die beobachtete Absorption geliefert werden. In der im Rahmen der vorliegenden Arbeit durchgeführten DuMBO-Studie wurden für acht Patienten im Alter von zwölf Tagen bis 18,2 Jahren Bisoprolol-Plasmakonzentrationszeitprofile bestimmt. Eine vollständige Übereinstimmung dieser Profile mit den individuellen Simulationen zeigte sich bei vier Patienten im Alter von 18,2 / 13,8 / 9,9 und 7,1 Jahren. Bei einem 10,3-jährigen Patienten ergab sich eine wahrscheinliche Übereinstimmung. Für einen besonders schwer erkrankten Patienten im Alter von zehn Monaten sowie für zwei Patienten im Alter von 6,1 Jahren sowie von zwölf Tagen zeigte sich eine deutliche Überschätzung der Absorption. Die Elimination wurde in beiden Datensätzen in allen Fällen, in denen die experimentellen Daten eine Beurteilung zuließen, treffend vorhergesagt. Insgesamt zeigten sich damit bei drei von 13 pädiatrischen Patientenprofilen Abweichungen von der Vorhersage. Diese konnten mit dem vorgestellten Modell diskutiert werden; ein Profil war hauptsächlich durch die besonders schwere Erkrankung des Patienten bestimmt, neun Profile konnten treffend vorhergesagt werden.

5.2 Limitationen der Arbeit

Die Vorhersagekraft des PBPK-Modells für Bisoprolol wurde für Erwachsene durch Vergleich mit lediglich fünf, für Kinder mit 13 Einzelprofilen evaluiert. Durch diesen geringen Untersuchungsumfang besitzt die Überprüfung den Charakter einer Stichprobe. Die Stärke dieser Überprüfung liegt jedoch darin, dass sie mit externen, also mit vollkommen unabhängigen Datensätzen durchgeführt wurde. Die Erhebung der Daten in der Probandenstudie und in der DuMBO-Studie erfolgte jeweils prospektiv. Studienteilnehmer, Untersucher, Analytikmethode, Materialien, Durchführungsort und Studienprotokolle waren jeweils andere als jene der Datensätze, die zur Anpassung des Modells verwendet wurden. Eine Übereinstimmung von Vorhersage und experimentellen Daten wird damit trotz vergleichsweise geringer Teilnehmerzahl zu einem starken und aussagekräftigen Hinweis darauf, dass mit dem Modell korrekte Vorhersagen getroffen werden können.

Wie im Methodenteil dargelegt wurde, war es das Ziel der DuMBO-Studie, Patienten unterschiedlicher Altersstufen einzuschließen, um mit der Untersuchung einen möglichst breiten Altersbereich abdecken zu können. Hieraus sowie aus den unterschiedlichen Diagnosen und Schweregraden der jeweiligen Erkrankungen folgt, dass bei der Auswertung jeweils Einzelfälle betrachtet wurden. Das Ausmaß, in dem die individuelle Pathophysiologie der Patienten bei der Interpretation von Beobachtungen zur Pharmakokinetik zu berücksichtigen ist, wird in Abschnitt 5.6.2 diskutiert. Eine solche Beeinflussung durch die individuelle Pathophysiologie ist jedoch in klinischen Studien an Kindern unvermeidbar, da hier aus ethischen Gründen keine Probandenstudien durchgeführt werden. Gleichzeitig wird der Wert treffender Vorhersagen bei Vorliegen pathophysiologischer Einflüsse besonders deutlich, da in der klinischen Realität der Einsatz von Betarezeptorenblockern bei einer Vielzahl unterschiedlicher Diagnosen erfolgt. Die beobachtete Übereinstimmung der Vorhersagen in neun von 13 Fällen trotz dieser Unterschiede spricht daher dafür, dass das Modell für Vorhersagen in der klinischen Praxis grundsätzlich geeignet ist, wobei Verbesserungsbedarf im Hinblick auf die Darstellung von Absorptionsvorgängen bei jüngeren Altersstufen besteht. Hier ergibt sich wiederum eine Limitation durch den Mangel an Daten in der Literatur zur Ontogenie der gastrointestinalen Physiologie.

5.3 Studienlage zur Therapie der pädiatrischen chronischen Herzinsuffizienz mit Betarezeptorenblockern

5.3.1 Inhomogenität der Studienkollektive

Die drei in das Cochrane-Review eingeschlossenen Studien ergeben das uneinheitliche Bild zweier kleiner erfolgreicher Studien und einer größeren Studie, in der kein signifikanter Unterschied zwischen der Wirkung von Placebo und Carvedilol gezeigt werden konnte (Azeka et al. 2002; Buchhorn et al. 2001; Shaddy et al. 2007). Aus den publizierten Daten resultiert damit keine Evidenz für die Wirksamkeit von Betarezeptorenblockern bei pädiatrischen Patienten mit chronischer Herzinsuffizienz. Dieses uneindeutige Ergebnis steht in auffälligem Gegensatz zur klinischen Praxis und zu einer Vielzahl von Beobachtungsstudien (Buchhorn et al. 1998; Gachara et al. 2001; Rusconi et al. 2004; Shaddy et al. 1999; Williams et al. 2002).

Die drei eingeschlossenen Studien waren sowohl in Bezug auf die Patientenkollektive als auch in Bezug auf die Methodik und die Datenqualität extrem heterogen. So konnte der zentrale untersuchte Endpunkt, die Verbesserung der chronischen Herzinsuffizienz unter Betarezeptorenblockergabe, nicht adäquat verglichen werden, da die Studienkollektive sich in Bezug auf die Ätiologie der Herzinsuffizienz unterschieden und da keine standardisierten Messgrößen zur Beurteilung des Schweregrades der Herzinsuffizienz verwendet wurden. Weiterhin war die Studienmedikation nicht vergleichbar, da verschiedene Betarezeptorenblocker in jeweils unterschiedlichen Dosierungen über eine jeweils andere Behandlungsdauer eingesetzt wurden.

Zu beachten ist die mit 22 und 20 Patienten jeweils sehr geringe Größe der Studien von Azeka et al. und Buchhorn et al. Sowohl bei diesen als auch bei der mit 161 Patienten deutlich umfangreicheren Studie von Shaddy et al., in der es nicht gelang, einen signifikanten Unterschied zwischen Carvedilol und Placebo nachzuweisen, mangelte es an einer ausreichend transparenten Fallzahlplanung.

5.3.2 Verfehlter Wirkungsnachweis in der Studie von Shaddy et al.

Der fehlende Wirksamkeitsnachweis in der Studie von Shaddy et al. wurde als Negativempfehlung für den Einsatz von Carvedilol bei Kindern in die amerikanische Fachinformation (Coreg®) aufgenommen. Das Studienergebnis ist jedoch insofern überraschend, als Betarezeptorenblocker bei chronischer Herzinsuffizienz bei Erwachsenen erwiesenermaßen einen Therapienutzen darstellen und als für herzinsuffiziente Kinder genau wie für Erwachsene eine erhöhte neurohumorale Aktivierung gezeigt wurde; zudem widerspricht das Ergebnis einer Reihe von Beobachtungsstudien, die über einen erfolgreichen Einsatz von Betarezeptorenblockern berichten (Frobel et al. 2009). Neben der Möglichkeit, dass Carvedilol in der untersuchten Indikation tatsächlich nicht wirksam ist, besteht auch die Möglichkeit, dass das Studienergebnis Folge methodischer Fehler war:

Der von Shaddy et al. in der Placebogruppe beobachtete Anteil an Patienten mit Verbesserung der Herzinsuffizienz von 56 % war deutlich höher als der im Vorfeld angenommene von 19 %. Diese Annahme war auf Grundlage von Erwachsenendaten berechnet worden (Shaddy et al. 2002). Da sich die Ätiologie der chronischen Herzinsuffizienz bei Erwachsenen typischerweise grundlegend von der bei Kindern unterscheidet (s. Einleitung Abschnitt 1.2.2.1), liegt es nahe, dass sich die Fallzahlplanung dieser Studie auf inadäquate Annahmen bezüglich der Übertragbarkeit von Erwachsenendaten auf Kinder stützt. Weiterhin waren zwar Patienten mit aktiver Myokarditis ausgeschlossen, es gab aber keinen zeitlichen Mindestabstand zum Auftreten einer Myokarditis. Es besteht daher die Möglichkeit einer Ergebnisverzerrung durch Fälle spontaner Remission (Levi und Alejos 2001), also therapieunabhängiger Verbesserung. Darüber hinaus könnte der von Shaddy et al. verwendete kombinierte Endpunkt durch ein „Verwässern" von Einzeleffekten, die durch die Wahl spezifischerer Endpunkte deutlicher hätten dargestellt werden können, zu dem uneindeutigen Ausgang der Studie beigetragen haben.

5.3.3 Dosierungen in den eingeschlossenen Studien

Schließlich besteht die Möglichkeit, dass in der Studie von Shaddy et al. selbst die sogenannte „hohe Dosis" Carvedilol von 0,8 mg/kg (körpergewichtsnormiert), die etwa einer Standarddosis für Erwachsene entspricht (diese liegt bei 0,7 mg/kg unter Annahme eines Körpergewichts von 73 kg), bei den Kindern aufgrund altersabhängig erhöhter Carvedilolclearance zu subtherapeutischen Plasmaspiegeln geführt hat. Diese Hypothese einer Unterdosierung wird durch die Ergebnisse anderer Arbeitsgruppen (Laer et al. 2002),

5 DISKUSSION — 5.3 Studienlage zur Therapie der pädiatrischen chronischen Herzinsuffizienz mit Betarezeptorenblockern

aber auch durch die Diskussion der Autoren selbst gestützt, die Carvediloltalspiegel gemessen hatten, die niedriger waren als die bei Erwachsenen bekannten Konzentrationen (Shaddy et al. 2007). Den Untersuchungen von Albers et al. zufolge müssen pädiatrische Patienten eine bis zu vierfach erhöhte körpergewichtsnormierte Dosis Carvedilol erhalten, wenn Plasmaspiegel wie bei Erwachsenen erzielt werden sollen (Albers et al. 2008).

Dennoch gelang es Azeka et al., mit einer im Vergleich hierzu niedrigen Dosierung von 0,2 mg/kg einen signifikanten Effekt einer Carvediloltherapie zu zeigen. Dies steht möglicherweise mit der Schwere der Erkrankung in Beziehung, da bei schwerer chronischer Herzinsuffizienz der NYHA-Klasse IV, wie sie bei allen Patienten dieser Studie vorlag, eine Einschränkung der Leberfunktion wahrscheinlich ist; diese kann mit einer verringerten hepatischen Metabolisierung von Carvedilol und damit einer erhöhten Exposition einhergehen. Pharmakokinetische Untersuchungen wurden im Rahmen der Studie jedoch nicht durchgeführt.

In keiner der drei eingeschlossenen Studien wurde die Wahl der eingesetzten Dosis begründet. Pharmakokinetische Informationen können als Grundlage dienen, in zukünftigen Studien eine solche rational begründete Dosiswahl zu ermöglichen. Untersuchungen der in diesen Studien resultierenden Plasmakonzentrationen wiederum ermöglichen eine bessere Einordnung der beobachteten Pharmakodynamik.

Ein wesentliches Ergebnis des Cochrane-Reviews ist damit die Feststellung, dass ein Mangel an pharmakokinetischen Daten besteht, die als Basis für Dosierungsempfehlungen in Studien zur Betarezeptorenblockertherapie bei Kindern dienen können.

5.4 Geringe Eignung von Metoprolol für PBPK-Simulationen zur Vorhersage der Pharmakokinetik bei Kindern

In der im Rahmen dieser Arbeit durchgeführten Probandenstudie mit Metoprolol wurde eine ausgeprägte interindividuelle Variabilität der Pharmakokinetik gezeigt, die grundsätzlich bereits aus der Literatur bekannt ist. In der vorliegenden Arbeit wurde diese Variabilität in einem Probandenversuch mit Cross-over-Design in einen direkten Vergleich mit der Variabilität der Pharmakokinetik von Bisoprolol gestellt.

Im Vergleich mit Bisoprolol zeigt sich das Ausmaß der Variabilität bei Metoprolol besonders deutlich, und zwar auch dann, wenn nur die Gruppe des CYP2D6-Phänotyps der Normalen Metabolisierer betrachtet wird. Weitere Unterteilungen dieser offensichtlich noch immer inhomogenen Gruppe sind in der Literatur sowohl auf Basis des Geno- als auch des Phänotyps vielfach diskutiert worden, es ergibt sich jedoch das Bild einer ausgesprochen komplexen Variabilität mit stufenlosen Übergängen. Der gemeinsame Nenner dieser Einteilungsversuche ist für die kaukasische Bevölkerung die verhältnismäßig grobe Unterteilung in die zwei in Europa wichtigsten Metabolisierungstypen, wie sie in dieser Arbeit angewendet wurde.

In der klinischen Praxis ist es nicht üblich, vor Beginn einer Metoprololtherapie eine Geno- oder Phänotypisierung durchzuführen. Es ist daher realistisch, in der Praxis eine Variabilität der Pharmakokinetik von Metoprolol zu erwarten, wie sie über das gesamte Probandenkollektiv dieser Arbeit einschließlich des Langsamen Metabolisierers beobachtet wurde.

Hieraus wird deutlich, dass bei einer Einheitsdosierung von Metoprolol nicht für jeden Patienten eine therapeutisch optimale Exposition zu erwarten ist. Dies bestätigt sich in der klinischen Praxis: In einer aktuellen Kinderstudie zum Einsatz von Metoprolol bei Hypertonie wurden in verschiedenen Studienarmen Dosen von 0,2 mg, 1 mg und 2 mg pro Kilogramm Körpergewicht eingesetzt, wobei weder über den CYP2D6-Geno- oder Phänotyp der Patienten noch über die erzielten Metoprololspiegel berichtet wurde. Im Ergebnis konnte trotz des zehnfachen Dosisunterschiedes keine Dosis-Wirkungs-Beziehung gezeigt werden (Batisky et al. 2007).

Für die Darstellung der Pharmakokinetik von Metoprolol im physiologiebasierten pharmakokinetischen (PBPK-)Modell bedeutet dies, dass die durch den CYP2D6-Polymorphismus bedingten Unterschiede der Metoprololclearance zwischen den verschiedenen Metabolisierungstypen potentiell größer sind als die zwischen Kindern verschiedener Altersstufen. Es ist zu erwarten, dass die zur Darstellung der interindividuellen Variabilität der Pharmakokinetik nötigen Vorhersagebereiche so breit ausfallen, dass sich altersabhängige Veränderungen kaum auf die Vorhersage auswirken. Simulationen der Pharmakokinetik von Metoprolol besitzen damit nur geringe Aussagekraft.

Hinzu kommt, dass die Interpretation pharmakokinetischer Daten zu Metoprolol dadurch besonders komplex wird, dass nicht nur die Gesamt-Exposition, sondern auch der jeweilige Anteil an R- und S-Metoprolol durch den CYP2D6-Polymorphismus bestimmt wird. Metoprolol wird als Racemat eingesetzt, wobei die S-Form hauptsächlich für die beta1-Rezeptor-blockierende Wirkung verantwortlich ist (Mehvar und Brocks 2001). Für den Abbau über CYP2D6 ist eine relative Stereoselektivität für das R-Enantiomer beschrieben worden; so wurde das Verhältnis der AUCs von S- zu R-Enantiomer bei Normalen Metabolisierer mit im Mittel etwa 1,4 und das bei Langsamen Metabolisierern mit etwa 0,9 angegeben (Lennard et al. 1983). Es ist daher davon auszugehen, dass eine bei Langsamen Metabolisierern im Vergleich zu Normalen Metabolisierern relativ erhöhte Exposition nicht in gleichem Ausmaß zu einer erhöhten beta1-blockierenden Wirkung führt. Die vorliegende Arbeit beschränkt sich auf die Quantifizierung razemischen Metoprolols, da dies der Handhabung im Großteil der Publikationen zur Pharmakokinetik entspricht. Zudem zeigt das R-Enantiomer ebenfalls betarezeptorenblockierende Wirkung und kann wesentlich an der Entstehung Unerwünschter Wirkungen beteiligt sein (Mehvar und Brocks 2001).

Die Ergebnisse der zur Pharmakokinetik von Metoprolol durchgeführten Untersuchungen führten insgesamt dazu, dass Metoprolol als für Vorhersagen der Pharmakokinetik bei Kindern wenig geeignet bewertet wurde. Für alle weiteren Untersuchungen im Rahmen der vorliegenden Arbeit wurde daher Bisoprolol gewählt.

5.5 Basis der Vorhersagen des Bisoprololmodells für Kinder und Erwachsene

5.5.1 Validität der Vorhersage des Modells für Erwachsene

Die interindividuelle Variabilität der Pharmakokinetik von Bisoprolol bei gesunden Erwachsenen ist im Vergleich mit der von Metoprolol gering. Daraus folgt, dass Simulationen der Pharmakokinetik von Bisoprolol einen vergleichsweise schmalen Vorhersagebereich ergeben und damit informativere Aussagen ermöglichen. Für die Vorhersage altersabhängiger Pharmakokinetik bei Kindern ist Bisoprolol Metoprolol damit überlegen.

Die Vorhersagen von fünf Plasmakonzentrationszeitverläufen nach Bisoprololeinnahme durch erwachsene Probanden stimmten mit den real gemessenen Profilen überein. Der Wert dieser Übereinstimmung ergibt sich daraus, dass es sich um eine prospektive, externe Überprüfung handelt: Die experimentellen Daten wurden erst nach Fertigstellung des PBPK-Modells erhoben, und sämtliche Bedingungen der Durchführung einschließlich Probandenkollektiv, Analytik, Untersucher und Materialien waren vollkommen unabhängig von den Bedingungen, unter denen die zur Modellanpassung verwendeten Daten erzeugt wurden. Die Übereinstimmung der unabhängigen Stichprobe von fünf Profilen mit den Simulationen kann damit als Hinweis darauf gewertet werden, dass mit dem Modell treffende Vorhersagen getroffen werden können.

Im Vergleich dieses Datensatzes mit den Vorhersagen zeigt sich eine besondere Stärke der PBPK-Simulation: Das unmittelbare Einbeziehen physiologischer Besonderheiten in die Vorhersage. Das Profil von Proband 06 fiel durch einen vergleichsweise steilen und hohen Kurvenverlauf auf (s. Abschnitt 4.3.3.2). Die individuelle PBPK-Simulation berücksichtigte jedoch die geringe Körpergröße dieses Probanden und die relativ dazu hohe Dosis und war in der Lage, das scheinbare Ausreißerprofil vollständig vorherzusagen. Dieses Ergebnis stärkt den Eindruck, dass das Modell die Beeinflussung der Pharmakokinetik von Bisoprolol durch physiologische Parameter adäquat vorhersagt und sich damit dafür eignet, nicht nur durchschnittliche Probanden, sondern auch Fälle mit abweichender Physiologie darzustellen.

Die erfolgreiche Überprüfung des Bisoprololmodells für Erwachsene bildet die Grundlage für die Annahme, dass das Modell einen geeigneten Ausgangspunkt für die Extrapolation der Pharmakokinetik in Populationen abweichender, im Modell jedoch darstellbarer Physiologie bildet. Hierauf begründet sich die Hypothese, dass mit dem Modell rationale Vorhersagen für pädiatrische Populationen getroffen werden können.

5.5.2 Basis der pharmakokinetischen Vorhersagen für Kinder

Die PBPK-Simulationen der Pharmakokinetik von Bisoprolol bei Kindern sagen zwei besonders deutliche altersabhängige Veränderungen vorher: zum einen eine dynamische Änderung der körpergewichtsnormierten Clearance und zum anderen einen steilen und hohen Verlauf des Absorptionsteils der Plasmakonzentrationszeitkurve insbesondere bei Säuglingen und Neugeborenen. Beide Vorgänge nehmen Einfluss auf die Höhe der Exposition.

Die beiden genannten Prozesse sind im verwendeten PBPK-Modell unterschiedlich detailliert dargestellt: Die altersgerechte Anpassung der Clearance von Bisoprolol erfolgt systematisch auf Basis der in der Literatur gut beschriebenen Altersabhängigkeit der CYP3A4-Aktivität und der glomerulären Filtration. Im Gegensatz dazu wird die Absorption aus dem Gastrointestinaltrakt nicht eigens angepasst, sondern ergibt sich indirekt aus altersabhängigen Veränderungen relevanter Strukturen und Parameter, wie der Länge des Darms oder der Größe des intestinalen Blutflusses. In Ermangelung experimenteller Daten aus der Literatur werden im Modell in vielen Fällen lineare Anpassungen der Erwachsenenwerte vorgenommen; diese betreffen für den Darm auch den Blutfluss, die Größe des vaskulären Raums und die Gewebezusammensetzung (s. Abschnitt 2.3.1.2) und damit physiologische Parameter, die die Absorption von Bisoprolol wesentlich beeinflussen. Auch altersabhängige Veränderungen sekretorischer Prozesse oder der gastrointestinalen Motilität stellt das Modell nicht dar. Insbesondere die tief greifenden Veränderungen, die der Magen-Darm-Trakt in den ersten Lebensmonaten bis zur Gewöhnung an Erwachsenenkost durchläuft, werden nicht im Modell abgebildet. Der Ansatz des Modells, bei Mangel an spezifischen Daten für Kinder Annahmen auf Grundlage von Erwachsenendaten zu treffen, ist rational, führt in diesen Fällen jedoch zu einer zu berücksichtigenden Unsicherheit der Vorhersage.

Es wird deutlich, dass die altersgerechte Anpassung der Clearance im verwendeten PBPK-Modell wesentlich besser durch experimentelle Daten gestützt ist als die Darstellung der Absorption. Dies stellt einen wichtigen Aspekt bei der Beurteilung der Vorhersagen des Modells dar.

5.6 Diskussion der experimentellen pädiatrischen Daten

5.6.1 Darstellung und Auswertung der Patientenprofile

Für einen direkten Vergleich der acht Plasmakonzentrationszeitprofile der Patienten der DuMBO-Studie trotz stark unterschiedlicher Dosierungen wurden die real gemessenen Konzentrationen jeweils für eine körpergewichtsnormierte Standarddosierung extrapoliert. Hierzu wurde vorausgesetzt, dass die erzielte Exposition linear mit der Dosis steigt. Diese Annahme stützt sich auf eine Publikation, in der acht unreferenzierte Studien ausgewertet wurden, in denen in verschiedenen Studienkollektiven jeweils unterschiedliche Dosen von 2,5 bis 100 mg Bisoprololfumarat eingesetzt worden waren. Für den Zusammenhang von eingesetzter Dosis und erzielter Exposition ergab sich dabei eine lineare Korrelation (r = 0,95) (Leopold 1986). Die niedrigste der ausgewerteten Dosen entspricht bei Annahme eines Körpergewichtes von 73 kg einer körpergewichtsnormierten Dosis von 0,03 mg/kg freier Base Bisoprolol und damit dem Doppelten der niedrigsten Dosis in der DuMBO-Studie. Weder die Qualität der beschriebenen Untersuchung noch der betrachtete Dosisbereich lassen es daher zu, eine lineare Pharmakokinetik für alle Profile der DuMBO-Studie als bewiesen anzusehen. Die Publikation kann jedoch als grundsätzlicher Hinweis darauf gewertet werden, dass eine solche lineare Pharmakokinetik für Bisoprolol vorstellbar ist. Der Vergleich dosisnormierter Profile in der vorliegenden Arbeit ist damit als ausdrücklich hypothetischer Ansatz anzusehen, der gewählt wurde, um die unterschiedlichen Dosierungen beim Vergleich der Profilen ausklammern zu können.

Zudem war eine vergleichende Auswertung für die Profile von Patient III und VII nur mit dieser dosisnormierten Gegenüberstellung möglich, da hier nur wenige Datenpunkte vorlagen. Im Gegensatz dazu konnten für die übrigen Datensätze Halbwertszeiten und teilweise auch die jeweilige Exposition berechnet werden. Unter den besonders gut charakterisierten Profilen befand sich das des in die Studie eingeschlossenen Neugeborenen (Patient VIII): In Abschnitt 5.6.3 wird der besondere wissenschaftliche Wert dieses Profils dargelegt.

Die rein beschreibende Auswertungsform des dosisnormierten Vergleichs diente der Darstellung möglicher Einflüsse der Heterogenität des Patientenkollektivs in Bezug auf Alter und Pathophysiologie. Die weiterführende Diskussion und Interpretation der experimentellen Daten wurde durch Vergleich mit den jeweiligen PBPK-Simulationen ermöglicht (s. folgende Abschnitte).

5.6.2 Aussagekraft der einzelnen experimentell bestimmten Datensätze

Bei den im Rahmen dieser Arbeit untersuchten Probanden handelte es sich um gesunde Erwachsene. Die Bisoprololprofile wurden unter standardisierten Bedingungen durchgeführt (Einnahme auf nüchternen Magen mit 250 ml Wasser, minutengenaue Dokumentation der Blutentnahmen, Durchführung der Analytik vor Ort mit der in der vorliegenden Arbeit validierten Methode etc., s. Abschnitt 2.2.1.2). Hieraus ergibt sich eine hohe Zuverlässigkeit jedes einzelnen dieser fünf Profile.

Während Dokumentation und Analytik für die Profile der acht in der DuMBO-Studie untersuchten pädiatrischen Patienten ebenfalls als sehr zuverlässig einzuordnen sind, ergeben sich hier in einigen Fällen Unsicherheiten im Hinblick auf den Magenfüllungszustand und insbesondere die Beeinflussung durch pathophysiologische Vorgänge. Dies entspricht den realen Bedingungen, unter denen in der Praxis eine Bisoprololtherapie durchgeführt wird. Durch korrekte Vorhersagen der Pharmakokinetik unter solchen Bedingungen gewinnt das Modell damit konkreten Wert für den praktischen Einsatz. Als Grundlage für die Bewertung der Übereinstimmungen von Simulationen und Messwerten in den folgenden Abschnitten wird hier zunächst die Aussagekraft der einzelnen Patientenprofile diskutiert.

Bei den Patienten I, II und IV (18,2 / 13,8 / 9,9 Jahre alt) kann auf Basis der vorliegenden Daten davon ausgegangen werden, dass die beobachtete Pharmakokinetik von Bisoprolol weitgehend der gesunder Gleichaltriger entspricht: In keinem der drei Fällen gab es Hinweise auf eine Beeinflussung der Pharmakokinetik von Bisoprolol durch Besonderheiten in der körperlichen Entwicklung oder durch Einschränkung von Nieren- oder Leberfunktion. Die Einnahme erfolgte jeweils nüchtern mit einem ausreichenden Flüssigkeitsvolumen, sodass von einheitlichen Bedingungen für die Absorption ausgegangen werden kann. Insgesamt ergibt sich so für jedes dieser drei Profile eine hohe Aussagekraft.

Für Patient III (10,3 Jahre alt) ist insgesamt keine Beeinflussung der Pharmakokinetik von Bisoprolol durch pathophysiologische Veränderungen zu erwarten. Der nicht völlig eindeutig einzuschätzende Füllungszustand des Magens (s. Abschnitt 4.4.3.3) ist als Unsicherheitsfaktor bei der Beurteilung der Vorhersage zu berücksichtigen. Durch Gegenüberstellung alternativer Simulationen konnte dargelegt werden, dass der beobachtete Konzentrationsverlauf durch eine Einnahme auf nüchternen Magen erklärt werden kann (s. Abschnitt 5.7).

Ähnlich wie bei Patient III ist auch bei Patient V (7,1 Jahre alt) insgesamt keine Beeinflussung der Pharmakokinetik von Bisoprolol durch pathophysiologische Veränderungen anzunehmen. Die Einnahme bei Patient V konnte (im Gegensatz zu der bei den externen

Patienten III und VI) besonders gut überwacht und dokumentiert werden; sie erfolgte gemeinsam mit Frühstück und 200 ml Saft und somit auf gefüllten Magen und mit einem Flüssigkeitsvolumen, bei dem von einem schnellen Auflösen der Tablette ausgegangen werden kann. Das beobachtete Profil ist daher auch im Hinblick auf den Absorptionsteil als besonders zuverlässig anzusehen, insbesondere im Vergleich zu den Profilen des Literaturdatensatzes von Miura et al., für die keine Informationen zu den Einnahmebedingungen vorliegen.

Bei Patient VI (6,1 Jahre alt) wurden wie in Abschnitt 4.4.3.6 erläutert sowohl eine Nieren- als auch eine Leberinsuffizienz ausgeschlossen. Die aus dem Profil abgeleitete Elimination kann daher als charakteristisch für das Lebensalter eingeschätzt werden. Während somit über die Funktionsparameter der Haupteliminationsorgane für Bisoprolol, Niere und Leber, eine rationale Beurteilung der zu erwartenden Eliminationsfähigkeit möglich ist, kann eine analoge Einschätzung der Fähigkeit zur Absorption nicht vorgenommen werden. Die beobachtete Erhöhung der Transaminasenwerte deutet auf eine Flüssigkeitsstauung in der Leber hin. Es ist bekannt, dass eine solche Stauungssymptomatik auch die Schleimhaut des Gastrointestinaltraktes betreffen kann (Raja et al. 2004). Damit wäre eine pathophysiologische Ursache für die auffallend langsame Absorption bei Patient VI theoretisch denkbar, mit den vorliegenden Daten jedoch nicht zu belegen. Die Einnahme erfolgte lediglich mit einem geringen Flüssigkeitsvolumen. Weiterhin stellt die unklare Einordnung des Füllungszustandes des Magens einen gewissen Unsicherheitsfaktor bei der Beurteilung der Übereinstimmung mit der Simulation dar; durch die Simulation verschiedener Szenarien konnte jedoch mit dem PBPK-Modell gezeigt werden, dass dies allein nicht als Erklärung für den beobachteten Verlauf der Absorption ausreicht (weiter diskutiert in Abschnitt 5.7).

Für Patient VII (zehn Monate alt), der an komplexen kardialen Fehlbildungen und einer schweren Wachstums- und Entwicklungsretardierung litt, ist aufgrund der geschilderten nicht altersgerechten Ernährung von pathologisch veränderten Bedingungen im Gastrointestinaltrakt auszugehen. Das beobachtete Absorptionsverhalten ist damit aller Wahrscheinlichkeit nach nicht repräsentativ für zehn Monate alte Säuglinge. Durch das Erbrechen eines gering erscheinenden, jedoch nicht genau quantifizierbaren Volumens 20 Minuten nach Bisoprololgabe ist die erzielte Exposition insgesamt nicht aussagekräftig. Aufgrund der schweren Wachstumsretardierung ist davon auszugehen, dass die Körperzusammensetzung und damit die Verteilung von Bisoprolol nicht als alterstypisch angesehen werden können. Inwieweit von einer altersgemäßen Entwicklung und Reifung von Niere und Leber auszugehen ist, lässt sich aufgrund des komplexen Krankheitsbildes nicht beurteilen. Insgesamt ist das Profil von Patient VII damit nicht geeignet, als typisches Beispiel für die Pharmakokinetik von Bisoprolol bei Säuglingen interpretiert zu werden. Der Einschluss in die Studie geschah primär mit der Intention, ein Drug-Monitoring durchzuführen, um einen Anhaltspunkt für die weitere Therapie zu bieten.

Im Gegensatz dazu war Patient VIII (zwölf Tage alt) trotz seines schweren Herzfehlers im Hinblick auf seine körperliche Entwicklung ein typischer Vertreter seiner Altersklasse. Da ungeborene Kinder mit Sauerstoff angereichertes Blut über die Mutter erhalten, wirkt sich die Anatomie einer Fallot-Tetralogie erst nach der Geburt in vollem Maße auf die Herzfunktion aus, wobei sich laborchemisch oder klinisch fassbare Einschränkungen in der Regel erst mehrere Wochen nach der Geburt entwickeln. Zum Zeitpunkt der Profilabnahme am zwölften Lebenstag des Patienten ergab sich das Bild eines reifen, voll entwickelten Neugeborenen mit altersentsprechenden Werten für Körperlänge und -gewicht. Der Patient zeigte gutes Trinkverhalten und wurde vollständig mit Muttermilch ernährt. Er erhielt mit Ausnahme standardmäßiger Colecalciferol- und Fluorid-Supplementierung keine Komedikation und es gab keinerlei Anzeichen für Einschränkungen der Nieren- oder Leberfunktion. Die bei Patient VIII gemessenen Bisoprololkonzentrationen waren damit mit großer Wahrscheinlichkeit nicht durch pathophysiologische Vorgänge beeinflusst; das resultierende Plasmakonzentrationszeitprofil kann somit als Beispiel für die Pharmakokinetik bei einem typischen Neugeborenen betrachtet werden.

5.6.3 Neuheitswert der erhobenen experimentellen Daten

Betarezeptorenblocker sind in Deutschland und nach bestem Wissen der Autorin auch in anderen Ländern nicht für den Einsatz bei Kindern zugelassen. Ebenfalls nach bestem Wissen der Autorin ist mit Ausnahme der in dieser Arbeit bereits besprochenen Studie von Miura et al. keine systematische Untersuchung der Pharmakokinetik von Bisoprolol bei Kindern publiziert worden. In einer Zusammenfassung einer Arbeitsgruppe des britischen Gesundheitsministeriums werden drei unveröffentlichte Untersuchungen der Pharmakokinetik von Bisoprolol bei Kindern mit und ohne Bluthochdruck im Alter von sechs Monaten bis 17 Jahren genannt, wobei der Arbeitsgruppe selbst keine Einzeldaten vorlagen (MHRA 2004). Angegeben werden lediglich Bereiche und gemittelte Angaben, die keine detaillierten Rückschlüsse auf die Pharmakokinetik in einzelnen Altersgruppen zulassen. Schlussfolgernd wird festgestellt, dass es Hinweise auf eine im Vergleich zu Erwachsenen verkürzte Halbwertszeit von Bisoprolol bei Kindern gibt, wobei in Ermangelung geeigneter Dosierungsempfehlungen der Einsatz von Bisoprolol bei Kindern nicht empfohlen wird. Die Ergebnisse der Studie von Miura et al. an zwölf japanischen Patienten im Alter von fünf bis siebzehn Jahren deuten ebenfalls auf eine insgesamt relativ verkürzte Halbwertszeit bei Kindern hin, wobei auch hier keine nach Altersgruppen getrennte Auswertung durchgeführt wurde (Miura et al. 1993).

Für fünf der Patienten werden einzelne Plasmakonzentrationszeitprofile angegeben, für deren genaue Einordnung jedoch wesentliche Informationen zu den Bedingungen der Profilerstellung fehlen (s. Abschnitt 4.3.4.2).

Die in der vorliegenden Arbeit erfolgte Beschreibung einzelner Plasmakonzentrationszeitprofile mit detaillierter Dokumentation der Profilerstellung und Patientenanamnese in einem Patientenkollektiv, das die in der klinischen Praxis vorzufindende Vielfalt kardiologischer Diagnosen einschließlich Herzinsuffizienz abbildet, ist damit ein neuer Beitrag zur Erforschung der Pharmakokinetik von Bisoprolol bei Kindern. Hierzu tragen die verschiedenen Profile in unterschiedlichem Maße bei:

Das Alter von Patient I lag mit 18,2 Jahren an der oberen Grenze des Einschlussbereiches für die DuMBO-Studie. Daher kann das Profil von Patient I als Bezugs- und Vergleichspunkt für die Einordnung der übrigen Profile betrachtet werden. Mit 18 Jahren ist formal die Volljährigkeit erreicht; doch liegt das Alter der Erwachsenen, an denen typischerweise pharmakokinetische Studien durchgeführt werden, oftmals höher: So wurden die Phase I-Untersuchungen für Bisoprolol an drei Probandengruppen mit einem jeweils mittleren Alter von 37 sowie 38 und 53 Jahren durchgeführt; das mittlere Probandenalter im für die Modellerstellung verwendeten Datensatz von Deroubaix et al. lag bei 31 Jahren (Deroubaix et al. 1996; Leopold et al. 1986). Auch der 18,2-jährige Patient ist damit deutlich jünger als der Großteil der in der Literatur beschriebenen Probanden, für die das Erwachsenenmodell entwickelt wurde.

Die Profile der Patienten der „mittleren" Altersstufen charakterisieren jeweils verschiedene Abschnitte des großen in der Studie umspannten Bereiches zwischen Erwachsenen- und Neugeborenenalter; die jeweils unterschiedliche Aussagekraft wurde bereits diskutiert.

Eine besondere Position im Gesamtergebnis nimmt das Profil des zwölf Tage alten Neugeborenen ein. In keine der eingangs genannten veröffentlichten und unveröffentlichten Untersuchungen wurde ein so junger Teilnehmer eingeschlossen. Der Verlauf der Bisoprololkonzentration bei diesem Patienten über einen 24-Stunden-Zeitraum ist durch acht informative Messwerte vollständig charakterisiert. Wie bereits diskutiert, ist es auf Grundlage der klinischen Informationen rational, anzunehmen, dass der beobachtete Plasmakonzentrationszeitverlauf durch altersgemäße physiologische Verhältnisse bestimmt wurde und somit aus diesem Profil relevante Hinweise zur Pharmakokinetik von Bisoprolol bei Neugeborenen abgeleitet werden können.

5.7 Übereinstimmung der pädiatrischen Simulationen mit den experimentellen Plasmakonzentrationszeitprofilen

Die Vorhersagen des in der vorliegenden Arbeit entwickelten PBPK-Modells für eine Altersabhängigkeit der Pharmakokinetik von Bisoprolol wurden mit 13 pädiatrischen Profilen verglichen. Von diesen entstammten fünf der Publikation von Miura et al. und acht der im Rahmen dieser Arbeit durchgeführten DuMBO-Studie. Entsprechend den unterschiedlichen Quellen der Daten sowie den zuvor diskutierten unterschiedlichen pathophysiologischen Einflüssen ergeben sich hieraus verschiedene Informationen.

Da in der Publikation von Miura et al. für die Simulation wesentliche Angaben insbesondere zu Mahlzeiten und vorangegangenen Bisoprololgaben fehlten, wurden mehrere alternative Szenarien simuliert. Auf diese Weise konnten verschiedene Hypothesen zum Zustandekommen der beobachteten Daten visualisiert werden. Mit jeweils mindestens einem der diskutierten Szenarien konnten die Profile von vier Patienten (zehn, acht, sechs und fünf Jahre alt) vollständig dargestellt werden. Für die beobachteten Absorptionsverläufe konnte mit dem Modell damit in allen vier Fällen die Magenfüllung oder Akkumulation in Folge vorangegangener Bisoprololgaben als mögliche Ursachen angegeben werden. Im Fall eines (zweiten) achtjährigen Patienten konnte die beobachtete Absorption mit keinem dieser Szenarien erklärt werden. Hier gibt die Simulation einen Hinweis darauf, dass weitere Ursachen eine Rolle spielen könnten, beispielsweise nicht berichtete oder nicht bekannte physiologische oder pathophysiologische Besonderheiten. In allen fünf Fällen zeigte sich eine gute Übereinstimmung der beobachteten Elimination mit der altersspezifischen Vorhersage durch das PBPK-Modell.

In vier von fünf Fällen ergaben sich somit Hinweise darauf, dass das Modell bei Simulation auf Basis plausibler Annahmen zu den in der Publikation nicht beschriebenen Einnahmemodalitäten eine gute Vorhersagekraft für die Messwerte besitzt. Zumindest jedoch werden die Hypothesen der Simulation durch den Datensatz nicht widerlegt. Während durch die unvollständige Dokumentation der Profildurchführung der Vergleich von Vorhersagen und experimentellen Daten hier nur mit Einschränkung zur Überprüfung des Modells herangezogen werden kann, zeigt sich an diesem Datensatz der Wert der Simulation als Werkzeug zur Diskussion experimenteller Daten: Die Simulationen vermögen konkret darzustellen, welche Einflüsse von verschiedenen Parametern zu erwarten sind und können so dazu genutzt werden, die beobachteten Daten rational und quantitativ zu diskutieren und verschiedene Erklärungsansätze auf ihre Plausibilität hin zu überprüfen.

Auch in der DuMBO-Studie konnte das entwickelte PBPK-Modell für solche Diskussion eingesetzt werden. Insbesondere vermögen die prospektiv bestimmten Daten und die detaillierte Dokumentation in der DuMBO-Studie zudem, die Vorhersagen des Modells an unterschiedlichen Fällen stichprobenartig zu überprüfen. Die Ergebnisse deuten im Gesamtbild darauf hin, dass das Modell für die Pharmakokinetik von Bisoprolol in den verschiedenen betrachteten Altersstufen eine unterschiedlich gute Vorhersagekraft besitzt.

Für vier der fünf älteren der untersuchten Patienten im Alter von 18,2 / 13,8 / 9,9 und 7,1 Jahren zeigte sich eine sehr gute Übereinstimmung von Simulation und Messwerten. Für den 10,3 Jahre alten Patienten gilt Gleiches, sofern der Magen bei Einnahme tatsächlich leer war, was plausibel ist, jedoch nicht abschließend beurteilt werden kann (s. Abschnitt 4.4.3.3). Die Simulationen wurden hier eingesetzt, um konkret und quantitativ vorherzusagen, welcher Einfluss auf die Pharmakokinetik durch unterschiedliche Magenfüllung zu erwarten ist. Die Ergebnisse verdeutlichen, wie sehr eine Standardisierung der Einnahmebedingungen die Aussagekraft klinischer Untersuchungen erhöhen kann.

Im Fall des 6,1-jährigen Patienten ergibt sich das geteilte Bild einer treffenden Vorhersage der Elimination (wobei nur die frühe Elimination charakterisiert wurde) bei deutlicher Überschätzung im Absorptionsteil des Profils. Die Tatsache, dass hier die Simulationen für die Einnahme auf nüchternen und auf gefüllten Magen in ähnlichem Maße unzutreffend sind, deutet darauf hin, dass die beobachtete Absorption durch die Magenfüllung allein nicht erklärbar ist. Eine Identifizierung oder ein Ausschluss pathophysiologischer Einflüsse auf die Absorption ist wie zuvor diskutiert weder mit den klinischen Informationen noch mit den durchgeführten Simulationen möglich.

Die Höhe der bei dem zehn Monate alten Patienten (Patient VII) resultierenden Konzentrationen wird durch die Simulation extrem überschätzt. Hieraus lassen sich jedoch keine allgemeinen Aussagen ableiten; einerseits eignet sich das Profil des schwerkranken Patienten nicht zur Beurteilung des Modells für typische Säuglinge, andererseits war die extreme Wachstumsretardierung im Modell nicht darstellbar, weshalb zur ungefähren Annäherung eine Simulation für jüngere Säuglinge durchgeführt wurde. Diese wiederum besitzt nur eingeschränkten Vorhersagewert für den Patienten. Trotz dieser Einschränkungen wurde der Versuch einer Simulation unternommen, um eine Möglichkeit zu bieten, die weitere Therapie zu steuern.

Die Absorption im Profil des Neugeborenen (Patient VIII) ist so stark überschätzt, dass die simulierte Exposition und damit auch die daraus berechnete Clearance nicht aussagekräftig sind. Die Eliminationsphasen der simulierten Werte und der gemessenen Kurve zeigen jedoch eine gewisse Übereinstimmung. Da bei dem Patienten kein Indiz für eine pathophysiologische Beeinflussung der Absorption vorliegt, ist aus der deutlichen Überschätzung der Absorption durch die Simulation abzuleiten, dass das Modell für die Vorhersage der Pharmakokinetik bei diesem und möglicherweise auch bei anderen Neugeborenen nicht geeignet ist. Die Basis dieses Modells bilden jedoch die in der Literatur verfügbaren Informationen zur Physiologie Neugeborener sowie rationale Extrapolationen aus den Verhältnissen bei Erwachsenen: Die Diskrepanz zwischen Simulation und Messwerten wird hier zum Hinweis auf eine möglicherweise unzureichende Erforschung der für die Absorption von Bisoprolol relevanten Physiologie Neugeborener.

Insgesamt fallen von den 13 untersuchten pädiatrischen Profilen neun in den per PBPK-Simulation vorhergesagten Bereich. Dabei gelten aufgrund mangelnder Informationen die genannten Vorbehalte für die Daten von Miura et al. Zu den vier Patienten, deren Profile nicht vollständig korrekt vorhergesagt wurden, zählen ein achtjähriger Patient des Datensatzes von Miura et al. sowie der 6,1-jährige, der zehn Monate alte schwerkranke und der zwölf Tage alte Patient der DuMBO-Studie. In allen Fällen betrifft die Abweichung der Messwerte von der Simulation den Absorptionsbereich des Profils. Insbesondere das Profil des Neugeborenen stellt hier die durch das Modell für jüngere Altersstufen vorhergesagte Verschiebung der Maximalkonzentration zu früheren Zeitpunkten hin infrage.

Die ausgeprägten Unterschiede zwischen diesen vier Patienten in Bezug auf Alter, Erkrankungsart und -schwere, Einnahmemodalitäten und nicht zuletzt Profilform lassen es nicht zu, auf eine gemeinsame Ursache für die Abweichungen der Absorptionsteile von den Vorhersagen zu folgern. Im Sinne theoretischer Erklärungsansätze könnte vermutet werden, dass nicht-dokumentierte pathophysiologische Vorgänge einen Einfluss haben. Besonders wahrscheinlich ist dies für den schwerkranken Säugling. Auch könnten bisher noch nicht beschriebene intestinale Transportsysteme eine Rolle spielen. Diese könnten durch Ontogenie oder Polymorphismen bei den einzelnen Patienten jeweils andere Aktivitäten besitzen. Um solche Erklärungsansätze bewerten zu können, ist weitere Forschung nötig.

5.8 PBPK-Simulation für einen Informationsgewinn über die klinische Beobachtung hinaus

5.8.1 Simulation verschiedener Szenarien zur konkreten Diskussion der experimentellen Daten

In der experimentellen Praxis sind für die Einordnung der beobachteten Pharmakokinetik relevante Informationen unter Umständen nicht verfügbar – wie bei dem Datensatz von Miura et al. (s. Abschnitt 4.3.4) – oder nicht eindeutig interpretierbar – wie der Füllungszustand des Magens von Patient III und VI (s. Abschnitt 4.4.3). In den genannten Fällen konnte das entwickelte PBPK-Modell für Bisoprolol dafür genutzt werden, verschiedene alternative Szenarien zu simulieren. Durch die Simulationen konnten damit mögliche Ursachen für die beobachteten Phänomene konkret dargestellt werden; sie ermöglichten eine Visualisierung beispielsweise der Auswirkung einer veränderten Magenfüllung.

Auf diese Weise wird es möglich, nicht nur qualitativ mögliche Ursachen zu diskutieren, sondern diese auch quantitativ einzuordnen. So kann besser eingeschätzt werden, ob die diskutierten Ursachen als Erklärung infrage kommen. Das Modell liefert hier die rationale Basis, verschiedene Hypothesen auf ihre Plausibilität zu überprüfen und trägt so zu einer Optimierung des Informationsgewinns aus den vorhandenen experimentellen Daten bei.

5.8.2 Einordnung in einen größeren Zusammenhang durch die Simulation

Dosierungen für Kinder werden in der klinischen Praxis häufig durch lineare Anpassung einer typischen Erwachsenendosierung an das Körpergewicht festgelegt. Dies basiert auf der allgemeinen Annahme, dass mit dieser körpergewichtsnormierten Einheitsdosierung eine vergleichbare Exposition über alle Altersstufen erzielt wird.

Wie in dieser Arbeit gezeigt wurde, sagt die Simulation der Pharmakokinetik von Bisoprolol ein abweichendes Prinzip voraus: Auf Basis physiologischer Referenzdaten und unter Berücksichtigung von vorhandenem Wissen zur Reifung von Leber- und Nierenfunktion wurden bei konstanter körpergewichtsnormierter Dosierung eine relativ zu Erwachsenen verringerte Exposition bei etwa dreijährigen Kindern und eine erhöhte Exposition bei Neugeborenen simuliert. Auf Grundlage der Simulation entsteht so die Erwartungshaltung einer sich mit dem Lebensalter dynamisch ändernden Pharmakokinetik von Bisoprolol. Mit dieser Erwartungshaltung erscheint die Angabe gemittelter Parameter für Vertreter breiter

Altersbereiche, wie sie in den genannten veröffentlichten und unveröffentlichten Untersuchungen gemacht wurden, ein ungeeigneter Auswertungsansatz zu sein.

Das allgemeine Wissen um eine mögliche Veränderung der Pharmakokinetik mit dem Alter ist der Literatur entnehmbar; durch die PBPK-Simulation wird es jedoch für die Therapie mit Bisoprolol konkretisiert und gewinnt direkte Bedeutung für die Einordnung klinischer Beobachtungen.

Bei isolierter Betrachtung der in dieser Arbeit bestimmten Patientenprofile wäre aufgrund der kleinen Zahl an Untersuchungen und der möglichen pathophysiologischen Einflüsse die Hypothese einer altersabhängigen Veränderung der Pharmakokinetik von Bisoprolol nicht valider als die Hypothese zufälliger Schwankungen weniger Einzelfälle um einen gemeinsamen Mittelwert. Mit dem Hintergrundwissen der simulierten Altersabhängigkeit der Bisoprololclearance formt sich dagegen das Bild einzelner Stationen eines dynamischen altersabhängigen Verlaufs: Die konkrete Simulation für Bisoprolol ermöglicht so die Einordnung einzelner Messpunkte in einen größeren Zusammenhang.

Jede Übereinstimmung der gemessenen Daten mit dem simulierten Verlauf erhöht die Glaubwürdigkeit der Simulation für den entsprechenden Bereich und stützt damit die Hypothese, dass auch ein Vorhersagewert für den nicht charakterisierten Bereich zwischen verschiedenen Messpunkten besteht. Beispielsweise stärkt die Übereinstimmung der Profile der 13,8- und 18,2-jährigen Patienten der DuMBO-Studie mit den Vorhersagen die Hypothese, dass auch der nicht experimentell beschriebene Bereich zwischen den beiden Altersstufen durch das Modell beschrieben werden kann. Als weiteres Beispiel erscheint die bei dem 6,1-jährigen Patienten beobachtete kurze Halbwertszeit vor dem Hintergrund der Simulation nicht als zufälliger Ausreißer im Datensatz, sondern vielmehr als Hinweis auf eine altersabhängig veränderte Clearance.

Die Simulation ermöglicht so die Beschreibung eines weiten Altersbereiches mit einer extrem geringen Anzahl von Messpunkten und damit die im Sinne ethischer Überlegungen für Kinderstudien geforderte Maximierung des Informationsgewinns bei gleichzeitiger Minimierung der Patientenbelastung.

5.8.3 Verschiebung des Fokus von der reinen Beschreibung auf die Identifizierung zukünftiger Forschungsschwerpunkte

Das in der vorliegenden Arbeit vorgestellte PBPK-Modell ermöglicht nicht nur eine verbesserte Beschreibung der Pharmakokinetik von Bisoprolol bei Kindern, sondern insbesondere die Identifizierung von Altersgruppen, zu deren Untersuchung es gezielter weiterer Forschung bedarf:

Die bei dem in die DuMBO-Studie eingeschlossenen Neugeborenen erreichten dosisnormierten Konzentrationen von Bisoprolol ähneln denen des 10,3-jährigen Patienten, die beobachtete Eliminationshalbwertszeit ähnelt der bei Erwachsenen. Bei isolierter Betrachtung der klinischen Daten könnte hieraus die Schlussfolgerung gezogen werden, dass die die Pharmakokinetik bei Neugeborenen bestimmenden Faktoren denen bei Erwachsenen und älteren Kindern ähneln und ausreichend verstanden sind.

Dem widerspricht die Simulation: Die Vorhersage der Absorption bei Neugeborenen basiert wesentlich auf der Extrapolation der Verhältnisse bei Erwachsenen, woraus jedoch eine ausgeprägte Überschätzung resultiert.

Die Simulation vermag an dieser Stelle aufzudecken, dass eine beobachtete Ähnlichkeit der Pharmakokinetik zwischen verschiedenen Altersgruppen eine Vergleichbarkeit der zugrunde liegenden Prozesse lediglich vortäuscht; stattdessen ergibt sich das Bild grundverschiedener Mechanismen, die mit den aktuellen Erkenntnissen der Wissenschaft nicht ausreichend charakterisiert werden können. Das Modell zeigt hier auf, dass die zugrunde liegende Physiologie nicht ausreichend verstanden ist und hilft so, Forschungsbedarf festzustellen.

In der Weiterführung dieser Überlegung bildet die Übereinstimmung der Vorhersagen für die etwa zehnjährigen und die älteren Patienten mit den experimentellen Daten einen Hinweis darauf, dass für diesen Altersbereich ausreichendes Wissen vorhanden ist, um die Pharmakokinetik abschätzen und erklären zu können. Für jüngere Kinder ergibt sich ein gemischtes Bild, wobei die für die Elimination relevanten Mechanismen hier insgesamt deutlich besser bekannt sind als die für die Absorption verantwortlichen.

Die vorliegende Arbeit liefert damit eine Grundlage für die Neugewichtung zukünftiger Forschung und kann so dazu beitragen, aufwendige und teure klinische Studien an Kindern zu optimieren: Die Ergebnisse der Arbeit weisen darauf hin, dass für Kinder ab einem Alter von etwa sieben Jahren an aufwärts die Pharmakokinetik von Bisoprolol adäquat mit dem entwickelten Modell vorhersagbar ist; hierdurch wird es möglich, die Fallzahlen für

5 DISKUSSION — 5.8 PBPK-Simulation für einen Informationsgewinn über die klinische Beobachtung hinaus

entsprechende Studien in diesen oberen Altersgruppen zu reduzieren und lediglich Überprüfungen der Vorhersagen mit wenigen Patienten durchzuführen. Mit dem entwickelten PBPK-Modell können diese Überprüfungen optimiert werden; zum einen, indem die für eine angestrebte Exposition notwendigen Dosierungen simuliert werden, zum anderen, indem auf Basis der simulierten Plasmakonzentrationszeitverläufe Blutentnahmezeitpunkte für maximal informative Messwerte bestimmt werden, wie dies teilweise bereits in der DuMBO-Studie umgesetzt werden konnte (s. Abschnitt 4.4.3.5).

Während so auf rationaler Basis bei Untersuchungen der genannten höheren Altersklassen Ressourcen eingespart werden könnten, wäre als Konsequenz aus den Ergebnissen dieser Arbeit eine besonders gezielte Untersuchung bei jüngeren Kindern, Kleinkindern, Säuglingen und in besonderem Maße bei Neugeborenen nötig, und zwar mit einem besonderen Fokus auf die Absorptionsvorgänge. Aus der Analyse des Datensatzes der japanischen Publikation von Miura et al. und aus der Analyse der Profile der DuMBO-Studie geht dabei hervor, dass hier ein methodisch besonders sorgfältiges Vorgehen im Hinblick auf Standardisierung und Dokumentation notwendig ist, um Einflüsse der Einnahmemodalitäten und pathophysiologischer Besonderheiten von altersbedingten Phänomenen abgrenzen zu können.

Die Ergebnisse der vorliegenden Arbeit ermöglichen es, das in der Literatur vorhandene Wissen über die Physiologie bei Kindern am Beispiel der Pharmakokinetik von Bisoprolol zu bewerten. Auf diese Weise wird Forschungsbedarf aufgezeigt und zugleich ein Ausgangspunkt für künftige Modellverbesserungen geschaffen. Die Ergebnisse ermöglichen weiterhin konkrete Vorschläge für Schwerpunktsetzung und Durchführung und damit für die Verbesserung zukünftiger klinischer Studien zur Untersuchung der Pharmakokinetik von Bisoprolol bei Kindern.

5.9 Ausblick: Einsatzmöglichkeiten der Ergebnisse der vorliegenden Arbeit

In der vorliegenden Arbeit wurde ein neuer Ansatz zur Optimierung zukünftiger Studien entwickelt und mit ersten experimentellen Daten überprüft. Der Umfang der Arbeit war dabei klar auf eine geringe Anzahl von Patienten begrenzt. Nun sind Nachfolgestudien erforderlich. Im Folgenden soll konkret entworfen werden, wie die zuvor angesprochene Optimierung zukünftiger Studien umgesetzt werden könnte.

Sogenannte adaptive Studiendesigns werden unter anderem in Dosisfindungsstudien eingesetzt, um die im Studienverlauf gewonnenen Informationen direkt als Grundlage für Folgeentscheidungen (z. B. die Wahl der nächsten Dosis) zu nutzen; sie können so helfen, Informationsgewinn zu maximieren und zugleich Patientenzahlen zu minimieren (FDA 2006; Garrett-Mayer 2006). Ein solcher Ansatz könnte dafür gewählt werden, die Vorhersagen des entwickelten PBPK-Modells für Bisoprolol systematisch zu überprüfen und den Gültigkeitsbereich des Modells einzugrenzen. Wie bereits in dieser Arbeit geschehen, können auf Basis der Simulationen verschiedene Altersklassen mit jeweils ähnlicher Pharmakokinetik eingeteilt werden. Für jede dieser Klassen könnte eine Fallzahlplanung durchgeführt und festgelegt werden, wie viele Fälle mit der Vorhersage übereinstimmen (respektive von ihr abweichen) müssen, damit eine valide Bestätigung (respektive Widerlegung) der Vorhersage angenommen werden kann. Als Übereinstimmung könnte beispielsweise eine gemessene AUC im Bereich zwischen 5. und 95. Perzentile der simulierten AUCs definiert werden. Bei Erreichen einer definierten Zahl oder Kombination von Übereinstimmungen oder Abweichungen wäre nach diesem Prinzip die Untersuchung unter Einschluss der minimal nötigen Patientenzahl für die jeweilige Altersklasse beendet.

Als Ergebnis wäre das Modell für jede einzelne Altersklasse eindeutig validiert oder widerlegt. Für die Altersklassen, für die die Vorhersagekraft belegt wurde, wäre die Pharmakokinetik von Bisoprolol damit vollständig beschrieben; das Modell könnte direkt eingesetzt werden, um in Wirksamkeitsstudien die für eine angestrebte Exposition erforderlichen Dosierungen zu wählen. Für Altersklassen, für die keine ausreichende Vorhersagekraft belegt wurde, würde aus dem Ergebnis folgen, dass gezielte weitere Untersuchungen der für die Pharmakokinetik von Bisoprolol relevanten physiologischen Mechanismen nötig sind.

Auf diese Weise können die Ergebnisse der vorliegenden Arbeit als Basis für die zielgerichtete und effektive Durchführung von Nachfolgestudien mit minimaler Patientenzahl dienen und somit dazu beitraten, zukünftige klinische Studien an Kinder zu optimieren.

6 SCHLUSSFOLGERUNG UND ZUSAMMENFASSUNG

6.1 Schlussfolgerung

Die Ergebnisse der vorliegenden Arbeit bilden einen wichtigen Beitrag zur Optimierung zukünftiger Studien zur Pharmakokinetik von Bisoprolol bei Kindern.

Als Konsequenz aus einer systematischen, wissenschaftlichen Literaturanalyse ergibt sich die Forderung nach neuen randomisierten klinischen Studien zur Untersuchung der Wirksamkeit von Betarezeptorenblockern bei chronischer Herzinsuffizienz im Kindesalter. Voraussetzungen für eine hohe Aussagekraft solcher Studien sind dabei die Unterscheidung zwischen Herzinsuffizienz verschiedener Ätiologien, der Einsatz standardisierter Methodik und der Einsatz rational begründeter, kindgerechter Dosierungen. Um eine solche rationale Dosiswahl zu ermöglichen, sind pharmakokinetische Untersuchungen an Kindern erforderlich.

Die Pharmakokinetik von Metoprolol zeigt vor dem Hintergrund des CYP2D6-Polymorphismus eine hohe interindividuelle Variabilität, die so ausgeprägt ist, dass die geforderten rational begründeten Dosierungen für verschiedene Altersstufen nicht allgemein festgelegt werden können. Eine analoge Problematik ist entsprechend der Beteiligung von CYP2D6 am jeweiligen Abbau auch für Nebivolol und in geringerem Ausmaß für Carvedilol zu erwarten. Bisoprolol ist als einziger der vier zur Herzinsuffizienztherapie zugelassenen Betarezeptorenblocker nicht hiervon betroffen.

Das in dieser Arbeit erstellte physiologiebasierte Modell zur Simulation der Pharmakokinetik von Bisoprolol zeigte in einer stichprobenartigen externen Überprüfung in Form einer klinischen Untersuchung an fünf gesunden Probanden eine sehr gute Vorhersagekraft. Dies weist darauf hin, dass das Modell zur Vorhersage der Pharmakokinetik bei gesunden Erwachsenen eingesetzt werden kann.

Für Kinder sagt dieses Modell altersabhängige Veränderungen der Pharmakokinetik vorher, insbesondere eine im Vergleich zu Erwachsenen beschleunigte Elimination bei Säuglingen, Kleinkindern und Vorschulkindern sowie eine verlangsamte Elimination bei Neugeborenen. Diese Vorhersagen konnten mit 13 pädiatrischen Plasmakonzentrationszeitprofilen aus der Literatur und aus einer zum Zweck der externen Modellvalidierung durchgeführten klinischen Studie experimentell überprüft und in neun der 13 Fälle bestätigt werden. Diese

Übereinstimmungen wurden für einen Altersbereich von fünf bis 18 Jahren beobachtet. Die vier übrigen Profile (Altersbereich zwölf Tage bis acht Jahre) wichen auf jeweils unterschiedliche Art vor allem im Absorptionsteil von den Vorhersagen ab, wobei in einem Fall (zehn Monate alter Patient) der dominierende Einfluss der individuellen Pathophysiologie, in einem anderen Fall (acht Jahre alter Patient) die unzureichende Dokumentation der Durchführungsbedingungen in der Publikation berücksichtigt werden muss. Das entwickelte Modell erwies sich damit als geeignet, Vorhersagen für Patienten im Schulkind- und Heranwachsenden-Alter zu treffen. Es konnte zudem dafür genutzt werden, geeignete Blutentnahmezeitpunkte in klinischen Untersuchungen zu wählen und verschiedene Szenarien für Ursachen beobachteter Phänomene konkret und quantitativ zu diskutieren.

Als zentrale Schlussfolgerung aus den Ergebnissen der Arbeit ergibt sich die Forderung nach einer besonderen Schwerpunktsetzung zukünftiger Forschung: Folgeuntersuchungen an Patienten im Alter der Schulkinder und Heranwachsenden könnten sich bei stichprobenartiger Überprüfung der Pharmakokinetik auf die Untersuchung pharmakodynamischer Parameter und klinischer Endpunkte konzentrieren. Bei Vorschulkindern, Kleinkindern, Säuglingen und in besonderem Maße bei Neugeborenen dagegen sind weitere gezielte Untersuchungen der Pharmakokinetik mit speziellem Fokus auf Absorptionsvorgänge erforderlich.

Die Ergebnisse der vorliegenden Arbeit zeigen somit Forschungsbedarf auf und münden in konkreten Vorschlägen für die Schwerpunktsetzung und die Durchführung und damit für die Verbesserung zukünftiger klinischer Studien zur Untersuchung der Pharmakokinetik von Bisoprolol bei pädiatrischen Patienten.

6.2 Zusammenfassung (deutsch)

Klinische Studien an Kindern werden dringend benötigt, um den Einsatz nicht-zugelassener Verschreibungen in der Pädiatrie zu verringern und Kinder so effektiv und sicher therapieren zu können wie Erwachsene. Ziel der Arbeit war es daher, durch die Kombination einer klinischen Studie mit pharmakokinetischen Computersimulationen einen Beitrag zur Optimierung zukünftiger Studien zur Pharmakokinetik von Bisoprolol bei Kindern zu leisten.

Dabei wurde zunächst mit wissenschaftlicher Methodik in einer systematischen Analyse der Literatur zum Einsatz von Betarezeptorenblockern bei pädiatrischer Herzinsuffizienz gezeigt, dass hier ein objektiver Bedarf an Studien zu Wirksamkeit und Pharmakokinetik besteht. Sowohl für Bisoprolol als auch für Metoprolol wurden dann physiologiebasierte pharmakokinetische (PBPK-)Modelle entwickelt und klinische Probandenuntersuchungen durchgeführt. Für Metoprolol, ein Substrat des polymorph exprimierten CYP2D6, wurde gezeigt, dass Simulationen der altersabhängigen Pharmakokinetik wegen der großen interindividuellen Variabilität der Pharmakokinetik wenig aussagekräftig sind. In Abgrenzung dazu ist Bisoprolol für informative Vorhersagen geeignet. Das Bisoprololmodell wurde durch treffende Vorhersage von fünf Plasmakonzentrationszeitprofilen erwachsener Probanden stichprobenartig extern bestätigt. Dieses Modell wurde nun für Kinder weiterentwickelt; es sagt eine altersabhängige Veränderung der Pharmakokinetik vorher. Die externe Überprüfung dieser Vorhersagen erfolgte durch Simulation von 13 Profilen pädiatrischer Patienten. Davon entstammten fünf einem Literaturdatensatz, acht wurden in einer prospektiven klinischen Studie erstellt. Für letztere wurde eine HPLC-Methode zur Bisoprololquantifizierung aus 500 µl Blutplasma entwickelt. Mit den PBPK-Simulationen wurden verschiedene Erklärungsansätze für die beobachteten Konzentrationsverläufe rational und quantitativ diskutiert und es wurden geeignete Blutentnahmezeitpunkte in der klinischen Studie gewählt. Insgesamt bestätigten neun der 13 Profile (Altersbereich fünf bis 18 Jahre) die Vorhersagen, vier Profile (zwölf Tage bis acht Jahre) wichen auf jeweils unterschiedliche Art im Absorptionsteil von ihnen ab. Es zeigt sich, dass die der Absorption bei Kindern zugrunde liegenden physiologischen Mechanismen weiterer Erforschung bedürfen.

Hieraus ergeben sich Implikationen für effektive und informative Folgestudien: Für Schulkinder und Heranwachsende könnten sich diese auf die Bestätigung des entwickelten Modells beschränken und den Schwerpunkt auf die Absorption bei jüngeren Altersklassen setzen. Die Ergebnisse der vorliegenden Arbeit münden so in konkreten Vorschlägen für die Optimierung zukünftiger klinischer Studien zur Untersuchung der Pharmakokinetik von Bisoprolol bei Kindern.

6.3 Zusammenfassung (englisch)

In order to make pharmacotherapy in children as effective and safe as it is in adults, the number of unlicensed and off-label prescriptions in paediatrics has to be reduced. To achieve this, more paediatric clinical trials are required. It was therefore the aim of this work to contribute to the optimisation of future trials investigating the pharmacokinetics of bisoprolol in children. For this, a clinical study was combined with pharmacokinetic computer simulations.

The literature on the use of beta adrenoceptor blockers in paediatric congestive heart failure was analysed in a systematic review with scientific methods in order to prove the need for further studies investigating efficacy and pharmacokinetics in children. For bisoprolol as well as for metoprolol, physiology-based pharmacokinetic (PBPK-)models were developed. Also, clinical investigations were conducted in healthy volunteers. Metoprolol pharmacokinetics are determined by the genetic polymorphism of its main metabolising enzyme CYP2D6. Simulations of age-dependent pharmacokinetics of metoprolol were shown to be little informative due to the large interindividual variability of pharmacokinetics. In contrast, bisoprolol can be used for informative predictions. The model for bisoprolol was evaluated externally by adequate prediction of plasma concentration time profiles of five adult healthy volunteers. The model was then adapted to represent children. Resulting simulations predict age-depending changes of pharmacokinetics. For external evaluation of these simulations, 13 profiles of paediatric patients were predicted. Of these, five were taken from literature, eight were obtained in a prospective clinical trial. For analytics in this trial, an HPLC method was developed for quantification of bisoprolol in a volume of 500 µl blood plasma. The PBPK-simulations were used as a basis for rational and quantitative discussion of possible explanations for the observed profiles. They were also used to choose suitable blood sampling times in the clinical trial. All in all, nine out of 13 profiles (age range five to 18 years) confirmed the predictions. Four of the profiles (age range twelve days to eight years) differed from the predictions in different ways but always with regard to the absorption part. This shows that physiological mechanisms responsible for absorption processes in children require further investigation.

These results have implications for the design of efficient and informative future trials: For school-children and adolescents, trials could be limited on the confirmation of the developed model while absorption processes in younger age classes would have to become the focus of investigations. In conclusion, the results of this work lead to specific suggestions for the optimisation of future clinical trials investigating the pharmacokinetics of bisoprolol in children.

7 ANHANG

7.1 Literaturverzeichnis

Albers S, Elshoff JP, Volker C, Richter A, Laer S (2005). HPLC quantification of metoprolol with solid-phase extraction for the drug monitoring of pediatric patients. Biomed Chromatogr 19(3): 202-7.

Albers S, Meibohm B, Mir TS, Laer S (2008). Population pharmacokinetics and dose simulation of carvedilol in paediatric patients with congestive heart failure. Br J Clin Pharmacol 65(4): 511-22.

Allegaert K, Anderson BJ, Verbesselt R, Debeer A, de Hoon J, Devlieger H, Van Den Anker JN, Tibboel D (2005). Tramadol disposition in the very young: an attempt to assess in vivo cytochrome P-450 2D6 activity. Br J Anaesth 95(2): 231-9.

Allegaert K, van den Anker JN, Naulaers G, de Hoon J (2007). Determinants of drug metabolism in early neonatal life. Curr Clin Pharmacol 2(1): 23-9.

Arola A, Jokinen E, Ruuskanen O, Saraste M, Pesonen E, Kuusela AL, Tikanoja T, Paavilainen T, Simell O (1997). Epidemiology of idiopathic cardiomyopathies in children and adolescents. A nationwide study in Finland. Am J Epidemiol 146(5): 385-93.

Auman JT, Seidler FJ, Slotkin TA (2002). Beta-adrenoceptor control of G protein function in the neonate: determinant of desensitization or sensitization. Am J Physiol Regul Integr Comp Physiol 283(5): R1236-44.

Azeka E, Franchini Ramires JA, Valler C, Alcides Bocchi E (2002). Delisting of infants and children from the heart transplantation waiting list after carvedilol treatment. J Am Coll Cardiol 40(11): 2034-8.

ÄZQ. (2006). "Ärztliches Zentrum für Qualität in der Medizin - Handbuch zur Entwicklung regionaler Leitlinien." Retrieved 04 April, 2010, from http://www.aezq.de/edocs/pdf/schriftenreihe/schriftenreihe26.pdf.

Bar-Haim Y, Marshall PJ, Fox NA (2000). Developmental changes in heart period and high-frequency heart period variability from 4 months to 4 years of age. Dev Psychobiol 37(1): 44-56.

Barton S (2000). Which clinical studies provide the best evidence? The best RCT still trumps the best observational study. Bmj 321(7256): 255-6.

Batisky DL, Sorof JM, Sugg J, Llewellyn M, Klibaner M, Hainer JW, Portman RJ, Falkner B (2007). Efficacy and safety of extended release metoprolol succinate in hypertensive children 6 to 16 years of age: a clinical trial experience. J Pediatr 150(2): 134-9, 139 e1.

Belson MG, Sullivan K, Geller RJ (2001). Beta-adrenergic antagonist exposures in children. Vet Hum Toxicol 43(6): 361-5.

Benedetti MS, Whomsley R, Canning M (2007). Drug metabolism in the paediatric population and in the elderly. Drug Discov Today 12(15-16): 599-610.

Benjamin DK, Jr., Smith PB, Jadhav P, Gobburu JV, Murphy MD, Hasselblad V, Baker-Smith C, Califf RM, Li JS (2008). Pediatric antihypertensive trial failures: analysis of end points and dose range. Hypertension 51(4): 834-40.

Berlin-Chemie. (2007). "Fachinformation Nebilet® (Nebivolol), Stand: August 2007." Retrieved 23 April, 2010, from http://www.berlin-chemie.de/Aerzte/Herz-Kreislauf/Nebilet-R/Nebilet-R.

Bruns LA, Canter CE (2002). Should beta-blockers be used for the treatment of pediatric patients with chronic heart failure? Paediatr Drugs 4(12): 771-8.

Bruns LA, Chrisant MK, Lamour JM, Shaddy RE, Pahl E, Blume ED, Hallowell S, Addonizio LJ, Canter CE (2001). Carvedilol as therapy in pediatric heart failure: an initial multicenter experience. J Pediatr 138(4): 505-11.

Buchhorn R, Bartmus D, Siekmeyer W, Hulpke-Wette M, Schulz R, Bursch J (1998). Beta-blocker therapy of severe congestive heart failure in infants with left to right shunts. Am J Cardiol 81(11): 1366-8.

Buchhorn R, Hulpke-Wette M, Hilgers R, Bartmus D, Wessel A, Bursch J (2001). Propranolol treatment of congestive heart failure in infants with congenital heart disease: The CHF-PRO-INFANT Trial. Congestive heart failure in infants treated with propanol. Int J Cardiol 79(2-3): 167-73.

Buhring KU, Sailer H, Faro HP, Leopold G, Pabst J, Garbe A (1986). Pharmacokinetics and metabolism of bisoprolol-14C in three animal species and in humans. J Cardiovasc Pharmacol 8 Suppl 11: S21-8.

Buitelaar JK, van der Gaag RJ, Swaab-Barneveld H, Kuiper M (1996). Pindolol and methylphenidate in children with attention-deficit hyperactivity disorder. Clinical efficacy and side-effects. J Child Psychol Psychiatry 37(5): 587-95.

Bundesministerium der Justiz. (2003). "Bundesdatenschutzgesetz in der Fassung der Bekanntmachung vom 14. Januar 2003 (BGBl. I S. 66), das zuletzt durch Artikel 1 des Gesetzes vom 14. August 2009 (BGBl. I S. 2814) geändert worden ist." Retrieved 15 January, 2010, from
http://bundesrecht.juris.de/bundesrecht/bdsg_1990/gesamt.pdf.

Chen N, Aleksa K, Woodland C, Rieder M, Koren G (2006). Ontogeny of drug elimination by the human kidney. Pediatr Nephrol 21(2): 160-8.

Cheymol G, Woestenborghs R, Snoeck E, Ianucci R, Le Moing JP, Naditch L, Levron JC, Poirier JM (1997). Pharmacokinetic study and cardiovascular monitoring of nebivolol in normal and obese subjects. Eur J Clin Pharmacol 51(6): 493-8.

Conroy S, Choonara I, Impicciatore P, Mohn A, Arnell H, Rane A, Knoeppel C, Seyberth H, Pandolfini C, Raffaelli MP, Rocchi F, Bonati M, Jong G, de Hoog M, van den Anker J (2000). Survey of unlicensed and off label drug use in paediatric wards in European countries. European Network for Drug Investigation in Children. Bmj 320(7227): 79-82.

Conroy S, McIntyre J, Choonara I (1999). Unlicensed and off label drug use in neonates. Arch Dis Child Fetal Neonatal Ed 80(2): F142-4; discussion F144-5.

Cook DJ, Greengold NL, Ellrodt AG, Weingarten SR (1997). The relation between systematic reviews and practice guidelines. Ann Intern Med 127(3): 210-6.

Davis SS, Hardy JG, Fara JW (1986). Transit of pharmaceutical dosage forms through the small intestine. Gut 27(8): 886-92.

Deroubaix X, Lins RL, Lens S, Demblon C, Jeanbaptiste B, Poelaert D, Stockis A (1996). Comparative bioavailability of a metoprolol controlled release formulation and a bisoprolol normal release tablet after single oral dose administration in healthy volunteers. Int J Clin Pharmacol Ther 34(2): 61-70.

Dickstein K, Cohen-Solal A, Filippatos G, McMurray JJ, Ponikowski P, Poole-Wilson PA, Stromberg A, van Veldhuisen DJ, Atar D, Hoes AW, Keren A, Mebazaa A, Nieminen M, Priori SG, Swedberg K, Vahanian A, Camm J, De Caterina R, Dean V, Dickstein K, Filippatos G, Funck-Brentano C, Hellemans I, Kristensen SD, McGregor K, Sechtem U, Silber S, Tendera M, Widimsky P, Zamorano JL (2008). ESC Guidelines for the diagnosis and treatment of acute and chronic heart failure 2008: the Task Force for the Diagnosis and Treatment of Acute and Chronic Heart Failure 2008 of the European Society of Cardiology. Developed in collaboration with the Heart Failure Association of the ESC (HFA) and endorsed by the European Society of Intensive Care Medicine (ESICM). Eur Heart J 29(19): 2388-442.

Dorne JL, Walton K, Renwick AG (2005). Human variability in xenobiotic metabolism and pathway-related uncertainty factors for chemical risk assessment: a review. Food Chem Toxicol 43(2): 203-16.

Dorne JL, Walton K, Slob W, Renwick AG (2002). Human variability in polymorphic CYP2D6 metabolism: is the kinetic default uncertainty factor adequate? Food Chem Toxicol 40(11): 1633-56.

Duden (2009). Duden, Die deutsche Rechtschreibung, 25., völlig neu bearb. und erw. Aufl. Mannheim; Leipzig; Wien; Zürich, Dudenverlag.

Dutta A, Lanc R, Begg E, Robson R, Sia L, Dukart G, Desjardins R, Yacobi A (1994). Dose proportionality of bisoprolol enantiomers in humans after oral administration of the racemate. J Clin Pharmacol 34(8): 829-36.

Edginton AN, Schmitt W, Voith B, Willmann S (2006a). A mechanistic approach for the scaling of clearance in children. Clin Pharmacokinet 45(7): 683-704.

Edginton AN, Schmitt W, Willmann S (2006b). Development and evaluation of a generic physiologically based pharmacokinetic model for children. Clin Pharmacokinet 45(10): 1013-34.

Edginton AN, Theil FP, Schmitt W, Willmann S (2008). Whole body physiologically-based pharmacokinetic models: their use in clinical drug development. Expert Opin Drug Metab Toxicol 4(9): 1143-52.

EMA. (1995). "European Medicines Agency. ICH Topic E 2 A: Clinical Safety Data Management: Definitions and Standards for Expedited Reporting." Retrieved 01 February, 2010, from http://www.ich.org/cache/compo/276-254-1.html.

EMA. (2001). "European Medicines Agency. ICH Topic E 11, Clinical investigation of medicinal products in the pediatric population." Retrieved 14 February, 2010, from http://www.emea.europa.eu/pdfs/human/ich/271199en.pdf.

EMA. (2004). "Evidence of harm from off-label or unlicensed medicines in children (EMEA/126327/2004)." Retrieved 02 April, 2010, from http://www.ema.europa.eu/pdfs/human/paediatrics/12632704en.pdf.

EMA. (2006). "Guideline on the role of pharmacokinetics in the development of medicinal products in the paediatric population (EMEA/CHMP/EWP/147013/2004)." Retrieved 13 January, 2010, from http://www.ema.europa.eu/pdfs/human/ewp/14701304en.pdf.

European Commission. (2008a). "Ethical considerations for clinical trials on medicinal products with the paediatric population. Recommendations of the ad hoc group for the development of implementing guidelines for Directive 2001/20/EC relating to good clinical practice in the conduct of clinical trials on medicinal products for human use." Retrieved 16 March, 2010, from http://ec.europa.eu/enterprise/sectors/pharmaceuticals/files/eudralex/vol-10/ethical_considerations_en.pdf.

European Commission. (2008b). "Guideline on the format and content of applications for agreement or modification of a paediatric investigation plan and requests for waivers or deferrals and concerning the operation of the compliance check and on criteria for assessing significant studies (2008/C 243/01)." Official Journal of the European Union Retrieved 14 May, 2010, from http://www.ema.europa.eu/pdfs/human/paediatrics/Guideline_2008_C243_01.pdf.

European Union. (2006). "Regulation (EC) No 1901/2006 of the European Parliament and of the Council of 12 December 2006 on medicinal products for paediatric use and amending Regulation (EEC) No 1768/92, Directive 2001/20/EC, Directive 2001/83/EC and Regulation (EC) No 726/2004." Retrieved 16 March, 2010, from http://eur-lex.europa.eu/LexUriServ/LexUriServ.do?uri=OJ:L:2006:378:0001:0019:en:PDF.

Falkay G, Nemeth G, Kovacs L (1986). Binding properties of beta-adrenergic receptors in early human fetal lung. Biochem Biophys Res Commun 135(3): 816-22.

FDA. (1999). "U.S. Food and Drug Administration Guidance for Industry - Population Pharmacokinetics." Retrieved 15 April, 2010, from
http://www.fda.gov/Drugs/GuidanceComplianceRegulatoryInformation/Guidances/ucm064982.htm.

FDA. (2001). "U.S. Food and Drug Administration Guidance for Industry - Bioanalytical Method Validation." Retrieved 02 January, 2010, from
http://www.fda.gov/Drugs/GuidanceComplianceRegulatoryInformation/Guidances/ucm064964.htm.

FDA. (2006). "U.S. Food and Drug Administration Guidance for the Use of Bayesian Statistics in Medical Device Clinical Trials; Draft Guidance for Industry and FDA Staff." Retrieved 14 May, 2010, from
http://www.fda.gov/MedicalDevices/DeviceRegulationandGuidance/GuidanceDocuments/ucm071072.htm.

Flather MD, Shibata MC, Coats AJ, Van Veldhuisen DJ, Parkhomenko A, Borbola J, Cohen-Solal A, Dumitrascu D, Ferrari R, Lechat P, Soler-Soler J, Tavazzi L, Spinarova L, Toman J, Bohm M, Anker SD, Thompson SG, Poole-Wilson PA (2005). Randomized trial to determine the effect of nebivolol on mortality and cardiovascular hospital admission in elderly patients with heart failure (SENIORS). Eur Heart J 26(3): 215-25.

Friis-Hansen B (1983). Water distribution in the foetus and newborn infant. Acta Paediatr Scand Suppl 305: 7-11.

Frobel A, Hulpke-Wette M, Schmidt K, Läer S (2008). Beta-blockers for congestive heart failure in children (Protocol). Cochrane Database of Systematic Reviews(2).

Frobel A, Hulpke-Wette M, Schmidt K, Läer S (2009). Beta-blockers for congestive heart failure in children. Cochrane Database of Systematic Reviews(1).

Funck-Brentano C, Boelle PY, Verstuyft C, Bornert C, Becquemont L, Poirier JM (2005). Measurement of CYP2D6 and CYP3A4 activity in vivo with dextromethorphan: sources of variability and predictors of adverse effects in 419 healthy subjects. Eur J Clin Pharmacol 61(11): 821-9.

Gachara N, Prabhakaran S, Srinivas S, Farzana F, Krishnan U, Shah MJ (2001). Efficacy and safety of carvedilol in infants with dilated cardiomyopathy: a preliminary report. Indian Heart J 53(1): 74-8.

Garrett-Mayer E (2006). The continual reassessment method for dose-finding studies: a tutorial. Clin Trials 3(1): 57-71.

Gentilcore D, Hausken T, Horowitz M, Jones KL (2006). Measurements of gastric emptying of low- and high-nutrient liquids using 3D ultrasonography and scintigraphy in healthy subjects. Neurogastroenterol Motil 18(12): 1062-8.

Giardini A, Formigari R, Bronzetti G, Prandstraller D, Donti A, Bonvicini M, Picchio FM (2003). Modulation of neurohormonal activity after treatment of children in heart failure with carvedilol. Cardiol Young 13(4): 333-6.

Gill D (2004). Ethical principles and operational guidelines for good clinical practice in paediatric research. Recommendations of the Ethics Working Group of the Confederation of European Specialists in Paediatrics (CESP). Eur J Pediatr 163(2): 53-7.

Grand RJ, Watkins JB, Torti FM (1976). Development of the human gastrointestinal tract. A review. Gastroenterology 70(5 PT.1): 790-810.

Hadorn DC, Baker D, Hodges JS, Hicks N (1996). Rating the quality of evidence for clinical practice guidelines. J Clin Epidemiol 49(7): 749-54.

Harbour R, Miller J (2001). A new system for grading recommendations in evidence based guidelines. Bmj 323(7308): 334-6.

Hayton WL (2000). Maturation and growth of renal function: dosing renally cleared drugs in children. AAPS PharmSci 2(1): E3.

Heimann G (1980). Enteral absorption and bioavailability in children in relation to age. Eur J Clin Pharmacol 18(1): 43-50.

Hellmig S, Von Schoning F, Gadow C, Katsoulis S, Hedderich J, Folsch UR, Stuber E (2006). Gastric emptying time of fluids and solids in healthy subjects determined by 13C breath tests: influence of age, sex and body mass index. J Gastroenterol Hepatol 21(12): 1832-8.

Higgins JPT, Green S. (2008). "Cochrane Handbook for Systematic Reviews of Interventions Version 5.0.0 [updated February 2008]. The Cochrane Collaboration 2008." Retrieved 22 October, 2008, from http://www.cochrane-handbook.org/.

Hogg RJ, Furth S, Lemley KV, Portman R, Schwartz GJ, Coresh J, Balk E, Lau J, Levin A, Kausz AT, Eknoyan G, Levey AS (2003). National Kidney Foundation's Kidney Disease Outcomes Quality Initiative clinical practice guidelines for chronic kidney disease in children and adolescents: evaluation, classification, and stratification. Pediatrics 111(6 Pt 1): 1416-21.

Holford NHG, Hale M, Ko HC, Steimer J-L, Sheiner LB, Peck CC. (1999). "Simulation in Drug Development: Good Practices." Retrieved 06 May, 2010, from http://bts.ucsf.edu/cdds/research/sddgpreport.php.

Hsien L, Breddemann A, Frobel AK, Heusch A, Schmidt KG, Laer S (2008). Off-label drug use among hospitalised children: identifying areas with the highest need for research. Pharm World Sci.

Hsu DT. (2009). "ACE inhibitor therapy fails to help growth rate of ventricular function in infants with single ventricles (preliminary results presented at the American Heart Association Meeting, Orlando 2009)." Retrieved 25 May, 2010, from http://www.medpagetoday.com/MeetingCoverage/AHA/17032.

ICH. (1996). "Guideline for Good Clinical Practice E6(R1), ICH Harmonised Tripartite Guideline." Retrieved 15 January, 2010, from http://www.ich.org/LOB/media/MEDIA482.pdf.

ICRP (2002). Basic anatomical and physiological data for use in radiological protection: reference values. A report of age- and gender-related differences in the anatomical and physiological characteristics of reference individuals. ICRP Publication 89. Ann ICRP 32(3-4): 5-265.

Ing GM, Olman CL, Oyd JR (1962). Drug-Induced (Thalidomide) Malformations. Can Med Assoc J 87(24): 1259-1262.

Jadad AR, Cook DJ, Jones A, Klassen TP, Tugwell P, Moher M, Moher D (1998). Methodology and reports of systematic reviews and meta-analyses: a comparison of Cochrane reviews with articles published in paper-based journals. Jama 280(3): 278-80.

Johnsson G, Regardh CG, Solvell L (1975). Combined pharmacokinetic and pharmacodynammc studies in man of the adrenergic beta1-receptor antagonist metoprolol. Acta Pharmacol Toxicol (Copenh) 36(Suppl 5): 31-44.

Jonkers RE, Koopmans RP, Portier EJ, van Boxtel CJ (1991). Debrisoquine phenotype and the pharmacokinetics and beta-2 receptor pharmacodynamics of metoprolol and its enantiomers. J Pharmacol Exp Ther 256(3): 959-66.

Jorgensen AW, Hilden J, Gotzsche PC (2006). Cochrane reviews compared with industry supported meta-analyses and other meta-analyses of the same drugs: systematic review. Bmj 333(7572): 782.

Jurima-Romet M, Foster BC, Casley WL, Rode A, Vloshinsky P, Huang HS, Geertsen S (1997). CYP2D6-related oxidation polymorphism in a Canadian Inuit population. Can J Physiol Pharmacol 75(3): 165-72.

Kajimoto H, Ishigaki K, Okumura K, Tomimatsu H, Nakazawa M, Saito K, Osawa M, Nakanishi T (2006). Beta-blocker therapy for cardiac dysfunction in patients with muscular dystrophy. Circ J 70(8): 991-4.

Kay JD, Colan SD, Graham TP, Jr. (2001). Congestive heart failure in pediatric patients. Am Heart J 142(5): 923-8.

Kearns GL, Abdel-Rahman SM, Alander SW, Blowey DL, Leeder JS, Kauffman RE (2003). Developmental pharmacology--drug disposition, action, and therapy in infants and children. N Engl J Med 349(12): 1157-67.

Khin M, Bolin TD, Tin O, Thein Win N, Kyaw-Hla S, Thein Thein M (1999). Investigation of small-intestinal transit time in normal and malnourished children. J Gastroenterol 34(6): 675-9.

Kirch W, Rose I, Demers HG, Leopold G, Pabst J, Ohnhaus EE (1987). Pharmacokinetics of bisoprolol during repeated oral administration to healthy volunteers and patients with kidney or liver disease. Clin Pharmacokinet 13(2): 110-7.

Kirchheiner J, Brosen K, Dahl ML, Gram LF, Kasper S, Roots I, Sjoqvist F, Spina E, Brockmoller J (2001). CYP2D6 and CYP2C19 genotype-based dose recommendations for antidepressants: a first step towards subpopulation-specific dosages. Acta Psychiatr Scand 104(3): 173-92.

Kirchheiner J, Heesch C, Bauer S, Meisel C, Seringer A, Goldammer M, Tzvetkov M, Meineke I, Roots I, Brockmoller J (2004). Impact of the ultrarapid metabolizer genotype of cytochrome P450 2D6 on metoprolol pharmacokinetics and pharmacodynamics. Clin Pharmacol Ther 76(4): 302-12.

Kulikowska A, Boslaugh SE, Huddleston CB, Gandhi SK, Gumbiner C, Canter CE (2008). Infectious, malignant, and autoimmune complications in pediatric heart transplant recipients. J Pediatr 152(5): 671-7.

Laer S, Barrett JS, Meibohm B (2009). The in silico child: using simulation to guide pediatric drug development and manage pediatric pharmacotherapy. J Clin Pharmacol 49(8): 889-904.

Laer S, Mir TS, Behn F, Eiselt M, Scholz H, Venzke A, Meibohm B, Weil J (2002). Carvedilol therapy in pediatric patients with congestive heart failure: a study investigating clinical and pharmacokinetic parameters. Am Heart J 143(5): 916-22.

Lennard MS, Silas JH, Freestone S, Ramsay LE, Tucker GT, Woods HF (1982a). Oxidation phenotype--a major determinant of metoprolol metabolism and response. N Engl J Med 307(25): 1558-60.

Lennard MS, Silas JH, Freestone S, Trevethick J (1982b). Defective metabolism of metoprolol in poor hydroxylators of debrisoquine. Br J Clin Pharmacol 14(2): 301-3.

Lennard MS, Tucker GT, Silas JH, Freestone S, Ramsay LE, Woods HF (1983). Differential stereoselective metabolism of metoprolol in extensive and poor debrisoquin metabolizers. Clin Pharmacol Ther 34(6): 732-7.

Leopold G (1986). Balanced pharmacokinetics and metabolism of bisoprolol. J Cardiovasc Pharmacol 8 Suppl 11: S16-20.

Leopold G, Pabst J, Ungethum W, Buhring KU (1986). Basic pharmacokinetics of bisoprolol, a new highly beta 1-selective adrenoceptor antagonist. J Clin Pharmacol 26(8): 616-21.

Levi D, Alejos J (2001). Diagnosis and treatment of pediatric viral myocarditis. Curr Opin Cardiol 16(2): 77-83.

Li JS, Eisenstein EL, Grabowski HG, Reid ED, Mangum B, Schulman KA, Goldsmith JV, Murphy MD, Califf RM, Benjamin DK, Jr. (2007). Economic return of clinical trials performed under the pediatric exclusivity program. Jama 297(5): 480-8.

Lin YS, Lockwood GF, Graham MA, Brian WR, Loi CM, Dobrinska MR, Shen DD, Watkins PB, Wilkinson GR, Kharasch ED, Thummel KE (2001). In-vivo phenotyping for CYP3A by a single-point determination of midazolam plasma concentration. Pharmacogenetics 11(9): 781-91.

Linderkamp O, Versmold HT, Riegel KP, Betke K (1977). Estimation and prediction of blood volume in infants and children. European journal of pediatrics 125(4): 227-234.

Livak KJ, Schmittgen TD (2001). Analysis of relative gene expression data using real-time quantitative PCR and the 2(-Delta Delta C(T)) Method. Methods 25(4): 402-8.

Lutz U, Volkel W, Lutz RW, Lutz WK (2004). LC-MS/MS analysis of dextromethorphan metabolism in human saliva and urine to determine CYP2D6 phenotype and individual variability in N-demethylation and glucuronidation. J Chromatogr B Analyt Technol Biomed Life Sci 813(1-2): 217-25.

Marcus C, Bolme P, Karpe B, Bronnegard M, Sellden H, Arner P (1993). Expression of beta 1- and beta 2- receptor genes and correlation to lipolysis in human adipose tissue during childhood. J Clin Endocrinol Metab 76(4): 879-84.

McGourty JC, Silas JH, Lennard MS, Tucker GT, Woods HF (1985). Metoprolol metabolism and debrisoquine oxidation polymorphism--population and family studies. Br J Clin Pharmacol 20(6): 555-66.

McMurray J (1996). Concise Guide to the Management of Heart Failure - World Health Organization/Council on Geriatric Cardiology Task Force on Heart Failure Education. Am J Geriatr Cardiol 5(2): 13-30.

McNamara PJ, Alcorn J (2002). Protein binding predictions in infants. AAPS PharmSci 4(1): E4.

McTavish D, Campoli-Richards D, Sorkin EM (1993). Carvedilol. A review of its pharmacodynamic and pharmacokinetic properties, and therapeutic efficacy. Drugs 45(2): 232-58.

Mehvar R, Brocks DR (2001). Stereospecific pharmacokinetics and pharmacodynamics of beta-adrenergic blockers in humans. J Pharm Pharm Sci 4(2): 185-200.

Merck Darmstadt. (2001). "Bisoprolol, Cardioselective Beta-Blocker." Retrieved 14 February, 2010, from http://www.bisoprolol-slides.info/homesite/teaser.pdf.

Merck Darmstadt. (2008, April 2008). "Fachinformation Concor® COR (Bisoprolol), Stand: April 2008." Retrieved 16 March, 2010, from http://www.rote-liste.de.

MHRA. (2004). "Medicines and Healthcare products Regulatory Agency (MHRA), Working Group on Paediatric Medicines, Review of paediatric data - Monocor (bisoprolol fumarate) (CSM/PMWG 04/3rd MEETING)." Retrieved 15 May, 2010, from http://www.mhra.gov.uk/index.htm.

Miura S, Shimizu T, Shida S, Odagawa Y, Kinugawa Y, Konishi T (1993). Effect of bisoprolol as a betaadrenoceptor antagonist for pediatric patients. Jpn J Clin Pharmacol Ther 24(4): 589-594.

Morales DL, Dreyer WJ, Denfield SW, Heinle JS, McKenzie ED, Graves DE, Price JF, Towbin JA, Frazier OH, Cooley DA, Fraser CD, Jr. (2007). Over two decades of pediatric heart transplantation: how has survival changed? J Thorac Cardiovasc Surg 133(3): 632-9.

Mulhall A, de Louvois J, Hurley R (1983). Chloramphenicol toxicity in neonates: its incidence and prevention. Br Med J (Clin Res Ed) 287(6403): 1424-7.

NCBI. (2010). "The National Center for Biotechnology Information (NCBI) - PubChem Substance - Bisoprolol." Retrieved 12 January, 2010, from http://www.ncbi.nlm.nih.gov/pcsubstance?term=bisoprolol.

NYHA. (1994). "American Heart Association. 1994 Revisions to Classification of Functional Capacity and Objective Assessment of Patients With Diseases of the Heart." Retrieved September 14, 2008, from http://www.americanheart.org/presenter.jhtml?identifier=1712.

Oberlander TF, Grunau RE, Pitfield S, Whitfield MF, Saul JP (1999). The developmental character of cardiac autonomic responses to an acute noxious event in 4- and 8-month-old healthy infants. Pediatr Res 45(4 Pt 1): 519-25.

Oldham HG, Clarke SE (1997). In vitro identification of the human cytochrome P450 enzymes involved in the metabolism of R(+)- and S(-)-carvedilol. Drug Metab Dispos 25(8): 970-7.

Picchio FM, Formigari R, Balducci A (2008). Pediatric heart failure. Minerva Cardioangiol 56(3): 311-9.

Plosker GL, Clissold SP (1992). Controlled release metoprolol formulations. A review of their pharmacodynamic and pharmacokinetic properties, and therapeutic use in hypertension and ischaemic heart disease. Drugs 43(3): 382-414.

Raja K, Kochhar R, Sethy PK, Dutta U, Bali HK, Varma JS (2004). An endoscopic study of upper-GI mucosal changes in patients with congestive heart failure. Gastrointest Endosc 60(6): 887-93.

Rakhmanina NY, van den Anker JN (2006). Pharmacological research in pediatrics: From neonates to adolescents. Adv Drug Deliv Rev 58(1): 4-14.

Regardh CG, Borg KO, Johansson R, Johnsson G, Palmer L (1974). Pharmacokinetic studies on the selective beta1-receptor antagonist metoprolol in man. J Pharmacokinet Biopharm 2(4): 347-64.

Rodgers T, Leahy D, Rowland M (2005a). Physiologically based pharmacokinetic modeling 1: predicting the tissue distribution of moderate-to-strong bases. J Pharm Sci 94(6): 1259-76.

Rodgers T, Leahy D, Rowland M (2005b). Tissue distribution of basic drugs: accounting for enantiomeric, compound and regional differences amongst beta-blocking drugs in rat. J Pharm Sci 94(6): 1237-48.

Röhm S (2010). Arzneimitteltherapiesicherheit für Dextromethorphan in der Selbstmedikation - ein Beitrag des Apothekers zur personalisierten Arzneimitteltherapie (Dissertation). Düsseldorf, Heinrich-Heine-Universität.

Ross RD, Bollinger RO, Pinsky WW (1992). Grading the severity of congestive heart failure in infants. Pediatr Cardiol 13(2): 72-5.

Ross RD, Daniels SR, Schwartz DC, Hannon DW, Shukla R, Kaplan S (1987). Plasma norepinephrine levels in infants and children with congestive heart failure. Am J Cardiol 59(8): 911-4.

Rusconi P, Gomez-Marin O, Rossique-Gonzalez M, Redha E, Marin JR, Lon-Young M, Wolff GS (2004). Carvedilol in children with cardiomyopathy: 3-year experience at a single institution. J Heart Lung Transplant 23(7): 832-8.

Sachse C, Brockmoller J, Bauer S, Roots I (1997). Cytochrome P450 2D6 variants in a Caucasian population: allele frequencies and phenotypic consequences. Am J Hum Genet 60(2): 284-95.

Sauerland S, Seiler CM (2005). Role of systematic reviews and meta-analysis in evidence-based medicine. World J Surg 29(5): 582-7.

Schaeffeler E, Schwab M, Eichelbaum M, Zanger UM (2003). CYP2D6 genotyping strategy based on gene copy number determination by TaqMan real-time PCR. Hum Mutat 22(6): 476-85.

Schwartz GJ, Haycock GB, Edelmann CM, Jr., Spitzer A (1976). A simple estimate of glomerular filtration rate in children derived from body length and plasma creatinine. Pediatrics 58(2): 259-63.

Shaddy RE, Boucek MM, Hsu DT, Boucek RJ, Canter CE, Mahony L, Ross RD, Pahl E, Blume ED, Dodd DA, Rosenthal DN, Burr J, LaSalle B, Holubkov R, Lukas MA, Tani LY (2007). Carvedilol for children and adolescents with heart failure: a randomized controlled trial. Jama 298(10): 1171-9.

Shaddy RE, Curtin EL, Sower B, Tani LY, Burr J, LaSalle B, Boucek MM, Mahony L, Hsu DT, Pahl E, Burch GH, Schlencker-Herceg R (2002). The Pediatric Randomized Carvedilol Trial in Children with Heart Failure: rationale and design. Am Heart J 144(3): 383-9.

Shaddy RE, Tani LY, Gidding SS, Pahl E, Orsmond GS, Gilbert EM, Lemes V (1999). Beta-blocker treatment of dilated cardiomyopathy with congestive heart failure in children: a multi-institutional experience. J Heart Lung Transplant 18(3): 269-74.

Shaw AA, Ziemniak J, Liu S, Chervenick SW, Rackley RJ (2005). Pharmacokinetic disposition of nebivolol in extensive and poor CYP2D6 metabolizers. Clin Pharmacol Ther 77(2): P77.

Sheiner LB, Beal SL (1981). Some suggestions for measuring predictive performance. J Pharmacokinet Biopharm 9(4): 503-12.

Sistonen J, Sajantila A, Lao O, Corander J, Barbujani G, Fuselli S (2007). CYP2D6 worldwide genetic variation shows high frequency of altered activity variants and no continental structure. Pharmacogenet Genomics 17(2): 93-101.

Sreedharan R, Mehta DI (2004). Gastrointestinal tract. Pediatrics 113(4 Suppl): 1044-50.

Suwa M, Ito T, Otake Y, Moriguchi A, Hirota Y, Kawamura K (1996). Comparison of the therapeutic effects of the beta-blocking agent bisoprolol and the calcium-blocking agent diltiazem in patients with heart failure due to dilated cardiomyopathy. Jpn Circ J 60(10): 767-73.

Turner S, Longworth A, Nunn AJ, Choonara I (1998). Unlicensed and off label drug use in paediatric wards: prospective study. Bmj 316(7128): 343-5.

Van Den Driessche M, Veereman-Wauters G (2003). Gastric emptying in infants and children. Acta Gastroenterol Belg 66(4): 274-82.

Wahrig (2009). Richtiges Deutsch leicht gemacht. Gütersloh; München, Wissenmedia.

Webster G, Zhang J, Rosenthal D (2006). Comparison of the epidemiology and co-morbidities of heart failure in the pediatric and adult populations: a retrospective, cross-sectional study. BMC Cardiovasc Disord 6: 23.

WHO (2006). World Health Organization (WHO) Child Growth Standards based on length/height, weight and age. Acta Paediatr Suppl 450: 76-85.

WHO. (2008). "World Health Organization (WHO) Working document QAS/08.257 - Development of paediatric medicines: pharmaceutical development. Points to consider." Retrieved 15 May, 2010, from http://www.who.int/medicines/services/expertcommittees/pharmprep/PaediatricMedicinesPharmDevelopment_QAS08_257_29022008.pdf.

WHO. (2010). "The World Health Organization (WHO) Child Growth Standards." Retrieved 06 March, 2010, from http://www.who.int/childgrowth/standards/en/.

Williams RV, Tani LY, Shaddy RE (2002). Intermediate effects of treatment with metoprolol or carvedilol in children with left ventricular systolic dysfunction. J Heart Lung Transplant 21(8): 906-9.

Willmann S, Hohn K, Edginton A, Sevestre M, Solodenko J, Weiss W, Lippert J, Schmitt W (2007). Development of a physiology-based whole-body population model for assessing the influence of individual variability on the pharmacokinetics of drugs. J Pharmacokinet Pharmacodyn 34(3): 401-31.

Willmann S, Lippert J, Sevestre M, Solodenko J, Fois F, Schmitt W (2003a). PK-Sim: a physiologically based pharmacokinetic 'whole-body' model. Biosilico 1(4): 121-124.

Willmann S, Schmitt W, Keldenich J, Dressman JB (2003b). A physiologic model for simulating gastrointestinal flow and drug absorption in rats. Pharm Res 20(11): 1766-71.

Willmann S, Schmitt W, Keldenich J, Lippert J, Dressman JB (2004). A physiological model for the estimation of the fraction dose absorbed in humans. J Med Chem 47(16): 4022-31.

World Medical Association Inc. (2009). Declaration of Helsinki. Ethical principles for medical research involving human subjects. J Indian Med Assoc 107(6): 403-5.

Zanger UM, Raimundo S, Eichelbaum M (2004). Cytochrome P450 2D6: overview and update on pharmacology, genetics, biochemistry. Naunyn Schmiedebergs Arch Pharmacol 369(1): 23-37.

7.2 Abbildungen und Tabellen

7.2.1 Ergänzende Abbildungen und Tabellen

Tabelle 30: Suchstrategien bei der Datenbankrecherche für das Cochrane-Review

MEDLINE (Ovid)	
1 exp Heart Failure/ (57835)	37 limit 36 to "all child (0 to 18 years)" (814)
2 exp Ventricular Dysfunction/ (13986)	38 (child$ or infant$ or pediatr$ or paediatr$ or adolesc$).tw. (941866)
3 heart failure.tw. (62747)	39 38 and 36 (345)
4 cardiac failure.tw. (7779)	40 37 or 39 (853)
5 (ventric$ adj6 dysfunction$).tw. (12494)	41 randomized controlled trial.pt. (245965)
6 (ventric$ adj6 function$).tw. (30933)	42 controlled clinical trial.pt. (75981)
7 exp Heart Defects, Congenital/ (85619)	43 Randomized controlled trials/ (51480)
8 (congenital$ adj3 heart).tw. (17355)	44 random allocation/ (59351)
9 (congenital$ adj3 cardiac).tw. (2406)	45 double blind method/ (94055)
10 or/1-9 (210739)	46 single-blind method/ (11506)
11 exp Adrenergic beta-Antagonists/ (67565)	47 or/41-46 (415145)
12 betablocker$.tw. (705)	48 exp animal/ not humans/ (3232108)
13 (beta$ adj3 block$).tw. (35331)	49 47 not 48 (388997)
14 (beta and (adrenergic adj6 block$)).tw. (8895)	50 clinical trial.pt. (439230)
15 Acebutolol.tw. (837)	51 exp Clinical trials as topic/ (196410)
16 atenolol.tw. (5160)	52 (clin$ adj25 trial$).ti,ab. (138457)
17 alprenolol.tw. (885)	53 ((singl$ or doubl$ or trebl$ or tripl$) adj (blind$ or mask$)).ti,ab. (90736)
18 betaxolol.tw. (704)	54 placebos/ (26486)
19 bisoprolol.tw. (672)	55 placebo$.ti,ab. (105984)
20 bupranolol.tw. (265)	56 random$.ti,ab. (391587)
21 carvedilol.tw. (1534)	57 research design/ (50394)
22 carteolol.tw. (364)	58 or/50-57 (878267)
23 celiprolol.tw. (427)	59 58 not 48 (814942)
24 esmolol.tw. (726)	60 59 not 49 (447292)
25 labetalol.tw. (1547)	61 comparative study.pt. (1359741)
26 metoprolol.tw. (4520)	62 exp evaluation studies/ (337)
27 nadolol.tw. (900)	63 follow up studies/ (351225)
28 oxprenolol.tw. (925)	64 prospective studies/ (232535)
29 penbutolol.tw. (226)	65 (control$ or prospectiv$ or volunteer$).ti,ab. (1858688)
30 pindolol.tw. (2468)	66 or/61-65 (3218846)
31 practolol.tw. (1298)	
32 propranolol.tw. (26637)	

[Fortgesetzt auf nächster Seite.]

Fortsetzung Tabelle 30

33 sotalol.tw. (2035)	67 66 not 48 (2431238)
34 timolol.tw. (2906)	68 67 not (49 or 60) (1989799)
35 or/11-34 (90347)	69 49 or 60 or 68 (2826088)
36 10 and 35 (8919)	70 40 and 69 (380)

EMBASE (Ovid)

1 exp Heart Failure/ (108362)	32 pindolol.tw. (2346)
2 Heart Ventricle Function/ (3894)	33 practolol.tw. (564)
3 Heart Right Ventricle Function/ (1694)	34 propranolol.tw. (21897)
4 Heart Left Ventricle Function/ (12938)	35 sotalol.tw. (2092)
5 heart failure.tw. (58184)	36 timolol.tw. (3061)
6 cardiac failure.tw. (6455)	37 or/13-36 (150216)
7 (ventric$ adj6 dysfunction$).tw. (12227)	38 12 and 37 (21127)
8 (ventric$ adj6 function$).tw. (27999)	39 exp child/ (595971)
9 exp Congenital Heart Disease/ (42038)	40 exp adolescent/ (409922)
10 (congenital$ adj3 heart).tw. (12124)	41 (child$ or infant$ or pediatr$ or paediatr$ or adolesc$).tw. (644928)
11 (congenital$ adj3 cardiac).tw. (1897)	
12 or/1-11 (188049)	42 or/39-41 (1039641)
13 exp Beta Adrenergic Receptor Blocking Agent/ (142205)	43 38 and 42 (1052)
	44 clinical trial/ (488174)
14 betablocker$.tw. (932)	45 random$.tw. (359537)
15 (beta$ adj3 block$).tw. (32297)	46 randomized controlled trial/ (153298)
16 (beta and (adrenergic adj6 block$)).tw. (6648)	47 trial$.tw. (317097)
	48 follow-up.tw. (324287)
17 Acebutolol.tw. (874)	49 double blind procedure/ (67863)
18 atenolol.tw. (5364)	50 placebo$.tw. (103287)
19 alprenolol.tw. (603)	51 placebo/ (108811)
20 betaxolol.tw. (793)	52 factorial$.ti,ab. (7364)
21 bisoprolol.tw. (774)	53 (crossover$ or cross-over$).ti,ab. (37291)
22 bupranolol.tw. (263)	54 (double$ adj blind$).ti,ab. (80564)
23 carvedilol.tw. (1735)	55 (singl$ adj blind$).ti,ab. (6997)
24 carteolol.tw. (428)	56 assign$.ti,ab. (100309)
25 celiprolol.tw. (528)	57 allocat$.ti,ab. (31487)
26 esmolol.tw. (801)	58 volunteer$.ti,ab. (93381)
27 labetalol.tw. (1560)	59 Crossover Procedure/ (19842)
28 metoprolol.tw. (4730)	60 Single Blind Procedure/ (7290)
29 nadolol.tw. (951)	61 or/44-60 (1276820)
30 oxprenolol.tw. (762)	62 43 and 61 (342)
31 penbutolol.tw. (249)	

[Fortgesetzt auf nächster Seite.]

Fortsetzung Tabelle 30

CENTRAL on The Cochrane Library	
#1 MeSH descriptor Heart Failure, Congestive explode all trees	#23 carteolol
#2 MeSH descriptor Ventricular Dysfunction explode all trees	#24 celiprolol
	#25 esmolol
#3 heart next failure	#26 labetalol
#4 cardiac next failure	#27 metoprolol
#5 (ventric* near/6 dysfunction*)	#28 nadolol
#6 (ventric* near/6 function*)	#29 nebivolol
#7 MeSH descriptor Heart Defects, Congenital explode all trees	#30 oxprenolol
	#31 penbutolol
#8 (congenital* near/3 heart)	#32 pindolol
#9 (congenital near/3 cardiac)	#33 practolol
#10 (#1 or #2 or #3 or #4 or #5 or #6 or #7 or #8 or #9)	#34 propranolol
	#35 sotalol
#11 MeSH descriptor Adrenergic beta-Antagonists explode all trees	#36 timolol
	#37 (#11 or #12 or #13 or #14 or #15 or #16 or #17 or #18 or #19 or #20)
#12 betablocker*	
#13 beta-blocker*	#38 (#21 or #22 or #23 or #24 or #25 or #26 or #27 or #28 or #29)
#14 (beta* near/3 block*)	
#15 (Beta and (Adrenergic near/6 block*))	#39 (#30 or #31 or #32 or #33 or #34 or #35 or #36)
#16 acebutolol	#40 (#37 or #38 or #39)
#17 atenolol	#41 child*
#18 alprenolol	#42 (pediatr* or paediatr*)
#19 betaxolol	#43 adolesc*
#20 bisoprolol	#44 infant*
#21 bupranolol	#45 (#41 or #42 or #43 or #44)
#22 carvedilol	#46 (#10 and #40 and #45)

LILACS
betablocker$ or beta-blocker$ or Adrenergic beta-Antagonist$ or Acebutolol or atenolol or alprenolol or Betaxolol or Bisoprolol or bupranolol or carvedilol or carteolol or celiprolol or Esmolol or labetalol or metoprolol or Nadolol or oxprenolol or penbutolol or pindolol or practolol or propranolol or sotalol or timolol [Palavras] and child$ or infant$ or adolesc$ [Palavras] and random$ or trial$ or study or clinical or placebo$ or prospective$ [Palavras]

Die Tabelle zeigt die bei der Literaturrecherche für das Cochrane-Review verwendeten Suchbegriffe für die Datenbanken MEDLINE; EMBASE CENTRAL und LILACS.

Tabelle 31: Rohdaten der Probandenprofile mit Metoprolol

Proband 01		Proband 02		Proband 03		Proband 04		Proband 05		Proband 06	
Zeit [h]	Konz. [µg/l]	Zeit [h]	Konz. [µg/l]	Zeit [h]	Konz. [µg/l]	Zeit [h]	Konz. [µg/l]	Zeit [h]	Konz. [µg/l]	Zeit [h]	Konz. [µg/l]
0	0,0	0	0,0	0	0,0	0	0,0	0	0,0	0	0,0
0,58	160,29	0,58	270,61	0,67	143,30	0,62	19,24	0,70	59,38	0,63	45,78
1,02	175,58	1,00	271,64	1,02	177,93	1,10	74,44	1,08	75,05	1,03	73,14
1,50	132,41	1,50	273,05	1,50	174,45	1,50	94,24	1,52	80,93	1,50	67,72
2,00	118,82	2,05	266,60	2,07	170,96	2,00	116,96	2,05	69,47	2,12	58,60
3,00	103,25	3,00	244,80	3,02	151,64	3,12	106,12	3,10	42,49	3,08	39,41
4,02	83,12	4,03	221,78	4,18	122,18	4,35	73,19	4,47	25,52	4,18	19,76
5,00	62,27	5,08	174,49	5,02	119,57	5,22	68,51	5,23	16,81	5,18	13,67
6,08	56,19	6,08	159,43	6,05	103,26	6,17	49,35	6,25	11,70	5,97	12,33
8,02	37,83	8,00	136,00	8,02	81,34	7,33	43,39	7,12	11,57	7,15	6,74
12,00	17,20	10,12	101,19	10,03	58,04	8,37	38,01	7,77	9,62	8,27	5,47
24,25	5,04	24,08	16,88	24,27	4,75	24,55	<LLOQ	24,18	<LLOQ	24,20	<LLOQ

Proband 07		Proband 08		Proband 09		Proband 10		Proband 11	
Zeit [h]	Konz. [µg/l]	Zeit [h]	Konz. [µg/l]	Zeit [h]	Konz. [µg/l]	Zeit [h]	Konz. [µg/l]	Zeit [h]	Konz. [µg/l]
0	0,0	0	0,0	0	0,0	0	0,0	0	0,0
0,65	8,00	0,55	62,16	0,62	142,36	0,57	13,48	0,53	28,91
1,07	70,99	1,15	124,67	1,05	131,50	1,03	37,68	1,05	131,96
1,48	144,56	1,57	127,58	1,52	107,96	1,72	76,41	1,55	121,28
2,25	181,43	2,32	111,91	2,18	73,56	2,07	75,95	2,05	113,05
3,02	155,35	3,05	110,56	2,97	52,01	2,53	69,28	3,00	81,98
4,28	113,00	4,35	65,88	4,27	30,51	3,82	49,65	4,00	54,51
5,22	89,82	5,25	60,08	5,13	21,03	4,78	37,31	5,03	49,75
6,05	86,98	6,10	51,80	6,00	16,10	6,02	28,42	6,15	36,02
8,12	51,53	8,17	31,53	8,05	9,08	8,02	14,16	7,98	20,87
10,03	50,46	10,23	21,19	10,02	4,53	9,55	10,15	9,88	12,92
24,10	4,91	23,18	<LLOQ	23,00	<LLOQ	22,28	<LLOQ	n. b.	n. b.

„Zeit" bezeichnet die zwischen Metoprololeinnahme und jeweiliger Blutentnahme vergangene Zeit, dabei ist „0" ein Zeitpunkt vor Metoprololeinnahme. „Konz." steht für die gemessene Metoprololkonzentration im Blutplasma; „n. b." steht für „nicht bestimmt" (keine Blutprobe verfügbar); „<LLOQ" bedeutet, dass die Konzentration unterhalb der unteren Bestimmungsgrenze der Methode lag (hier 2,4 µg/l). Da keiner der Probanden vor Einnahme der Studienmedikation Metoprolol eingenommen hatte, wurde für den jeweiligen Zeitpunkt „0" eine Bisoprololkonzentration von 0,0 µg/l angenommen.

Tabelle 32: Rohdaten der Probandenprofile mit Bisoprolol

Proband 02		Proband 03		Proband 04		Proband 06		Proband 07	
Zeit [h]	Konz. [µg/l]	Zeit [h]	Konz. [µg/l]	Zeit [h]	Konz. [µg/l]	Zeit [h]	Konz. [µg/l]	Zeit [h]	Konz. [µg/l]
0	0,0	0	0,0	0	0,0	0	0,0	0	0,0
0,48	14,90	0,50	12,05	0,52	3,16	0,52	30,28	0,50	4,85
1,00	32,48	1,00	34,40	1,00	13,20	1,00	63,29	1,00	21,52
2,00	39,04	2,00	35,15	2,05	24,56	2,00	62,19	2,02	35,57
2,98	40,71	3,02	36,15	3,00	34,37	3,00	53,66	2,98	36,29
4,02	40,60	4,03	36,06	4,02	35,49	4,03	45,74	4,00	35,17
6,00	34,59	6,02	29,58	6,00	31,50	6,00	35,34	6,00	30,95
8,00	26,34	8,00	24,74	8,00	29,40	8,00	29,10	7,98	27,48
9,95	20,14	10,00	18,54	9,98	25,71	10,00	22,25	9,87	23,00
11,95	16,55	11,95	15,17	11,95	23,69	11,97	16,55	11,97	18,76
24,00	5,52	24,03	3,54	24,02	9,46	24,02	3,53	24,02	5,86
28,02	3,98	28,02	<LLOQ	28,03	6,98	28,02	<LLOQ	28,13	4,81
32,00	<LLOQ	32,00	<LLOQ	32,07	4,68	31,98	<LLOQ	32,00	3,95

„Zeit" bezeichnet die nach Bisoprololeinnahme vergangene Zeit, dabei ist „0" ein Zeitpunkt vor Einnahme. „Konz." steht für die Bisoprololkonzentration im Blutplasma; <LLOQ" bezeichnet eine Konzentration unterhalb der unteren Bestimmungsgrenze der Methode (hier 3,125 µg/l). Da keiner der Probanden vor Einnahme der Studienmedikation Bisoprolol erhalten hatte, wurde für den Zeitpunkt „0" eine Konzentration von 0,0 µg/l angenommen.

7.2.2 Verzeichnis der Abbildungen

Abbildung 1:	Arbeitsablauf bei der Cochrane-Review-Erstellung	15
Abbildung 2:	Strukturformel von Metoprolol	22
Abbildung 3:	Strukturformel von Bisoprolol	24
Abbildung 4:	Kompartimente im PBPK-Modell der PK-Sim®-Software	31
Abbildung 5:	Verteilung und Elimination im verwendeten PBPK-Modell	33
Abbildung 6:	Arbeitsschritte bei der Erstellung eines pädiatrischen PBPK-Modells	39
Abbildung 7:	Besonderheiten des Designs der DuMBO-Studie	43
Abbildung 8:	Vorgehen bei der Auswahl der Studien für das Cochrane-Review	59
Abbildung 9:	Repräsentative Chromatogramme	79
Abbildung 10:	Probandenprofile Metoprolol	82
Abbildung 11:	Probandenprofile Bisoprolol	86
Abbildung 12:	Metoprololmodell, Simulation und Probandenprofile	94
Abbildung 13:	Abhängigkeit der Metoprololclearance von Alter und CYP2D6-Phänotyp	95

Abbildung 14:	Modell für die intravenöse Applikation von Bisoprolol	97
Abbildung 15:	Goodness-of-Fit-Plots für das i. v.-Modell	99
Abbildung 16:	Modell für die perorale Applikation von Bisoprolol	100
Abbildung 17:	Goodness-of-Fit-Plots für das p. o.-Modell	101
Abbildung 18:	Gemeinsame Simulation der Probandenprofile für Bisoprolol	105
Abbildung 19:	Goodness-of-Fit-Plots für die gemeinsame Simulation aller Probanden	106
Abbildung 20:	Bisoprololprofil Proband 02	107
Abbildung 21:	Bisoprololprofil Proband 03	108
Abbildung 22:	Bisoprololprofil Proband 04	109
Abbildung 23:	Bisoprololprofil Proband 06	110
Abbildung 24:	Bisoprololprofil Proband 07	111
Abbildung 25:	Goodness-of-Fit-Plots für die individuellen Simulationen der Probanden	112
Abbildung 26:	Simulierte Altersabhängigkeit der Bisoprololclearance	113
Abbildung 27:	Form der Bisoprololprofile bei verschiedenen Altersstufen	115
Abbildung 28:	Bisoprololexposition bei verschiedenen Altersstufen	117
Abbildung 29:	Simulation von Bisoprolol-Kinderprofilen aus der Literatur (Patient 06)	121
Abbildung 30:	Simulation von Bisoprolol-Kinderprofilen aus der Literatur (Patient 07)	123
Abbildung 31:	Simulation von Bisoprolol-Kinderprofilen aus der Literatur (Patient 11)	125
Abbildung 32:	Simulation von Bisoprolol-Kinderprofilen aus der Literatur (Patient 12)	127
Abbildung 33:	Simulation von Bisoprolol-Kinderprofilen aus der Literatur (Patient 13)	129
Abbildung 34:	Vergleich der dosisnormierten Bisoprololprofile (linear)	135
Abbildung 35:	Vergleich der dosisnormierten Bisoprololprofile (halblogarithmisch)	136
Abbildung 36:	Vergleich von t_{max} zwischen den Profilen der Patienten und Probanden	140
Abbildung 37:	Bisoprololprofil und Simulation Patient I	142
Abbildung 38:	Bisoprololprofil und Simulation Patient II	144
Abbildung 39:	Bisoprololprofil und Simulation (Alternative 1) Patient III	147
Abbildung 40:	Bisoprololprofil und Simulation (Alternative 2) Patient III	148
Abbildung 41:	Bisoprololprofil und Simulation Patient IV	151
Abbildung 42:	Bisoprololprofil und Simulation Patient V	154
Abbildung 43:	Bisoprololprofil und Simulation (Alternative 1) Patient VI	158
Abbildung 44:	Bisoprololprofil und Simulation (Alternative 2) Patient VI	159
Abbildung 45:	Bisoprololprofil und Simulation Patient VII	163
Abbildung 46:	Bisoprololprofil und Simulation Patient VIII	166

7.2.3 Verzeichnis der Tabellen

Tabelle 1:	Bei Herzinsuffizienz eingesetzte Betarezeptorenblocker	7
Tabelle 2:	Charakteristika der eingeschlossenen Studien - Azeka et al.	61
Tabelle 3:	Charakteristika der eingeschlossenen Studien - Buchhorn et al.	63
Tabelle 4:	Charakteristika der eingeschlossenen Studien - Shaddy et al.	65
Tabelle 5:	Charakteristika der ausgeschlossenen Studien	67
Tabelle 6:	Risiko für systematische Fehler - Azeka et al.	69
Tabelle 7:	Risiko für systematische Fehler - Buchhorn et al.	69
Tabelle 8:	Risiko für systematische Fehler - Shaddy et al.	70
Tabelle 9:	Richtigkeit und Präzision der Methode zur Bisoprololquantifizierung	75
Tabelle 10:	Linearität der Methode zur Bisoprololquantifizierung	76
Tabelle 11:	Wiederfindung in der Methode zur Bisoprololquantifizierung	77
Tabelle 12:	Kontrollmessungen mit Einsatz von 1000 µl Plasma	78
Tabelle 13:	Charakteristika der untersuchten Probanden	80
Tabelle 14:	Pharmakokinetische Parameter der Metoprolol-Probandenprofile	83
Tabelle 15:	Pharmakokinetische Parameter der Bisoprolol-Probandenprofile	87
Tabelle 16:	Eingabeparameter für das Metoprolol-Basismodell	90
Tabelle 17:	Verteilungen und Streuungsparameter für die Pop-PK-Simulationen	92
Tabelle 18:	Eingabeparameter für das Bisoprolol-Basismodell	96
Tabelle 19:	Patientencharakteristika, Kurzübersicht	132
Tabelle 20:	Vergleich der Halbwertszeiten der Patientenprofile	137
Tabelle 21:	Vergleich von gemessener und simulierter Exposition und Clearance	138
Tabelle 22:	Diagnosen und Medikation Patient I	141
Tabelle 23:	Diagnosen und Medikation Patient II	143
Tabelle 24:	Diagnosen und Medikation Patient III	145
Tabelle 25:	Diagnosen und Medikation Patient IV	150
Tabelle 26:	Diagnosen und Medikation Patient V	152
Tabelle 27:	Diagnosen und Medikation Patient VI	155
Tabelle 28:	Diagnosen und Medikation Patient VII	161
Tabelle 29:	Diagnosen und Medikation Patient VIII	164
Tabelle 30:	Suchstrategien bei der Datenbankrecherche für das Cochrane-Review	208
Tabelle 31:	Rohdaten der Probandenprofile mit Metoprolol	211
Tabelle 32:	Rohdaten der Probandenprofile mit Bisoprolol	212

7.3 Verzeichnis der Abkürzungen

°C	Grad Celsius
µg	Mikrogramm
µl	Mikroliter
ACE	angiotensin converting enzyme
AMG	Arzneimittelgesetz
APE	absolute prediction error
AUC	area under the curve
BMI	Body-Mass-Index
BNP	Brain-Type Natriuretisches Peptid
C	Konzentration
Cl	Clearance
Cl/F	orale Clearance
cm	Zentimeter
CN-	cyano-
CYP	Cytochrom P450
DuMBO	Simulationsgestütztes Drug-Monitoring zur Bisoprololtherapie-Optimierung bei Kindern (Studien-Akronym)
EC	European Commission
EKG	Elektrokardiogramm
EM	Extensive Metabolizer
EMA	European Medicines Agency
et al.	et alies
EU	European Union
FDA	Food and Drug Administration
f_u	ungebundene Arzneistofffraktion im Blutplasma
g	Gramm
Gamma-GT	Glutamyltransferase
GCP	good clinical practice
Geo-SD	geometric standard deviation
GFR	glomeruläre Filtrationsrate
GOT	Glutamat-Oxalessigsäure-Transaminase
GPT	Glutamat-Pyruvat-Transaminase
h	Stunde
hep	hepatisch
HPLC	Hochleistungsflüssigkeitschromatographie
i. v.	intravenös
ICH	International Conference on Harmonisation of Technical Requirements for Registration of Pharmaceuticals for Human Use
ICRP	International Commission on Radiological Protection
ID	Identifikationsnummer

IM	Intermediärer Metabolisierer
K	Verteilungskoeffizient
Kg	Kilogramm
Kg	Körpergewicht
KI	Konfidenzintervall
k_{mat}	Reifungskonstante
l	Liter
LADME	liberation, absorption, distribution, metabolism, excretion
LLOQ	lower limit of quantification
logMR	logarithmic metabolic ratio
logP	logarithmierter n-Octanol-Wasser-Verteilungskoeffizient
M	Stoffmengenkonzentration (mol/l)
m	männlich
mg	Milligramm
mg/kg KG	Milligramm pro Kilogramm Körpergewicht
min	Minute
ml	Milliliter
mM	Stoffmengenkonzentration (mmol/l)
mmHg	Millimeter Quecksilbersäule
MR	Metabolic Ratio
MRD	mean relative deviation
ng	Nanogramm
nm	Nanometer
NYHA	New York Heart Assoziation
O_2	Sauerstoff
obs	observed
p	p-Wert
p. o.	peroral
PBPK	physiologiebasiert pharmakokinetisch
PCR	polymerase chain reaction
PE	prediction error
pH	Wasserstoffionenexponent (negativer dekadischer Logarithmus der Wasserstoffionenaktivität)
pK_b	Basenexponent (negativer dekadischer Logarithmus der Basendissoziationskonstanten)
pK_s	Säureexponent (negativer dekadischer Logarithmus der Säuredissoziationskonstanten)
PM	Poor Metabolizer
Pop-PK	Populationspharmakokinetik
pred	predicted
Q	Blutflussrate
ren	renal
RFP	renaler Funktionsparameter

RP	reversed phase
rpm	revolutions per minute
SD	standard deviation
$t_{1/2}$	Eliminationshalbwertszeit
t_{max}	Zeitpunkt der maximalen gemessenen Konzentration
U/l	Einheiten pro Liter
UGT	Uridin-Diphosphat-Glucuronyl-Transferase
UM	Ultraschneller Metabolisierer
V. a.	Verdacht auf
VCI	Vena cava inferior
w	weiblich
WHO	World Health Organization
WRED	gewichtete Residuen
wt	Wildtyp
Z. n.	Zustand nach

Entsprechend den Empfehlungen von Duden und Wahrig werden in der vorliegenden Arbeit Adjektive in begrifflichen Einheiten mit fachsprachlichem Charakter großgeschrieben (Beispiele: Interner Standard, Normaler Metabolisierer, Unerwünschte Wirkung) (Duden 2009; Wahrig 2009).

7.6 Danksagungen

Frau Prof. Dr. med. Stephanie Läer möchte ich sehr herzlich für ihre Unterstützung und Betreuung danken; insbesondere für das spannende und vielschichtige Thema, für das ich mich durchgängig begeistert habe, sowie für die vielfältigen interessanten mit meiner Promotion verbundenen Erfahrungen.

Ein herzlicher Dank gilt Herrn Prof. Dr. Jörg Breitkreutz und Herrn Prof. Dr. Ulrich Jaehde für die freundliche Übernahme des Koreferats.

Bei Herrn Prof. Dr. Klaus G. Schmidt und den Ärzten und Schwestern der Station für Kardiologie und Pneumologie der Kinderklinik des Universitätsklinikums Düsseldorf möchte ich mich ganz herzlich für die gute Zusammenarbeit bedanken.

Herrn PD Dr. Thomas Mir und seinen Mitarbeitern der Klinik und Poliklinik für Kinderkardiologie des Universitätsklinikums Hamburg-Eppendorf möchte ich ebenfalls ganz herzlich für die gute Zusammenarbeit danken.

Für ihr Vertrauen danke ich den Patienten und ihren Eltern, die sich in einer für sie oftmals schweren Zeit dazu entschlossen haben, an meiner Studie teilzunehmen.

Ein ganz besonderer Dank gilt allen Probanden für ihren ganz besonderen Einsatz!

Für ihre Unterstützung bei allen Fragen zum Cochrane-Review möchte ich mich bei Frau Liz Bickerdike und Frau Dr. Joey Kwong von der Cochrane Heart Group sehr herzlich bedanken.

Bei Frau Edith Tot möchte ich mich sehr herzlich für die Durchführung der Genotypisierung und für ihre wertvolle Unterstützung bei unzähligen weiteren Gelegenheiten bedanken.

Herrn Dr. Stefan Willmann möchte ich sehr herzlich für die Betreuung zur physiologiebasierten pharmakokinetischen Simulation und die vielen spannenden Diskussionen danken.

Meinen Eltern danke ich aus tiefem Herzen dafür, dass sie mir diesen Weg ermöglicht und mich immer unterstützt und gefördert haben.

Frau Dr. Katharina Wiesner gilt ein ganz besonderer Dank für ihren so spontanen, gewissenhaften, kompetenten, unermüdlichen und insgesamt schlichtweg großartigen Einsatz beim Korrekturlesen.

Meinen Kolleginnen und Kollegen aus dem Institut für Klinische Pharmazie und Pharmakotherapie, die ich bewusst nicht einzeln nenne, da ich mich auch so an jeden ihrer Namen auf ewig erinnern werde, möchte ich für die tolle Arbeitsatmosphäre, die stetige Hilfsbereitschaft und den niemals endenden Zusammenhalt ganz besonders herzlich danken!

Aus dem Institut für Klinische Pharmazie und Pharmakotherapie
der Heinrich-Heine-Universität Düsseldorf

Gedruckt mit der Genehmigung der
Mathematisch-Naturwissenschaftlichen Fakultät der
Heinrich-Heine-Universität Düsseldorf

Referent: Prof. Dr. med. Stephanie Läer
Koreferenten: Prof. Dr. Jörg Breitkreutz
Prof. Dr. Ulrich Jaehde

Tag der mündlichen Prüfung: 14.10.2010

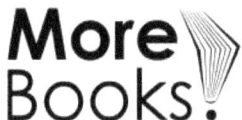
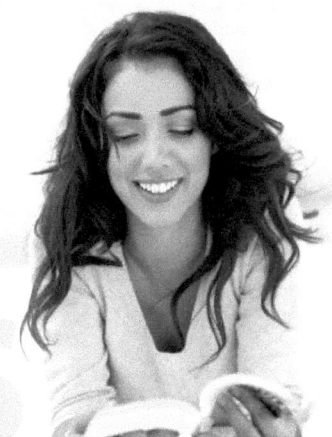

I want morebooks!

Buy your books fast and straightforward online - at one of world's fastest growing online book stores! Environmentally sound due to Print-on-Demand technologies.

Buy your books online at
www.morebooks.shop

Kaufen Sie Ihre Bücher schnell und unkompliziert online – auf einer der am schnellsten wachsenden Buchhandelsplattformen weltweit! Dank Print-On-Demand umwelt- und ressourcenschonend produziert.

Bücher schneller online kaufen
www.morebooks.shop

KS OmniScriptum Publishing
Brivibas gatve 197
LV-1039 Riga, Latvia
Telefax +371 686 204 55

info@omniscriptum.com
www.omniscriptum.com

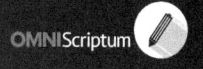